Dolores Krieger

Die Kunst der heilsamen Berührung

Heilung durch Handauflegen

Dolores Krieger

Vorwort von David Spangler

DIE KUNST DER HEILSAMEN BERÜHRUNG

Heilung durch Handauflegen

Herausgegeben von Julia Graham Benkofsky-Webb

Aus dem Englischen übersetzt
von Astrid Ogbeiwi

Aquamarin Verlag

Titel der Originalausgabe:
A HEALER´S JOURNEY TO INTUITIVE KNOWING
First published by Bear & Company, a division of Inner Traditions International, Rochester, Vermont, USA. This edition published by arrangement with Inner Traditions International,

Deutsche Ausgabe:
1. Auflage 2023

Voglherd 1 | D-85567 Grafing
www.aquamarin-verlag.de

Übersetzung aus dem Englischen: Astrid Ogbeiwi
Umschlaggestaltung: Annette Wagner
unter Verwendung von: 1303666891 – shutterstock.com
Druck: Finidr

ISBN 978-3-89427-914-1

Mit tiefster Dankbarkeit vonseiten
der weltweiten Therapeutic Touch®-Community
für unsere Lehrerinnen
Dora von Gelder Kunz & Dolores Krieger

(Dolores sprach von den beiden gerne als D^2)

Inhalt

Wenn du dich in der Meditation zentrierst, erlebst du ganz bewusst Ganzheit – deine ungeteilte Einheit mit allem, was existiert. Du siehst dich selbst und auch die Menschen, mit denen du in Beziehung stehst, als Teil dieser umfassenden Ganzheit. In eben diesem Sinne gehen wir am authentischsten miteinander um. Auf der persönlichen Ebene sind wir durch die Grenzen des Egos immer voneinander getrennt, aber auf der tieferen Ebene gibt es diese Grenzen nicht. Wenn wir uns von persönlichen Interessen zu lösen vermögen, können wir die Menschen viel nachhaltiger erreichen.

Dora van Gelder Kunz, Die Aura

Die wichtigsten Eigenschaften von Energie sind, dass sie fließen oder sich kontinuierlich durch den Raum bewegen, ihr Fluss eine Kohärenz oder einen Rhythmus hat, und sie die Fähigkeit besitzt, Arbeit zu verrichten. Ihr Fluss wird auf einem Kontinuum beschrieben, das je nach Situation von langsam bis schnell, von stark bis schwach, von ungehindert bis gestaut, von fein bis kräftig oder von ruhig bis stürmisch reicht. Ihr Rhythmus wird als gleichmäßig oder unregelmäßig, harmonisch oder unharmonisch, synchron oder ungeordnet bezeichnet.

Dolores Krieger, Therapeutic Touch as Transpersonal Healing

Wir haben keine Energiefelder.
Wir sind Energiefelder.

Dr. Martha Rogers, examinierte Krankenschwester,
Nurse Healers Professional Conference, Toronto 1990

Vorwort

Die Reise einer Heilerin

Ein Transformationsweg

von David Spangler

Meine Mutter hat mich mit Dolores Krieger und Therapeutic Touch® (TT) bekannt gemacht. Mom war examinierte Krankenschwester. Sie hatte sich dem Heilen verschrieben und war stets offen für neue Möglichkeiten, den Patientinnen und Patienten in ihrer Obhut zu dienen. Mit den Jahren gab sie sich immer weniger mit einem rein westlichen allopathischen Ansatz in der Medizin zufrieden und begann, andere Heilungsmethoden zu erforschen. Im Allgemeinen diente dies ihrer persönlichen Wissenserweiterung; denn zumeist arbeitete sie in Kliniken und Arztpraxen, die für alles, was außerhalb der gängigen Schulmedizin lag, nicht aufgeschlossen waren. Hin und wieder boten sich aber Gelegenheiten, bei denen sie „etwas Anderes" ausprobieren konnte, um einer Patientin oder einem Patienten zu helfen.

In diesem Zusammenhang entdeckte sie Therapeutic Touch®. Leider war sie zu diesem Zeitpunkt bereits im Ruhestand, aber ich weiß noch, wie sehr es sie begeistert hat. Sie hatte den Eindruck, dass hier eine einfache, praktische Methode zur Verfügung stand, die jede Krankenschwester und jeder Krankenpfleger auf stille, unaufdringliche Weise anwenden konnte, um Patientinnen und Patienten in einem ansonsten allopathischen medizinischen Umfeld zu helfen, das für alternative

Ansätze nicht offen war. Als sie erfuhr, dass TT an Krankenpflegeschulen unterrichtet wird, war sie noch begeisterter. Diese Entdeckung erfüllte sie mit Stolz, einem Berufsstand anzugehören, der seine Grenzen erweitert, um anderen noch besser dienen zu können.

Als ich sie zu Hause besuchte, erzählte mir Mom von ihrer Begeisterung für TT, was natürlich auch bei mir das Interesse an diesem Ansatz weckte. In dieser Zeit meines Lebens war ich viel unterwegs, sprach in verschiedenen Teilen des Landes bei Konferenzen und hielt Workshops ab. Dadurch kam ich mit vielen Menschen in Kontakt, die nach neuen Möglichkeiten suchten, ein ganzheitlicheres Leben zu führen und auch in ihrem gesellschaftlichen Umfeld mehr Ganzheitlichkeit zu schaffen. Da meine Mutter mein Verständnis für Therapeutic Touch® geschärft hatte, war ich nun besonders hellhörig, wenn jemand, den ich kennenlernte, TT erwähnte oder es tatsächlich praktizierte.

In diesem Zusammenhang hatte ich die Freude, bei einem Tagungsvortrag Dolores Krieger, die Autorin dieses Buches kennenzulernen. Bei anderer Gelegenheit durfte ich Dora Kunz kennenlernen, ihre Partnerin bei der Entwicklung von TT, die zum Zeitpunkt unserer Begegnung Präsidentin der Theosophischen Gesellschaft in Amerika war. Leider waren beide Begegnungen nur kurz, und mit beiden hätte ich sehr gerne mehr Zeit verbracht. Besonders in Dolores habe ich eine Geistesverwandte erlebt, weshalb es mir eine Ehre ist, das Vorwort zu diesem Buch zu schreiben.

Ich spreche gerne davon, dass wir in zwei Welten leben. Beide sind überall um uns herum, aber die eine ist greifbar und sichtbar – die physische Welt, die wir sehen und mit der wir jeden Tag interagieren. Die andere ist genauso real, aber weniger greifbar, weniger sichtbar und gilt in unserer materialistischen Gesellschaft oft als nicht existent, eine Ausgeburt unserer Phantasie. Es ist ein nicht-physisches – oder, wie ich es nenne, „feinstoffliches" – Ökosystem, das von Kräften, Energien und Lebensformen erfüllt ist, die ebenso ein wesentlicher Bestandteil unseres lebendigen Planeten sind wie die physische Welt. Das Wissen über diese unsichtbare, feinstoffliche Dimension ist unterschiedlich kategorisiert worden: Religiös, mystisch, schamanisch, psychisch und sogar magisch. Ich denke sie mir oft einfach als „die andere Hälfte der Erdökologie“, als integralen Bestandteil der Gesamtheit unseres Planeten.

Als Spezies besitzen wir tatsächlich ein hohes Maß an Wissen und Erkenntnissen über diese feinstoffliche Dimension, die wir im Laufe von Jahrtausenden menschlichen Erlebens und Erforschens gewonnen haben. In unserer Zeit und Kultur ist dieses Wissen zu einem großen, wenn nicht gar zum größten Teil verstreut, verloren oder nur bruchstückhaft erhalten, da verschiedene Erkenntnisse das geschützte und gesonderte Wissen der einen oder anderen Gruppe bleiben. Die kollektive Weisheit der Menschheit über die feinstofflichen Welten wiederzuentdecken, wiederherzustellen, wiederaufzubereiten und wieder bekannt zu machen, ist eines der großen Projekte unserer Zeit.

Ein noch wichtigeres Projekt ist meiner Meinung nach jedoch zu erforschen und zu verstehen, wie die beiden großen Ökosysteme unserer Welt – das physische und das nicht-physische – miteinander interagieren und sich gegenseitig beeinflussen. Ich würde sogar so weit gehen, zu behaupten, dass unser Schicksal als Menschheit und sogar das Schicksal der uns bekannten Welt von diesem Verständnis abhängt, denn es geht um nichts Geringeres als um das Verständnis der Gesamtheit unseres Planeten, wie wir uns in diese Gesamtheit einfugen und wie wir handeln müssen, um sie zu stützen und zu mehren.

Wir brauchen nicht nur ein tieferes und umfassenderes Verständnis des Zusammenspiels von Leben und Energie zwischen der feinstofflichen und der physischen Welt. Wir benötigen auch die Werkzeuge, die ganzheitlichen Anwendungen, die Praktiken, die aus diesem Zusammenspiel erwachsen und daraus ihre Wirksamkeit beziehen. Es reicht nicht, sich der Welt ausschließlich von einem physischen Standpunkt oder aus einem spirituellen, mystischen, transzendenten, feinstofflichen Blickwinkel zu nähern; wir brauchen beides. Wir brauchen die alchemistische Verschmelzung und Gesamtheit von beiden.

Genau an diesem Punkt ist Dolores Arbeit mit Therapeutic Touch® so wichtig, sie ist ein derartiges ganzheitliches Werkzeug. Es schließt uns als Bewohnerinnen und Bewohner der Welt in ihrer Gesamtheit ein – nicht bloß als physische Wesen. Selbstbewusst und effektiv wirkt es genau auf der Grenze, an der die beiden Ökosysteme aufeinandertreffen und sich gegenseitig beeinflussen. Das ist nicht verwunderlich, denn wir sind ja selbst eine Verkörperung dieses Treffpunkts und dieser gegenseitigen Beeinflussung. Ein Teil von uns ist erkennbar physisch, ein anderer Teil aber nicht. Ob wir ihn nun Psyche, inneres Selbst, Seele, Geist oder wieder anders nennen, wir alle erleben einen subjektiven, nicht greifbaren Aspekt, der sich nicht auf unsere physische Form begrenzen oder vollständig durch sie erklären lässt. Wie könnte man diese Gesamtheit besser veranschaulichen als durch eine Heilkunst?

Diesen Treffpunkt der beiden planetaren Ökosysteme stellt dieses Buch, genau wie Dolores Leben und Werk, in klaren Worten vor. Es bietet ein ganzheitliches Bild dessen, was es bedeutet, ein menschliches Wesen zu sein, das an einem lebendigen Planeten teilhat. Dies allein macht das Buch lesenswert.

Aber Dolores ist darin noch wesentlich weitergegangen, als lediglich ein abstraktes, theoretisches Bild von der Wechselwirkung zwischen physischer und nicht-physischer Realität vorzulegen. Das Wunderbare an diesem Buch ist, dass es uns mitnimmt in die Erfahrung der Heilerinnen und Heiler, die TT anwenden, und uns Schritt für Schritt Einblick in jede Phase des Prozesses vermittelt. Wie Dolores selbst ist auch das Buch bodenständig und praktisch; es will Therapeutic Touch® auf eine solide theoretische Grundlage stellen, aber auch zeigen, wie man es lebt.

In Laborexperimenten wurde versucht, die Realität verschiedener Formen feinstofflicher Energieheilung wie etwa TT nachzuweisen, doch häufig ist es nicht gelungen, stichhaltige Beweise zu liefern, die einen orthodoxen Skeptiker überzeugen. Das mag daran liegen, dass ein Prozess wie TT nicht in einem Labor abläuft. Es ist ein organischer, gelebter Prozess, bei dem sehr viele Variablen eine Rolle spielen, vom Energiefeld und dem psychischen (und physischen) Zustand des Patienten oder der Patientin bis zur energetischen Natur des Umfeldes und mehr. Dies alles wird von der Heilerin oder dem Heiler dynamisch zusammengeführt und zusammengefasst. Dabei ist sie oder er mitten im Geschehen und tut nicht etwas *für* jemanden, sondern nimmt zusammen *mit* dem Patienten oder der Patientin und der Gesamtheit des Lebens, der wir alle angehören, daran teil.

Genau dies lässt sich in der sterilen Laborumgebung, in der man bei einem Experiment versucht, alle Variablen außer der zu untersuchenden auszuschließen, nur schwer oder gar nicht reproduzieren. Das Leben schließt nichts aus; es ist voller Variablen, die sich gegenseitig beeinflussen, genau auf diesem Schauplatz wirkt TT, und hier muss es verstanden werden.

Eben dieses partizipatorische, lebendige, ganzheitliche Element vermittelt Dolores in diesem Buch so gut, dass die Leserinnen und Leser das Geschehen fast aus erster Hand erleben können. Wir sind eingeladen, in die Haut der Heilerin oder des Heilers zu schlüpfen und zuzulassen, dass Therapeutic Touch® auch Teil unseres Lebens wird. So erlernen wir nicht nur eine Heilkunst, sondern die Kunst des Seins.

Wir sind nicht alle zu Heilerinnen und Heilern berufen, aber ich glaube, wir sind alle dazu berufen, in unserer Welt auf Ganzheitlichkeit hinzuwirken. Dolores hat das verkörpert. Mit diesem Buch schenkt sie uns die Erkenntnis und die Ermächtigung, die uns dies ebenfalls ermöglichen.

David Spangler, Issaquah, Washington 2020

David Spangler ist ein international renommierter spiritueller Forscher. Er war von 1970-1973 Mitglied des Direktoriums der Findhorn Foundation und ist Autor von über dreißig Büchern, darunter *Working with Subtle Energies.*

Geleitwort der Herausgeberin

Heilungsabenteuer mit Dee

Es war ein milder Morgen Ende Mai 2019 in Montana, noch vor Sonnenaufgang war ich unterwegs von Columbia Falls zum Flughafen Kalispell. An den drei Tagen zuvor hatte ich in Montana ein letztes Mal meine Lehrerin Dolores Krieger besucht, die damals zu Hause rund um die Uhr gepflegt wurde. Wir wussten, dass dies ihre letzten Lebenstage waren, auch wenn sie sich Anfang Juni noch einmal kurz erholen und sogar ein fröhliches Treffen auf ihrer Terrasse veranstalten sollte, einschließlich Schokoladeneis am Stiel. Am Abend vor meinem Flug hatte ich bei Dee gesessen und ihre Hand gehalten, während sie einschlief. Es war ein kostbares Geschenk, in dieser Phase ihres Lebens bei ihr sein zu dürfen. Als ich an jenem Morgen nach Hause flog, hatte ich eine beängstigende Verantwortung im Gepäck: Dee hatte mich für „nochmal ein Buch", das Werk, an dem sie schon seit ein paar Jahren arbeitete, zur Herausgeberin bestimmt. Durch ihre erstaunliche Energie war sie schon ein gutes Stück vorangekommen, auch wenn, wie sie in ihrem 97. Lebensjahr sagte, „ich heute eine Woche brauche, wofür ich früher einen Tag gebraucht habe" und sie sich gegen Änderungsvorschläge von ihren loyalen Testleserinnen gewehrt hatte. Aber jetzt, am Ende, hatte ich erlebt, dass sie um Hilfe bat.

Die Aufgabe von Therapeutic Touch® ist es, Ordnung in ein gestörtes Vitalenergie-Feld zu bringen, deshalb muss die Heilerin ruhig sein, wenn sie der Bitte Folge leistet. Energie aus dem universellen Heilungsfeld wird dem Menschen, der sie benötigt, bedingungslos geschenkt. Dora Kunz mahnte uns häufig: „Eure Aufgabe ist es, Ordnung dahin zu bringen, wo Unordnung ist, weniger, das Leiden zu beenden, als vielmehr Ordnung zu schaffen." Diese Lehre hat sich uns allen, die wir uns für Therapeutic Touch® als unseren Heilungsweg entschieden haben, tief eingeprägt. Über die Methode TT gibt es eine ganze Reihe ausgezeichneter Bücher, von meiner Lehrerin und anderen, die Perspektive dieses neuen Werkes aber sollte die der Person sein, die sich in der Rolle der Heilerin oder des Heilers befindet. Es sollte auch für die Anwenderinnen und Anwender anderer energiemedizinischer Disziplinen zugänglich sein und sich als eine Erkundung der Realität darstellen, wie sie die heilende Person in diesen therapeutischen Interaktionen erlebt.

Seit wir uns 1991 in Camp Indralaya in Eastsound, Washington, zum ersten Mal begegnet sind, hatte Dee mir viele Abenteuer beschert (sowohl in der inneren als auch in der äußeren Welt). Es war ein Privileg, an den Workshops teilnehmen zu dürfen, die dort immer im Juni stattfanden und zu denen man nur auf Einladung zugelassen wurde, um gemeinsam mit Dee und Dora und vielen erfahrenen TT-Leuten zu lernen. 1995 diente ich als Koordinatorin der Konferenz der Nurse Healers Professional Associates (heute Therapeutic Touch International), die in Kona, Hawaii, ganz in der Nähe meines Hauses stattfand. Dee hatte eine langjährige Verbindung zu den Hawaiianischen Inseln, daher war es mir eine Freude, ihr die Reise zu dem Vulkan auf unserer Insel zu ermöglichen, wo sie, wie sie sagte, „mit Madame Pele", der Göttin des Vulkans, „noch eine Rechnung offen hatte". Worum es ging, habe ich nie erfahren, aber sie muss die Angelegenheit wohl geklärt haben, denn im Laufe der Jahre bedankte sie sich oft dafür, dass sie diese Gelegenheit erhalten hatte.

Dee liebte Phänomene der Synchronizität und des glücklichen Zufalls. Beides war im Spiel, als eine meiner Töchter eine Schule besuchte, die nicht weit von Dees Haus in Columbia Falls entfernt war. Das gab mir die Gelegenheit zu einigen Überraschungsbesuchen bei ihr. Ich war gerührt, als Dee, die lebenslange Vegetarierin, für meine Fleisch essende Tochter ein Hähnchen zum Abendessen zubereitete.

Viele können von ähnlichen freundlichen Gesten in all den Jahren berichten.

In den Nullerjahren des 21. Jahrhunderts, bis 2009, unterstützte ich Dee einige Jahre lang bei der Planung und Durchführung der TT-Workshops in Indralaya, was wöchentlichen Telefonkontakt zwischen uns erforderte. In diese Zeit fiel auch die jahrelange Zusammenarbeit mit ihr an dem Buch *The Spiritual Dimension of Therapeutic Touch* (dt.: *Die spirituelle Dimension des Heilens*, Aquamarin Verlag), das bei Bear & Company erschien und aus Abschriften von Vorträgen von Dora Kunz bestand, die in Indralaya auf Orcas Island, Washington, und auf der Pumpkin Hollow Farm in New York aufgezeichnet worden waren. Dieses Projekt beinhaltete mehrere Arbeitssitzungen sowohl in Hawaii als auch in Montana. Manchmal konnte Dee eine bemerkenswerte Fähigkeit an den Tag legen, ihr Lebenswerk völlig ehrfurchtslos und mit Humor zu betrachten, und als die Rechtschreibprüfung beim Schreiben aus „crown chakra" (Kronen-Chakra) „clown chakra" machte, freute sie sich darüber so sehr, dass sie aus diesem Missverständnis einen Sketch entwickelte.

Es gab so viele denkwürdige Erlebnisse. Im Juni 2019 spürte ich die Last der Aufgabe, die Dee mir übertragen hatte. Bei allen anderen Abenteuern war sie meine Führerin gewesen, hatte mich ermutigt, angespornt und ermahnt, wenn wir Ideen ausgetauscht und Veranstaltungen geplant haben. Doch ich sollte diese Last nicht allein tragen. Hilfe kam umgehend in Gestalt von Sandy Matheny und Dr. Pat Cole, die auf dieser Reise jeden Schritt mit mir gemeinsam gegangen sind. Ihre Unterstützung war von unschätzbarem Wert. Als Dees Freundinnen und TT-Kolleginnen waren diese beiden Montana-Mädels mehr als ein Jahrzehnt lang ständig bei unserer Lehrerin gewesen – eine physische Präsenz, die wir, die wir geografisch weit entfernt waren, nicht bieten konnten. Unser Trio ist vereint geblieben in seinem Engagement, dieser Erforschung der Erfahrungen von Heilerinnen und Heilern auf die Welt zu helfen, um sie mit unserer TT-Familie und darüber hinaus mit Kolleginnen und Kollegen auf verwandten Gebieten zu teilen.

Wie sich in allen Stimmen in diesem Buch zeigt, lassen sich TT-

Praktizierende von Zeit und Raum nicht abhalten, um miteinander in Verbindung zu treten. In den Monaten, in denen ich dieses Manuskript vorbereitet habe, hatte ich manchmal das Gefühl, Dee stände hinter mir oder flüstere mir ins Ohr.

Viele von uns wissen, wie unverblümt Dolores Krieger sein konnte. Wenn sie mich nach einiger Zeit wiedersah, erklärte sie oft: „Du siehst erschöpft aus!" Heute muss ich lächeln, wenn ich daran denke.

Danke Dee, für alle Freuden und alle Sorgen, für deinen scharfen Verstand und dein zärtliches Herz. Auch dafür, dass du uns gelehrt hast, wie wir aus Unordnung Ordnung schaffen können. Ich verneige mich in tiefster Dankbarkeit.

Julia Graham Benkofsky-Webb
Kona, Hawaii 2020

Einführung

Heilen ist historisch eine der höheren Funktionen der Menschheit und als spirituelle Praxis hat es über mehr als 10 000 Jahre menschlicher Zivilisation hinweg Spuren hinterlassen. In allen großen Religionen gehört das Heilen zu den Ausdrucksformen von Spiritualität, und so sollte es nicht überraschen, dass es unzählige Möglichkeiten gibt, Heilungsarbeit zu praktizieren. Angesichts einer derart langen Liste verschiedener Heilungspraktiken staunt man über die vielen Gemeinsamkeiten zwischen ihnen. Interessant ist, dass die Ausübung von Heilungsarbeit zwar älter ist als die Zivilisation, bisher aber noch niemand die Erfahrung des Heilers oder der Heilerin im Heilungsmoment klar definiert hat; sie bleibt unaussprechlich.

Bei Therapeutic Touch® (TT) wird Heilung als eine Humanisierung von Energie verstanden, die den Sinn für Ordnung und die Kraft des Mitgefühls auf Körpersysteme überträgt, die erschöpft, traumatisiert, unausgeglichen, in einem Zustand des Verfalls oder im endgültigen Übergang begriffen sind. Der Kern dieser Heilweise ist, dass Therapeutic Touch® den Fluss der Lebensenergie (des Prana) fördert, indem es Ordnung in dysfunktionale physische und psychodynamische Systeme empfindender Wesen bringt. Diese Handlungen finden in einem transpersonalen Rahmen statt, und es kann sein, dass die Erfahrung, sich in dieser Welt jenseits des Persönlichen zu befinden, viele TT-Therapeutinnen und -Therapeuten dazu bringt, diese Methode der Energieheilung als ihre persönliche spirituelle Praxis anzunehmen.

Der Einstieg in den eigentlichen Therapeutic Touch®-Prozess ist ein Zustand zentrierten Bewusstseins. Zentrieren bedeutet, sich einen Moment Zeit zu nehmen, um sich mit innerer Ruhe und Stille zu verbinden, und die eigenen Probleme und Sorgen zurückzustellen, um inneren Frieden zu finden. Dieser Zustand wird während der gesamten Heilungssitzung aufrechterhalten, während die Therapeutin oder der Therapeut zugleich vielfältige TT-Techniken anwendet, wo dies angemessen ist. Wenn man Therapeutic Touch® länger praktiziert, zeigt sich, dass eben dieser anhaltende Bewusstseinszustand die Therapeutin oder den Therapeuten nährt und stärkt.

Dieses Buch ist als eine Erforschung des Heilungsprozesses gedacht, die sich auf einen bestimmten Aspekt konzentriert – auf die Perspektive der Person in der Rolle der oder des Heilenden. Untersucht wird die Erfahrung des Energieflusses, der während der Sitzung zwischen der Therapeutin oder dem Therapeuten und der heilungssuchenden Person stattfindet. Bei der Erforschung dieser persönlichen Erkenntnisse fällt auf, dass diese inneren Erfahrungen in einer bemerkenswert intelligenten, zentral integrierten Weise zueinander in Beziehung stehen. Im Heilungskontext bildet diese konstante Bewusstseinsverschiebung die Bühne für Therapeutic Touch®, welches wir als Modell für Heilung im Allgemeinen verwenden. Dabei handelt es sich um einen heroischen Sprung, der die Person, deren Leben der Hilfe oder Heilung von Menschen in Not gewidmet ist, vom gewöhnlichen Alltagshandeln zum mitfühlenden Einsatz im Heilungsprozess führt. Zwischen diesen beiden Tätigkeitsfeldern liegen Welten. Was, so fragt man sich, treibt die Heilerin oder den Heiler an, eine derart hohe Berufung anzustreben?

Es ist schwierig, die Quelle oder den Beweggrund für ein solches Streben mit Sicherheit auszumachen. Ein Hinweis scheint zu sein, dass der Ursprung einer solchen Berufung in einer anderen als der durch die Raumzeit begrenzten Welt liegt, die wir normalerweise bewohnen. Über alle Zeiten und viele verschiedene Kulturen hinweg ist in historischen Aufzeichnungen immer wieder davon die Rede. Einzig auf dem Weg der mitfühlenden Heilerin und des mitfühlenden

Heilers, die sich dafür einsetzen, anderen zu helfen oder sie zu heilen, kann dieser Pfad mit bewundernswerter Ausdauer und Sicherheit beschritten werden.

Wenn man eine Therapeutic Touch®-Sitzung beobachtet, ist zunächst schwer nachzuvollziehen, dass eine so direkte und schlichte Erfahrung bei der Therapeutin oder dem Therapeuten deutlich fortgeschrittene und komplexe Bewusstseinsveränderungen hervorrufen sollte. Der beteiligten Therapeutin* selbst wird jedoch schnell klar, dass es nicht so einfach ist wie es aussieht; tatsächlich ist die Komplexität immer so tief, wie es das Verständnis der Therapeutin zulässt.

Den Heilungsprozess kann man unter zwei allgemeinen Aspekten betrachten: Den theoretischen Inhalt, also die Forschung und die klinischen Studien zum Prozess an sich, und das Erfahrungswissen, das aus der Interaktion zwischen Therapeutin und Patient erwächst und die Therapeutin zu einer persönlichen Erkenntnis führt. (Auf diese Aspekte wird in Kapitel 6 näher eingegangen.)

Diese beiden Aspekte sind mit vielen weiteren Funktionen, die dabei ablaufen, gekoppelt. Damit einhergehend vertieft sich die innere Beteiligung der Heilerin, was wiederum rasch zu persönlichen Wachstumserfahrungen führt. Während die Heilerin zum Beispiel mitfühlende Anteilnahme empfindet und dem Heilungssuchenden hilft, vollzieht sich auf feinstofflicheren Ebenen die innere Arbeit, die gleichzeitig in ihrem Herz-Chakra stattfindet. Zudem können in diesem Akt der Innerlichkeit sowohl der theoretische als auch der erfahrungsbezogene Aspekt der Heilung klarer verstanden und besser integriert werden. Sowie die Heilerin in ihrer TT-Praxis reift, sorgt der Gesamtkomplex dieser Aspekte überdies dafür, dass dieses innere Verarbeiten vereinheitlicht, beschleunigt und verbessert wird. Schließlich bildet es die Voraussetzung dafür, dass sie das Transpersonale in ihrem Leben umsetzen kann.

Inzwischen ist es über fünfzig Jahre her, dass meine Kollegin Dora

---

* In diesem Buch wird die Heilung suchende Person – der Heilungspartner oder die Heilungspartnerin – als der oder die Heilungssuchende bezeichnet. Zur Vereinfachung wird für den Heilungssuchenden die männliche und für die heilende Person – da dies in TT tatsächlich weitaus überwiegend Frauen sind – die weibliche Form verwendet. (Anm. d. Hrsg.)

Kunz und ich mit der Entwicklung von Therapeutic Touch® begonnen haben. Vieles, was unsere Kultur heute als selbstverständlich betrachtet, war damals noch unbekannt. Der Akt des Heilens und seine Erklärung wurden stark in einem religiösen Bezugsrahmen verortet, und die Wissenschaft konnte keinen adäquaten Kontext dafür finden. Therapeutic Touch® stellte die religiösen Heilungstraditionen infrage, denn seine grundlegendste These lautet: Heilen ist ein natürliches menschliches Potenzial, das unter geeigneten Bedingungen verwirklicht werden kann. Diese These besagt, dass die Heilerin oder der Heiler kein besonders auserwählter Mensch sein muss. Auch die wissenschaftliche Sicht wird durch Therapeutic Touch® infrage gestellt, denn es „wirkt", obwohl wir immer noch nicht vollständig verstehen, wie feinstoffliche Energien von der heilenden auf die heilungssuchende Person übertragen werden.

Bei der Entwicklung von Therapeutic Touch® haben Dora Kunz und ich alle uns zur Verfügung stehenden Forschungsmethoden angewandt. Der erste Ansatz zu dieser ursprünglichen Entwicklung von TT hat sich wahrscheinlich aus unserem Erfahrungswissen ergeben; denn wir merkten, dass wir kranken Menschen helfen konnten, und analysierten dann unser Tun, um auch weiterhin hilfreich zu wirken. Ein Großteil dieser frühen Arbeit stammte aus unseren zahlreichen Beobachtungen des Wirkens anderer anerkannter Heilerinnen und Heiler. Dora beobachtete mithilfe ihrer ungewöhnlichen Hellsichtigkeit; ich aus meiner eher gewöhnlichen Sicht, die hin und wieder mit einer glücklichen Erkenntnis beschenkt wurde. Aus dieser wohlüberlegten Mischung, aus der Beobachtung erfahrener Heilerinnen und Heiler und unseren eigenen Erfahrungen, entwickelten wir unsere ersten Vermutungen darüber, was sich während der Heilungssitzungen abspielte. Dies war nicht immer ein geradliniger, logischer Prozess. Im günstigsten Fall verhalfen uns bewährte intuitive Geistesblitze und eine aufmerksame Sensibilisierung für innere Eingebungen zu Fortschritten, auch entgegen einer allgemein gängigen Logik, die womöglich in die andere Richtung deutete. Unsere Rettung war allerdings, dass wir stets bereit waren, Ideen zu überprüfen, bevor wir sie anderen vorstellten. Von Anfang an haben wir gegenüber unseren Schülerinnen und Schülern immer betont: Glaubt nichts einfach so, sondern überprüft die Ideen.

So entwickelten wir unsere Theorien über den Heilungsprozess, die wir zum größten Teil im Laufe der Jahre vielfach überprüfen konnten. Unser Wunsch, Menschen in Not zu helfen, war die beständig treibende Kraft, die unser Verständnis gestärkt hat, dass der Therapeutic Touch®-Prozess tatsächlich eine transpersonale Infrastruktur hat, und gerade auf dieser übergeordneten Persönlichkeitsebene ist die Wirkung des TT-Prozesses erkennbar.

Darüber hinaus wurde die Entwicklung von Therapeutic Touch® von Anfang an von Universitäten, Krankenhäusern und medizinischen Berufsverbänden in den Vereinigten Staaten sowie später auch von TT-Therapeutinnen, kommunalen Gesundheitsbehörden und anderen Institutionen in vielen Ländern der Welt gefördert. Diese akademische und professionelle Unterstützung im Hintergrund von Therapeutic Touch® machte es erforderlich, einen formellen Lehrplan zu entwickeln, der für die Gültigkeit und Zuverlässigkeit der theoretischen Inhalte sprach. Diese Theorie konnte dann geprüft werden, und so erwies sich mit der Zeit, dass Therapeutic Touch® nicht nur unterrichtet, sondern auch erlernt werden kann. Mit der Entwicklung von Praxisstandards und Evaluierungsinstrumenten wurde Therapeutic Touch® schnell zum Vorreiter für die formale Zulassung und Akzeptanz optionaler Therapien in der Hochschulbildung, aber auch in der Erwachsenenbildung, in den Geisteswissenschaften und im Fernstudium.

Wie wird sich das Heilen in den nächsten Jahrzehnten und Jahrhunderten der Menschheitsgeschichte weiterentwickeln? Es ist in der Tat ermutigend zu sehen, dass immer mehr Ärztinnen und Ärzte komplementärmedizinische Heilweisen übernehmen. Seit den Anfängen, als Dora und ich noch die anerkannten Heilerinnen und Heiler beobachteten, hat sich bei den Angeboten der Gesundheitsversorgung viel verändert. Nur ein Beispiel von vielen ist das *Andrew Weil Center for Integrative Medicine* in Arizona.

Die Vorstellung, dass die Fähigkeit, einem anderen Menschen Heilung zuteil werden zu lassen, buchstäblich in unseren Händen liegt, hat sich weitgehend bestätigt. Die Idee, dass wir unser Bewusstsein nutzen können, um einem Empfänger über räumliche Entfernungen hinweg energetisch Heilung zu senden, gilt nicht mehr als unglaubwürdig.

Zukunftsvorhersagen und -überlegungen haben mich schon immer fasziniert. Es ist unschwer zu erkennen, dass unsere Zeit zahlreiche weltweite Veränderungen einläutet, die sich auf bisher ungeahnte Weise bündeln, annähern und kombinieren, was zu nie dagewesenen Ereignissen führt. Unter Zukunftsbewusstsein wird die Gesamtheit der Wahrnehmungsfähigkeiten, Prozesse und Erfahrungen verstanden, die die Menschheit zum Umgang mit der Zukunft nutzt. Tatsächlich hat Zukunftsbewusstsein zu allen Zeiten die menschliche Evolution vorangetrieben.

Unter dem Druck der sogenannten *Neuen Aufklärung* beginnen wir zu erkennen, dass die Probleme, die sich in unserer Zukunft abzeichnen, so unglaublich komplex sind, dass es den Verstand mehrerer Menschen erfordert, um ein neues Verständnis dafür zu entwickeln. Eine forschende Geisteshaltung, verbunden mit aktiv kultiviertem Zukunftsbewusstsein, wird uns aufgeschlossen machen für alternative Lösungen unserer Probleme. Ein solcher Fokus wird uns die unendlich vielfältigen Möglichkeiten eröffnen, wie unsere Bestrebungen für eine zukunftsweisende Weiterentwicklung des Therapeutic Touch®-Prozesses in unserem Zeitalter zum Ausdruck kommen können. Wir befinden uns in einer einzigartigen Zeit, die ungeahnte Möglichkeiten zur persönlichen Transformation bietet. Wenn wir dazu bereit sind, wird das Universum daher hinter unserem Bemühen um einen radikalen Wandel in unserem individuellen Lebensweg und in unserem entschlossenen Streben nach tieferer Erkenntnis stehen, wie wir Menschen in Not helfen oder sie heilen können.

Ich sehe voraus, dass es auch bei zunehmender Präsenz von virtueller Realität und künstlicher Intelligenz – unserer um sich greifenden High-Tech-Welt – weiterhin einen Platz für die Berührungskunst von Therapeutic Touch® und verwandten energetischen Heilweisen geben wird. Heilung, die humanste aller menschlichen Eigenschaften, stellt ein ebenbürtiges Gegengewicht zu sehr vielen Technologien der Neuen

Aufklärung dar – und kann sie vielleicht sogar begleiten. Die mitfühlende Praxis von Therapeutic Touch® wird auch weiterhin als glaubwürdiges und beispielhaftes Modell dienen, das jeder Therapeutin eine Zukunft bietet.

In diesem Buch werden Sie die Stimmen vieler TT-Therapeutinnen und Therapeuten hören. Nachdem ich jahrzehntelang jeden Sommer zu Therapeutic Touch®-Camps in *Camp Indralaya* auf Orcas Island und in New York auf der *Pumpkin Hollow Farm* gereist bin, habe ich beschlossen, die Sommermonate in meinem geliebten Haus im Wildtier-Schutzgebiet in Columbia Falls in Montana, zu verbringen. Mithilfe von Pat Cole und Sandy Matheny habe ich TT-Praktizierende eingeladen, jedes Jahr im August zu einem Treffen nach Montana zu kommen, das später „Therapeutic Touch Dialogues“ genannt wurde. Unser erstes Treffen fand im Jahr 2010 statt. Was war das doch für ein Abenteuer! Aus den Dialogen gingen zwei Studien hervor: „*Über meine Schulter geschaut.* Eine Achtsamkeitsstudie“ im Jahr 2012 und „*Fernheilung.* Eine explorative Studie“ im Jahr 2013. Ich habe beschlossen, Kurzfassungen dieser Studien in dieses Buch aufzunehmen, damit die Stimmen dieser Heilerinnen und Heiler einem breiteren Publikum bekannt werden.

Meine Arbeitshypothese lautet, dass diejenigen unter Ihnen, die an dere Richtungen der Heilkunst ausüben, sich mit ihren Erfahrungen von diesen Stimmen angesprochen fühlen werden. In diesem Sinne biete ich Ihnen dieses an. Therapeutic Touch® zu studieren, zu praktizieren und zu lehren, war mein Lebenswerk. In meinem 97. Lebensjahr kann ich sagen, dass ich zuversichtlich bin, dass das Zukunftsbewusst sein von Therapeutic Touch® in sehr fähigen Händen liegt.

Columbia Falls, Montana 2019

TEIL 1

Der Weg der Heilerin

Die Erforschung des Therapeutic Touch®-Bewusstseins

1

Was ist menschliche Energieheilung?

Energieheilung fasziniert mich schon seit mindestens sechzig Jahren. Als Dora Kunz und ich Therapeutic Touch® entwickelten, wurde mir klar, dass ich dies zu meinem Lebenswerk machen wollte. Der erste Heilungskurs auf Universitäts-Niveau war „Frontiers in Nursing“. Ich führte ihn 1972 für den Masterstudiengang an der New York University ein. Inzwischen wird TT an über achtzig Hochschulen gelehrt und weltweit in rund neunzig Ländern praktiziert. Heute erbringt jede Online-Suche ein riesiges Aufgebot an Energieheilungs-Modalitäten. Ganz eindeutig hat das Gebiet der Energiemedizin bei vielen Menschen auf der ganzen Welt, die diese Disziplinen ausüben, lehren und erforschen, eine Faszination ausgelöst.

Für den westlichen wissenschaftlichen Ansatz können wir immer noch nicht mit zufriedenstellender Genauigkeit sagen, „wie“ diese Therapien wirken. Eine Vielzahl an klinischen Studien hat uns allerdings gezeigt – sie wirken. Dieses Buch ist eine Synthese meiner Beobachtungen, Studien und Forschungen auf der ganzen Welt. Ich lege es in der Hoffnung vor, dass es andere dazu inspiriert, die darin enthaltenen Geschichten zu ergänzen. Darüber hinaus biete ich eine Grundlage für Überlegungen und vielleicht weitere Forschungen über den Mechanismus der Wirksamkeit von Energieheilung im Angesicht heutiger gesundheitlicher Herausforderungen. Da ich mich mit TT am besten auskenne, benutze ich diese Methode als Modell zum Verständnis von Energieheilung.

Therapeutic Touch® wird schon lange als moderne Interpretation mehrerer uralter Heilungspraktiken verstanden, die sich bis heute gehalten haben. Zu den Heilungspraktiken, die in den TT-Prozess einfließen, gehören Handauflegen, tiefes Visualisieren, Berührung mit und ohne Körperkontakt, anhaltende Zentrierung des Bewusstseins der TT-Therapeutin, der sachkundige Einsatz bestimmter Chakras der Therapeutin und der gezielte therapeutische Einsatz von Atmung und Berührung. An erster Stelle steht das Zentrieren des Bewusstseins der Heilerin; während der gesamten TT-Interaktion bleibt sie im Zustand „anhaltender Zentrierung". Dies bildet den Hintergrund des Prozesses, während die Heilerin andere Praktiken einbezieht, die für den Zustand des jeweiligen Heilungssuchenden angemessen sind.

Begleitet wird die anhaltende Zentrierung durch die Praxis von Mitgefühl als Kraft. Mitgefühl ist eine wohlwollende, positive Empfindung gegenüber einem anderen Menschen, bei der man zugleich Gelassenheit und emotionale Distanz zum Krankheitszustand oder energetischen Ungleichgewicht seines Gegenübers wahrt. Kraft bezieht sich auf die Fähigkeit, andere zu beeinflussen. Mitgefühl kann man sich als den Katalysator oder die winzige chemische Reaktion vorstellen, die die wohlwollende Intention zu helfen oder zu heilen entfacht – woraufhin in der Heilerin eine ganze Kaskade an hormonellen, chemischen und energetischen Reaktionen ausgelöst werden, die sie verkörpern und dann dem hilfsbedürftigen Menschen anbieten kann.

Historisch gesehen, haben Heilende über alle Zeiten und Kulturen hinweg eine Heilungsquelle angerufen; jegliche Kraft, die Heilung ermöglicht, kommt nicht *von* der Heilerin, sondern *durch* sie aus jener Quelle. Zur therapeutischen Anwendung der feinstofflichen Energien aus dem universellen Heilungsfeld, die durch die Intention der Heilerin eingeladen werden, gehört im TT auch ein Gespür für die ordnenden Prinzipien, die das Zusammenspiel von menschlicher Physiologie, Empfindungen, Emotionen, Gedanken, Inspirationen und Bestrebungen unterstützen.

Es gibt eine Praxis, die wir als „Scaffolding" („ein Gerüst geben") bezeichnen und bei der die zentrierte Heilerin den dysfunktionalen körperlichen, psychodynamischen, mentalen oder spirituellen Feldern des Heilungssuchenden ihre eigenen gesunden feinstofflichen Energiefelder als Modell anbietet, um so dem Empfänger auf mitfühlende Weise vitale, gesunde Funktionsmuster zu vermitteln.

Kommunikation von Geist zu Geist – Botschaften, die dem Patienten im Stillen gesandt werden – sorgt nachweislich für Entspannung und Trost, insbesondere bei Menschen, die sich in einem kritischen Zustand befinden, dem Tod nahe sind oder nicht verbal kommunizieren können.

Ähnlich kann es auch spontan zu lebhaften Visualisierungen kommen – so nenne ich die Visualisierungen, die während einer Sitzung als exakte Darstellungen entstehen –, wenn die zentrierte Heilerin zulässt, über ihre Intuition Informationen aus dem Feld des Heilungssuchenden zu empfangen. Diese Visualisierungen werden häufig in der Nachbesprechung mit dem Heilungssuchenden oder durch spätere Ereignisse bestätigt. Es handelt sich bei diesen Visionen nicht um eine metaphorische Bildsprache, sondern um eine Art Fernwahrnehmung der Situation des Heilungssuchenden.

Andere uralte Praktiken umfassen Formen des Handauflegens, den Einsatz des Atems als Ausdruck der Intentionalität und den sachkundigen Einsatz des Chakra-Komplexes der Heilerin. Diese Praktiken werden auch in der modernen Welt unter einer Vielzahl energetischer Modalitäten wirksam angewandt, als mitfühlende Antwort auf den in Not geratenen Menschen. Welche dieser Praktiken zum Einsatz kommt, hängt weitgehend von der individuellen Situation ab; zumindest aber können diese therapeutischen Fähigkeiten miteinander verknüpft werden.

Die Phasen des Therapeutic Touch®-Prozesses, die als Bewusstseinsveränderungen erlebt werden

Diese uralten Heilungspraktiken werden in die Heilungsinteraktion integriert, um den modernen gesundheitlichen Herausforderungen durch die verschiedenen Phasen der Therapeutic Touch®-Praxis zu begegnen.

Der Ruf des Mitgefühls und die Zentrierung

Zunächst veranlasst das Mitgefühl für einen hilfsbedürftigen Menschen die Therapeutic Touch®-Therapeutin zum Heilungsakt. Mitgefühl als Kraft ist grundlegend, denn es zieht die Therapeutin zu der Person hin, die Hilfe braucht. Ohne Mitgefühl könnte die Heilung zu einem reinen Machtspiel verschiedener Lebensenergien werden, die für persönliche Interessen eingesetzt werden. Mitgefühl ist eine zentrale Wirkweise des Herz-Chakras.

Die TT-Therapeutin beginnt die Sitzung mit einer spürbaren Verschiebung der Bewusstseinsebene – hin zu einer anhaltenden Zentrierung – und diesen zentrierten Zustand behält sie während der gesamten Sitzung bei und wendet bei Bedarf zugleich auch Heilungstechniken an. In diesem veränderten Bewusstseinszustand erlebt sie ein Gefühl von Innerlichkeit, das eine Stille und eine Zeitlosigkeit verkörpert, das tiefgreifend sein kann. Diese Haltung innerer Ruhe und nach innen gerichteter Aufmerksamkeit wird eingenommen, damit die Therapeutin für den hilfsbedürftigen Menschen präsent bleiben kann.

Dora erklärte sie so: Zentrierung „beginnt … mit einem Muster, das Sie in sich aufbauen. Sie stellen sich einen Moment lang vor, Ihre Energien in Ihrem Herzen zu konzentrieren, bis Sie ganz ruhig werden. Wenn Sie in sich selbst das Gefühl der Ruhe haben – was tatsächlich sehr oft die Metapher für Ganzheit ist –, dann senden Sie bewusst ein Gefühl der Fürsorge … aus. … Sobald Sie in sich selbst zentriert sind, fällt es Ihnen leichter, ein Instrument der Heilung zu sein und gleichzeitig das Gefühl der Ganzheit zu projizieren. … Sie sammeln Ihre Energien, Ihren Bewusstseinsfokus, und sind einfach still.“*

Therapeutic Touch® ist ein transpersonaler Prozess, der eine direkte Verbindung oder bewusste Verknüpfung mit dem inneren Selbst** beinhaltet. Diese Praxis findet in einem Kontext statt, der die bewusste

* Dora Kunz mit Dolores Krieger, *The Spiritual Dimension of Therapeutic Touch®*, Bear & Company 2004, S. 202; dt.: *Die spirituelle Dimension der Heilung*, aus dem Englischen von Astrid Ogbeiwi, Aquamarin 2022, S. 261

** Das Konzept des inneren Selbst wird in Kapitel 3 eingehender besprochen. (Anm. d. Hrsg.)

Anerkennung alternativer Realitäten und nicht nur einer absoluten Realität würdigt.

Annäherung

Die Annäherung kann physisch oder energetisch erfolgen; es handelt sich um eine Hinwendung zum Anderen aus dem unpersönlichen Raum heraus, die durch anhaltende Zentrierung unterstützt wird.

Hinwendung

An diesem Punkt trifft die Heilerin die Entscheidung, ihre Hände beziehungsweise ihr Energiefeld in Richtung des Heilungssuchenden auszustrecken. Die Heilerin richtet die Handflächen ganz natürlich zum Heilungssuchenden hin aus, sodass ihre Hand-Chakras den Interaktionen der feinstofflichen Energie ausgesetzt sind.

Suche/Einschätzen des Energiefeldes/Assessment

Sowie die Heilerin für diese Interaktionen empfänglich wird, erkennt sie in den Vitalenergieströmen erste Muster (sogenannte Hinweise oder Cues) wahrzunehmen, die für sie in Bezug auf den Gesundheitszustand des Heilungssuchenden aussagekräftig werden. Sie beginnt mit einem aktiven Absuchen der persönlichen Felder des Heilungssuchenden und benutzt dazu ihre Hände, ihren Geist und ihre Sinne. Die kontinuierliche Suche nach Hinweisen in den Feldern des Klienten kann bei der Heilerin zu einer echten Visualisierung seiner Beschwerden führen, und sie entwickelt einen Plan, wie diese Felder unterstützt werden können, um sie wieder ins Gleichgewicht zu bringen.

Energieausgleich/Wiederherstellen des Gleichgewichts und Neueinschätzung

Dieser Plan entfaltet sich in der nächsten Phase – dem Energieausgleich oder der Wiederherstellung des Gleichgewichts. Hier hilft die Therapeutin dem Heilungssuchenden, wieder einen ausgeglichenen Gesundheitszustand zu erlangen. Daher kann in dieser Phase tatsächlich eine Heilung des Patienten eintreten; es ist jedoch nicht ungewöhnlich, dass die Heilung erst mit einem kurzen Zeitverzug beziehungsweise einer zeitlichen Beschleunigung körperlich spürbar wird. Außerdem kann es sein, dass es keine äußeren Anzeichen für eine „Heilung“ gibt, insbesondere wenn der Heilungssuchende eigentlich das Gefühl der Entspannung und Ruhe braucht, das Gefühl, dass die Ordnung bis zu einem gewissen Grad wiederhergestellt ist. In dieser Phase hört die Therapeutin/Heilerin sehr genau auf das Feld des Heilungssuchenden und lässt sich von den Hinweisen leiten, die sie erfasst. An diesem Punkt nimmt die Therapeutin häufig eine Neueinschätzung vor, um zu beurteilen, welche Veränderungen im Feld des Heilungssuchenden eingetreten sind.

Abschluss

Diese abschließende Phase der Heilungssitzung beschreibt, woher die Therapeutin weiß, dass sie ihr Möglichstes getan hat, um dem Patienten in diesem Moment zu helfen. Nun beendet sie die Sitzung und empfiehlt dem Betroffenen, noch zehn bis fünfzehn Minuten liegen oder ruhig sitzen zu bleiben, um seinen nun erneuerten Energiefluss zu stabilisieren. Sehr häufig entspannt sich der Heilungssuchende bei einem kurzen, aber tiefen Schlaf.

Nachhall

In einer ergänzenden Phase, *dem Nachhall*, wird festgehalten, auf welche Weise sich die Therapeutin an den Patienten und seine Heilungssitzung erinnert – in Träumen, Phantasien oder anderen subtilen Aspekten des Erinnerns. Nachdem sie diese Informationen bestmöglich überprüft hat – wenn es gesundheitlich im Interesse des Patienten ist – kann sie sie in die Unterlagen ihrer Sitzungen aufnehmen. Klassischerweise gehört diese Phase nicht dazu, aber angesichts der Fokussierung auf den TT-Prozess, aus der Perspektive der Heilerin, ist sie wertvoll geworden.

2

Tiefe Erkenntnis durch Resonanz und Empfindungsfähigkeit

Mein Interesse an einem konzeptuellen Rahmen wurde durch meine frühe Wertschätzung für die Erkenntnisse Pierre Teilhard de Chardins (1881-1955) zur Idee eines menschlichen Bewusstseins noch gestärkt. In seinen Forschungen blickte der französische Jesuit und Paläontologe auf die Anfangszeit lebendiger Organismen auf der Erde zurück und gelangte zu der Überzeugung, dass es in erster Linie das menschliche Bewusstsein sei, das uns mit einem einzigartigen Gefühl für unser Lebendigsein ausstattet – mit einem Gewahrsein, dass wir wir sind und nicht ein anderer – welches uns wiederum erlaubt, unsere Identität wahrzunehmen. Auf der Grundlage seiner Studien kam er zu dem Schluss, dass die Förderung und Entwicklung von Bewusstsein das primäre Ziel der Evolution sei. Dies bedeutet, dass wir durch die Verwirklichung unseres potenziellen Bewusstseins zu vollständigeren Menschen werden.*

Im Laufe der weiteren Entwicklung seiner Theorie führte Chardin das Konzept einer Noosphäre ein, die er als die denkende Schicht der Erde definierte und die seiner Ansicht nach, im Wesentlichen der Funktion der Biosphäre der Erde entspricht, einer Raumdimension, die die Erde umgibt und die Lebensbedingungen enthält. Er stellte die

* Pierre Teilhard de Chardin, *Le phénomène humain*, dt.: *Der Mensch im Kosmos*, aus dem Französischen von Othon Marbach, zahlreiche Ausgaben, z.B. Beck 2010 (die Autorin verweist auf die englische Übersetzung: *The Phenomenon of Man*, Harper & Row 1975).

Theorie auf, dass die Noosphäre, die von der menschlichen Intelligenz geschaffen wurde, Bedingungen begünstige, die nun die Erweiterung gesellschaftlicher und wissenschaftlicher Fähigkeiten in einer Weise ermögliche, die sich grundlegend von jeder früheren Evolutionsstufe unterscheide. Im Wesentlichen bedeutet dies, dass die Anreize für die Evolution des Menschen nicht mehr aus der Umwelt und anderen Ereignissen außerhalb des Individuums kommen, sondern sich die Evolution des Menschen aus ihrem eigenen Bewusstsein ableitet, aus dem – wie Chardin es nannte – „Inneren der Dinge". Dies sind die Begrifflichkeiten, innerhalb derer wir das Zukunftsbewusstsein der Heilerin untersuchen werden, während wir unsere Ideen für einen Bezugsrahmen für die Zukunft des transpersonalen Heilungsakts entwickeln.

Ich interessiere mich seit Langem für de Chardins Theorien und seine Ideen zur Evolution des Menschen, da sie einen Bezug zu meinem Nachdenken über Zukunftsbewusstsein haben. Daher habe ich mich gefreut, als ich 2015 im *National Public Radio* auf einen Beitrag des Astrophysikers und Autors Adam Frank stieß:

> Genau jetzt, in diesem Moment, sind Sie in ein unsichtbares Meer aus Informationen getaucht. Gedanken, Ideen, Ambitionen und Anweisungen – sie fließen auf Wellen aus modulierter elektromagnetischer Energie an Ihnen vorbei und durch Sie hindurch. Vom drahtlosen Internet bis zum Satelliten-Fernsehen werden Sie von einem unendlichen Strom zielgerichteter und absichtlicher Signale durchflutet – und nicht nur Sie. Von der Erdoberfläche bis in die geosynchrone Umlaufbahn (in knapp 36 000 Kilometern Höhe) leuchtet der ganze Planet vor lauter Informationen, die sich als Licht manifestieren (tatsächliches Licht wie Radiowellen, Mikrowellen und so weiter). Aber bedeuten alle diese Gedanken, dass die Erde denkt? Bedeuten sie, dass sie wach ist? Vielleicht ist es Zeit, an die Noosphäre zu denken."*

* Adam Frank, „Can The Earth Be Conscious?", *Cosmos & Culture. Commentary on Science and Society* 13.7, National Public Radio, 14. April 2015.

Ich war fasziniert, als ich erfuhr, dass es eine ganze Reihe von Menschen und Gruppen gibt, die de Chardins Theorien ins Internet stellen – wie mir eine entsprechende Suche sehr schnell zeigte.

Erfahrungswissen

Abgesehen von Glauben oder Meinung gibt es zwei wesentliche Ansätze zur Bestimmung der Authentizität von Kommunikation im Zusammenhang mit tiefer Heilung: Die logische Entwicklung einer Theorie und die Projektionen von Erfahrungswissen. Unsere vorliegende Untersuchung befasst sich mit dem Letzteren, dem Erfahrungswissen, weil die Heilerin in erster Linie durch ihre Intention, für den feinstofflichen Energiefluss in den Feldern des Heilungssuchenden präsent zu sein, über seinen derzeitigen Zustand informiert wird. Die übergeordnete Betrachtung liegt auf dem Heilungsprozess – einem bewussten Ereignis auf mehreren Ebenen – wie er von der Therapeutin erlebt wird.

Wenn wir zu den Anfängen menschlicher Kommunikation über Heilung zurückgehen, können wir uns vorstellen, dass dem Wort vermutlich Gesten, kehlige Laute und Körpersprache vorausgingen, und das Wort als solches höchstwahrscheinlich als explosiver Ausdruck artikuliert wurde, möglicherweise als eine frühe Version von *Autsch!* Das Wort wurde wahrscheinlich von einem manuellen Griff an die schmerzende Stelle begleitet, einem ersten Versuch einer therapeutischen Berührung als reflexartiges Bemühen, das „Aua" zu lindern.

Die empirischen Beschreibungen von Heilung sind in allen Epochen und Kulturen der Erde bemerkenswert einheitlich. Hinzu kommt, dass Erfahrungswissen eine persönliche Wahrnehmung ist, die tief im Inneren berührt. Ein solches „Erkennen" kann ein tiefes Verständnis sein, das durch Empfinden – Fühlen, nicht Denken – gewonnen wird und ohne Worte eintritt. Beim Heilen verschmelzen die Informationen, die durch die Empfindungsfähigkeit und durch den Intellekt kommen, zu einem deutlichen Gespür, während die Heilerin gleichzeitig auf diesem bimodalen Weg aus dem „Inneren der Dinge" heraus vorgeht. Für die Therapeutin, die präsent, geerdet und zentriert bleibt, gewinnen die Informationen aus den feinstofflichen Energieströmen der Felder des Patienten zunehmend an Klarheit. Eine feinere Wahrnehmung, wie Mitgefühl und Intuition wird erweckt, und bei manchen tritt eine differenzierte Wahrnehmung des eigenen Chakra-Systems ein. Die innerseelischen Kräfte der von Mitgefühl erfüllten Therapeutin, führen zu einem stillen Sehnen, Menschen in Not zu helfen oder sie zu heilen, und schwingt sich dann auf zu überwältigenden, wundersamen Geschehnissen am Rande des Unerklärlichen, des Heiligen.

Resonanz als Grundlage von Erfahrungswissen

Resonanz hat ihre erste und präziseste Definition auf dem Gebiet der Physik erhalten. Wird der Begriff im Kontext von Therapeutic Touch® gebraucht, führt uns dieser Zustand in die Welt der transpersonalen Heilung. Resonanz kann als eine Demonstration einer unserer frühen Grundannahmen in TT verstanden werden: Jeder Mensch ist eine lokale Konzentration von Energie innerhalb eines größeren universellen Feldes.

Die Idee der Resonanz hat mathematische und naturwissenschaftliche Gültigkeit sowie psychodynamische Authentizität und Kraft erlangt. Dieses Phänomen tritt zwischen zwei identischen Stimmgabeln auf, die durch die Umgebungsluft miteinander verbunden sind. Wenn eine Stimmgabel zu schwingen beginnt, trifft die Energie, die von den Schallwellen durch die Luft getragen wird, auf die zweite Stimmgabel. Da sie identisch sind, beginnen sie, auf derselben Frequenz zu schwingen.

Resonanz kommt auch ins Spiel, wenn man ein Kind auf einer Schaukel anschiebt. Wenn die Schübe mit der Bewegung der Schaukel synchronisiert sind – wenn sie in Resonanz sind – verstärkt der Schub die Schaukelbewegung. Sind die Schübe unregelmäßig, können sie keine Energie hinzufügen, sondern entziehen der Schaukelbewegung sogar Energie. Auf der energetischen Ebene kann eine solche Synchronisierung von Energie zwischen zwei Menschen unabsichtlich eintreten; sie bezeichnen das dann vielleicht als sich „auf derselben Wellenlänge“

befinden. Wenn bei Therapeutic Touch® die Heilerin zentriert und für den Heilungssuchenden präsent bleibt, können sich die Schwingungsfrequenzen der beiden Felder synchronisieren und in Resonanz gehen; die Heilerin erlebt die Harmonie zwischen den Feldern, und der Patient spürt dies möglicherweise ebenfalls. Die TT-Therapeutin wendet die Resonanztheorie häufig an, wenn sie die *Scaffolding-Technik* einsetzt. Sie bietet bewusst ihr eigenes gesundes und ausgeglichenes Feld als Vorlage an, um das Feld des Heilungssuchenden einzuladen, in Resonanz zu gehen.

Dieses resonante Nachbilden findet statt, wenn die Therapeutin in der Such-Phase des TT die feinstofflichen Energiefelder des Heilungspartners* ergründet, wobei eine Bewusstseinsverschiebung eintritt. Wenn die Therapeutin feinstoffliche Energiemuster ausfindig macht, die aus dem Gleichgewicht geraten sind, verändert sich durch ihre mitfühlende Reaktion die Energie. Ihre Einstellungen und Werte über vertiefte Anteilnahme, Identität, Empathie und Synchronisation, gipfeln schließlich in Kraft schenkendem Mitgefühl.

David Spangler, ein weltberühmter und ungewöhnlich begabter Erforscher des Übersinnlichen, gibt uns einen Hinweis darauf, wie Resonanz psychodynamisch genutzt werden kann, wenn er sagt: „Reisen im Inneren [sein Begriff für die Welt der feinstofflichen Energien] erfolgen durch Resonanz, Beziehungen und Verbindungen.“**

Mehrere Jahre hatte Spangler eine Beziehung zu einem nicht-physischen Lehrer namens John. Ihre Art der Kommunikation beschreibt er folgendermaßen:

> Der Versuch, auf herkömmliche Weise mit mir zu „sprechen“, war für die Kommunikation, die wir brauchten, sowohl zu langsam als auch zu begrenzt. Innere Gemeinschaft wurde zur Grundlage für die Kommunikation zwischen uns, und dies erforderte ein hohes

---

* Heilerin und Heilungssuchender arbeiten partnerschaftlich zusammen, um das Problem zu untersuchen und zu versuchen, es zu lösen. Deshalb gelten sie als Heilungspartner. In diesem Buch wird der Begriff „Heilungspartner“ als Synonym für Patient, Klient, Empfänger und Heilungssuchender verwendet. (Anm. d. Hrsg.)

** David Spangler, *Apprenticed to Spirit: The Education of a Soul*, Penguin Group 2011, S. 125

> Maß an energetischer Synchronisation, Konfiguration und Resonanz. John erzählte mir nicht einfach nur von etwas; er zog mich in das Erleben hinein, sodass ich es mit seinen Augen sehen konnte. … [Wir] bauten eine Grundresonanz miteinander auf, als ob wir eine Energieschnur zwischen uns knüpften, damit wir verbunden waren.*

In der TT-Praxis steht Resonanz in engem Zusammenhang mit der ständigen Veränderung des Energieflusses. In ihrem grundlegenden Sinn befasst sich Resonanz mit harmonischen Beziehungen; Dissonanz befasst sich mit Quellen der Disharmonie. Die Therapeutin erfasst die Energieflüsse verschiedentlich als Wellen, Rhythmus, Teilchen und andere nicht-physische Wahrnehmungen wie etwa Schwingung, Oszillation, Nachhall, Echo oder andere feinstoffliche Energiemuster.

Resonanz ist in unsere DNA eingebaut. Der einfachste Zugang zu Resonanz führt über das Herz-Chakra. Die erste Schwingung, die das Kind im Mutterleib erlebt, ist die Schwingung des mütterlichen Herzschlags. Das Herz-Chakra übersetzt offenbar Gefühle und Überzeugungen in elektrische und magnetische Wellen sowie in Schwingung. Auf diese Weise kommuniziert die werdende Mutter über ihren Herzschlag mit dem Kind.

Im Heilungskontext bereitet Resonanz das Milieu, die Atmosphäre, den Hintergrund, das Setting, das Umfeld. Resonanz zwischen Heilerin und Heilungssuchendem lädt die Hilfsbedürftigen dazu ein, „wieder in Schwung", in Harmonie, Verbundenheit und Gleichgewicht zu kommen.

Um das Phänomen der Resonanz zu verstehen, muss anerkannt werden, dass der offene Raum – etwa der zwischen den Stimmgabeln – nicht leer ist. Der persönliche Raum eines Menschen erstreckt sich, je nach Intensität, auf einen Umkreis von über drei Metern (wie bioelektrische Messungen bestätigen). Transpersonale Heilung, die multidimensional ist, findet in diesem Bereich statt. Die lebendigen Felder

---

* David Spangler, *Apprenticed to Spirit*, S. 74 und 98.

sind von Intentionen, Bestrebungen und Bedeutungen durchdrungen, die über Glauben, Überzeugungen und kulturelle Konventionen hinausgehen. Im freien Raum gibt es Informationen, die von Geist zu Geist, von Herz zu Herz kommuniziert werden können.

Der Mathematiker Arthur Eddington beschreibt die Erfahrung heilsamer Interaktionen im freien Raum folgendermaßen: „Früher dachten wir, wenn wir eins kennen, kennen wir auch zwei, denn eins und eins sind zwei. Jetzt stellen wir fest, dass wir noch sehr viel mehr über das *Und* lernen müssen."* Bei einer der ersten Übungen, die wir in Therapeutic Touch®-Grundkursen mit den Schülerinnen und Schülern machen, sollen sie die Hände so vor sich ausstrecken, dass die Handflächen zueinander zeigen. Wir leiten die Teilnehmenden an, die Hände aufeinander zu und dann wieder voneinander weg zu bewegen, langsam hin und her, sie auseinander- und wieder zusammenzuführen. Die meisten Menschen machen die Erfahrung, dass zwischen ihren sich bewegenden Handflächen eine Art Energie entsteht. Dies zeigt, dass der freie Raum nicht leer ist, was zu der Erkenntnis führt, dass wir zwischen den beiden Händen (eins und eins) das „*Und*" erleben. Diese Übung wird auch bei anderen Formen der Energieheilung unterrichtet.

Tiefes Erkennen bei der Heilung

Bei Überlegungen zu einem konzeptuellen Rahmen für Therapeutic Touch® als transpersonale Heilung drängen sich mehrere Faktoren auf:

- Erfahrungswissen durch Empfindungsfähigkeit ist die „Muttersprache" transpersonaler Heilung. Die Kommunikation von Geist zu Geist ist eine natürliche Methode, Informationen auszutauschen, Beziehungen zu vermitteln oder tiefe Emotionen zu erspüren. Empfindungsfähigkeit ist die Kraft der Wahrnehmung mit den Sinnen statt mit strukturierter Logik, um die eigene innere Welt klarer zu

* Alan L. Mackay, *A Dictionary of Scientific Quotations*, CRC Press 1991, S. 79.

verstehen. Tiefe Empfindungsfähigkeit hat eine starke, feinstoffliche Wirkung auf das limbische System.

- Mitgefühl ist der Einstieg in den Heilungsprozess. Es ist ein höchst menschlicher Auftrag. Der Begriff bedeutet, mit einem Menschen mitzufühlen, der Qualen leidet oder eine schwere Prüfung durchmacht. Starkes Mitgefühl stimuliert die Psyche tiefgreifend, was der Heilerin auf ihrer Reise hilft, wenn sie die Beziehungen zu ihrem inneren Selbst sucht oder klärt. Mitgefühl erfordert klares Unterscheidungsvermögen und die Bereitschaft, mit dem Patienten mitzufühlen, aber dennoch distanziert zu bleiben. Es ist ein komplexer Zustand. Die zentrierte Therapeutin muss über eine eigene solide Basis an emotionalen Erfahrungen verfügen, um zu erkennen, dass der Heilungspartner Schwierigkeiten hat, leidet oder Funktionseinschränkungen erlebt und diese Schwierigkeiten nicht ihre eigenen sind.
- Wenn die Therapeutin den Kummer und das Leid der bedürftigen Person spürt, kann es sein, dass sie tiefen Schmerz, Qualen und Verletzungen empfindet. Ich glaube, dass diese Wahrnehmungen aus den Tiefen ihres limbischen Systems hervorgerufen werden. Auch wenn das limbische System bis jetzt noch nicht vollständig erforscht ist, weiß man doch, dass einige unserer tiefsten Emotionen damit verbunden sind. Es hat sich gezeigt, dass Emotionen tiefe Hirnstrukturen betreffen können: Amygdala, Hippocampus, Thalamus und Riechlappen. Bleibt die Therapeutin zentriert und verbunden, kann sie möglicherweise dazu beitragen, dass diese Emotionen beim Heilungssuchenden wieder ins Gleichgewicht kommen – ohne dass sie sie selbst bewusst wahrnehmen müsste.

Während die Therapeutin für das Leiden und die Unordnung des Patienten mit Mitgefühl erfüllt ist, wird zugleich, wie bereits erwähnt, eine zwingende Kraft aus ihrem Inneren wachgerufen. In – oder sogar noch vor – der Annäherungsphase nimmt sie zunächst vielleicht „Unterschiede“ wahr, vage und mehrdeutige Empfindungen, die sich bei verstärkter Aufmerksamkeit oder Fokussierung verdichten oder

„gelieren“, wobei die Therapeutin sie als Hinweise erkennt. Sogar schon in der Annäherungsphase befindet sie sich also in einem Akt feinstofflichen Erkundens. Im Verbund mit Empfindungsfähigkeit werden ihre Sinne zu einem wichtigen Zugang, um mit den feinstofflichen Energiefeldern des Heilungspartners „in Berührung zu kommen“. Die Therapeutin schärft ihre Wahrnehmung für die Hinweise und verlagert währenddessen ihr Bewusstsein auf die Such- und Einschätzungsphase des Heilungsprozesses.

Hauptbestandteile des limbischen Systems

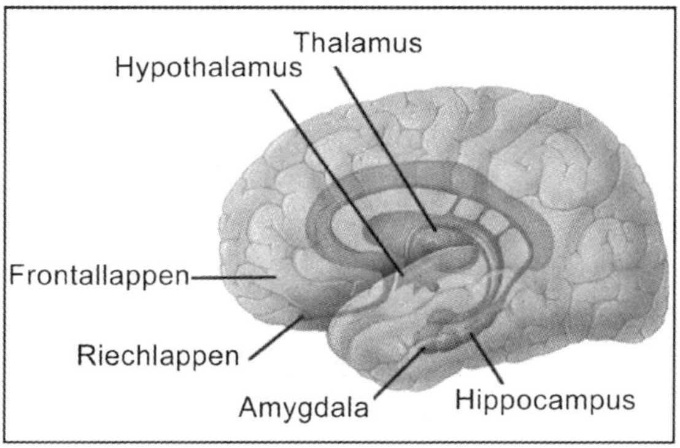

Tiefe Gefühle und Spiritualität könnten in Amygdala, Hippocampus, Thalamus und Riechlappen verwurzelt oder mit diesen Hirnarealen verbunden sein.

Die Therapeutin verlässt sich auf ihre Empfindungsfähigkeit, wenn sie ihren Weg buchstäblich „erfühlt“ und bei den Hinweisen, die sie im Vitalenergie-Feld des Heilungspartners erfasst, zunehmende Klarheit erlebt. In dieser intensiven Zeit kann die Therapeutin unvermittelt und intuitiv mehr wahrnehmen und erkennt, wie sie für den Patienten hilfreich sein kann. Ganz in die Suche vertieft, kann die Therapeutin tatsächlich spüren, wie sie nach den feinstofflichen Energiefeldern der hilfsbedürftigen Person „greift“. Dies ist ein Ausdruck von Empfindungsfähigkeit, von gelebter Erfahrung der Suchphase. In der Praxis haben wir festgestellt, dass die Energien von Schmerz, Erschöpfung und Angst unter den Unregelmäßigkeiten und Unausgeglichenheiten in den Feldern des Patienten wohl am leichtesten auszumachen sind.

Sowie sich der Prozess entfaltet und in eine transpersonale Heilung verwandelt, führt die innere Reise die Therapeutin in eine klarere Verbindung zu ihrem höheren Selbst. Diese Erfahrung klar in Worte zu übersetzen, ist und bleibt eine Herausforderung.

Wir wollen versuchen, dieses „mühelose Bemühen" in der transpersonalen Heilung aus der Welt des Erfahrungswissens durch Empfindungsfähigkeit zu übersetzen. Sie sind zwar nicht immer leicht in Worte zu fassen, aber im Folgenden seien einige Veränderungen genannt, die bei der Person in der Rolle der Heilerin während konkreter Sitzungen sowie in anderen Aspekten ihres Lebens beobachtet worden sind:

- Mühelos gelangt die Therapeutin in einen anhaltenden zentrierten Bewusstseinszustand, den sie bis zum Ende der Heilungssitzung aufrechterhält.
- Während der Patient eine tiefe Entspannung erfährt, verspürt die Therapeutin selbst eine deutliche Bewusstseinsveränderung. Ein Kennzeichen ist eine sich vertiefende Ruhe; eine Stille umgibt das Heilungsmilieu.
- In diesem sensiblen Schritt, das Innere zu suchen, setzt die Therapeutin bewusst ihr Vitalenergie-Feld und möglicherweise auch ihren Chakra-Komplex ein, um sich ihrem Gegenüber zuzuwenden.
- Dann begibt sich die Therapeutin in ihre „Mitte" (das heißt, sie konzentriert ihre Aufmerksamkeit erheblich stärker als bei einfachen Alltagstätigkeiten und überschreitet dabei die üblichen physischen Dimensionen von Länge, Breite und Tiefe).
- Sobald die Therapeutin die unausgeglichenen Bereiche in den Feldern des Heilungspartners erkennt, schätzt sie deren Eigenschaften ein, um erhaltene Hinweise besser zu verstehen. Ihre Aufmerksamkeit schärft sich.

- Sie greift auf Metaphern zurück oder erfindet Begriffe, um die unaussprechlichen oder nonverbalen Erfahrungen, die sie macht, zu vermitteln.
- Wenn sie in diesem Zusammenhang ihre Hände einsetzt, werden die Hand-Chakras aktiviert, die starke, feinfühligere Beziehungen zum Herz-Chakra haben. Dies erleichtert die klare Unterscheidung, und während sie die Hinweise in den Feldern des Patienten einschätzt, erfasst ihr Verstand nun mit Leichtigkeit die Umstände.
- Im weiteren Verlauf der Sitzung erzeugen die feinstofflich-energetischen Interaktionen zwischen Heilerin und Heilungssuchendem ein transpersonales Medium, durch das leichter erkennbar wird, wie sich die Hinweise, die die Therapeutin im Feld des Patienten wahrnimmt, darstellen.
- Die eigenen Felder der Therapeutin werden durch Mitgefühl so vorbereitet, dass sie eine immer tiefergehende Heilungsatmosphäre widerspiegeln. Den Theorien von de Chardin zufolge wird ihre Beziehung zur Noosphäre stabilisiert.
- Währenddessen ereignet sich durch diesen Austausch in tieferen Bewusstseinsebenen der Therapeutin ein feines energetisches Geschehen und erzeugt eine Atmosphäre, die stark an den Zustand während einer intensiven Meditation erinnert. Sie wird zu einem klareren, feiner abgestimmten Instrument der Heilung.

Im Laufe der Jahre wurden im Alltagsleben von TT-Therapeutinnen einige der folgenden Veränderungen beobachtet:

- Die Therapeutin wird sich ihrer Verbindung mit ihrem inneren Selbst bewusst und nimmt ihr „Inneres“ zunehmend auch außerhalb der TT-Interaktionen wahr.
- Sowie das innere Selbst aktiv in ihren Alltag einbezogen wird, sucht sie umgekehrt auch ihren Weg, ihre innere Reise, in ihrer Rolle als Heilerin. Die Suche nach sich selbst intensiviert sich nun merklich, und es wird immer wichtiger, zu erkennen, *welche* Rolle sie spielt. Diese Einsicht „leuchtet auf“, das heißt, sie erhellt ihr Wesen.

- In ihrer Heilungspraxis wird sie vielleicht ein höheres Maß an Sensibilität für den bewussten Einsatz ihrer Chakras feststellen und diese auch tatsächlich häufiger nutzen – eine uralte Methode der Selbsterweckung, die ihr einen Zugang zu tieferem Wissen vermittelt.
- Die Wahrscheinlichkeit, ihre Wahrnehmungen zu schärfen, ist groß. Es mag sein, dass sich in der Suchphase ein tiefes Erkennen aus dem Bewusstsein heraus zeigt, das über alltägliche Erkenntnisse hinausgeht. Da sie wahrscheinlich eine wahre geistige Verbindung mit dem Patienten erlebt, tritt die Therapeutin in eine Kommunikation auf der transpersonalen Bewusstseinsebene ein. Wenn sie sich nicht in einer Heilungssitzung befindet, bemerkt sie vielleicht, dass sie sich bei ihren alltäglichen Interaktionen zunehmend auf ihre Intuition verlässt.
- Nun, da sie beginnt, ihrer Intuition zu vertrauen und deren Funktionsweise zu verstehen, achtet sie zuversichtlich auf Andeutungen weiterer Schritte, die ihre Sensibilität und ihre Kompetenz stärken und festigen.
- Die Therapeutin kann tiefgreifende psychodynamische, mentale und spirituelle Veränderungen an sich wahrnehmen, die sich positiv in ihrer nun geschärften Fähigkeit widerspiegeln, bedürftigen Menschen mitfühlend zu helfen. Diese Widerspiegelung zeigt sich in Verhalten, Denken und Meditationen, und sie erlebt darin die feinen Nuancen ihrer inneren Reise.

Während einer TT-Sitzung erlebt die Therapeutin immer wieder den Wechsel zwischen dem „Innen", ihres inneren Selbst, und dem „Außen", den Bedürfnissen des Heilungssuchenden vor ihr. Die folgende Tabelle zeigt die wechselnden Effekte des mitfühlenden Fokus beim TT:

Wirkung auf den Prozess (Vertiefung der Einsicht in den TT-Prozess)	Wirkung auf die Therapeutin (Vertiefung der Einsicht ins Selbst)
Anhaltende Zentrierung	Hervortreten des inneren Selbst
Heilung als bewegende Meditation	Stille und Zeitlosigkeit
Zugang zu multiplen Realitäten	Gefühl der Zuversicht
Verwirklichung von Potenzialen	Vertiefte Erforschung des inneren Selbst
Integration mehrerer Felder	Potenzierung der Chakras
Suche und Energieausgleich von Geist zu Geist	Mitgefühl als Kraft
Entfaltung der Intuition	Explizite Intentionalität
Sprudelnde Kreativität	Lebhaftes Visualisieren

Die Geschichte von Davids Heilung

Der Weg jedes Menschen ist selbstverständlich individuell vorgezeichnet und persönlich gestaltet. Doch im Folgenden finden Sie einen Bericht über die Erfahrungen im Rahmen einer Therapeutic Touch®-Heilungsinteraktion, die noch gar nicht lange zurückliegt. Es war eine gekonnte Zusammenarbeit zwischen einem intelligenten, mutigen und vertrauensvollen Heilungspartner (Heilungssuchenden), der sich Verletzungen zugezogen hatte, einem fürsorglichen allopathischen medizinischen Team, einer liebevollen Ehefrau, die zufällig auch erfahrene und talentierte Massagetherapeutin und Naturheilkundige war, und einer erfahrenen und sachkundigen Therapeutic Touch®-Therapeutin (der Autorin).

Die Heilungssitzungen fanden auf geweihter Erde in der Nähe eines Berges statt, im Freien und bei voller Sonneneinstrahlung. Alle diese Elemente brachten bereitwillig ihre einzigartige Energie mit ein. Zusätzlich bereichert wurde diese natürliche Heilungsumgebung noch durch Kate, den Wachhund der Familie, und vier Pferde, die sich frei auf dem Rasen bewegten und gelegentlich näherkamen, um sich direkt in die Sitzung mit dem Heilungspartner einzuschalten, zu dem sie offensichtlich eine starke Bindung hatten.

Der Vorfall, der zu diesem Szenario führte, ereignete sich, als David, ein Freund und Nachbar, der in dieser Geschichte zum Heilungspartner wurde, im späten Frühjahr einem Nachbarn auf einer nahegelegenen Ranch beim Zusammentreiben und Abtransport der Weiderinder half, die zum Überwintern auf einem Stück Land in der Nähe geblieben waren. Normalerweise wären die Rinder für etwa zwei Wochen auf eine Koppel auf der Ranch gebracht worden, um sich an die Anwesenheit von Menschen und Pferden und auch an die Einzäunung zu gewöhnen. In diesem Fall hatte man allerdings beschlossen, direkt mit dem Markieren durch Brandzeichen zu beginnen.

David, auf seinem Pferd Archie, sonderte ein Rind, das er hereinbringen wollte, ab und fing es mit dem Lasso ein. In dem Moment ging das Rind durch, das das freie Leben auf der Weide gewöhnt war. Richtigerweise ließ David das Lasso los. Dessen Ende schleuderte jedoch herum, verfing sich am Sattel und schlang sich mehrfach um Archies Beine, so dass die Beine des Pferdes unter David weggerissen wurden. Archie ging zu Boden und klemmte ihn unter seinem sechshundert Kilo schweren Körper ein.

Was Archie dann tat, war eines von mehreren Wundern, die an jenem Tag geschahen; denn er blieb ruhig liegen und wandte nur den Kopf zu David um, um nachzuschauen, wo er sich befand. Hätte er sich bewegt, hätte er Davids Verletzungen noch verschlimmern können. Ein weiteres ungewöhnliches Ereignis war, dass eine Frau, die in der Nähe Sträucher beschnitt, gesehen hatte, wie David zu Boden ging. Sie rannte zu ihm, und obwohl sie selbst nur gut fünfzig Kilo wog, schaffte sie es, ihn unter seinem Pferd hervorzuziehen. Genau in diesem Moment hob Archie sein Hinterteil an. Noch eine weitere bemerkenswerte Synchronizität trat ein: Im Moment des Unfalls fuhr ein Rettungswagen an der Ranch vorbei. Er wurde gerufen, sodass David schnell ins Krankenhaus gebracht werden konnte.

Noch auf der Fahrt wurden Notfallmaßnahmen eingeleitet, und bei der Ankunft wurde David umfassend untersucht. Die wichtigsten Befunde waren:

- Sechzehn Rippen waren gebrochen, ein Lungenflügel beeinträchtigt.
- Ein Schlüsselbein war gebrochen.
- Die rechte Schulter war gequetscht.
- Sein rechtes Handgelenk war gebrochen.
- Es gab zahlreiche Hämatome und mehrere kleine Schnittwunden.

- Die Milz war gerissen.
- Er war bei Bewusstsein, stand aber offensichtlich unter Schock.

Der Referenzrahmen für Therapeutic Touch®

David ist selbstständiger Hufschmied und arbeitet auf den Ranches im Nordwesten von Montana; er ist schlank und normal gesund. Nach ein paar Tagen wurde er aus dem Krankenhaus entlassen und erhielt einen Termin für eine Nachuntersuchung. Als er wieder zu Hause war, rief er mich an, und in den folgenden drei Wochen behandelte ich ihn an jedem Werktag bei sich zu Hause mit Therapeutic Touch®. An den Wochenenden führte ich Fernheilungen durch.

Therapeutic Touch® ist ein transpersonaler Prozess, der eine direkte Verbindung oder bewusste Verknüpfung mit dem inneren Selbst beinhaltet. Diese Praxis findet in einem Kontext statt, der die bewusste Wahrnehmung alternativer Realitäten, nicht nur *einer* absoluten Realität, anerkennt.

Das Konzept des inneren Selbst hatte für Dora Kunz in Bezug auf Therapeutic Touch® besondere Bedeutung. Sie erklärte es folgendermaßen: „Jeder Mensch hat ein Gefühl von Frieden und Ruhe in sich. Auch wenn wir uns dessen in der Regel nicht bewusst sind, glaube ich doch, dass dieses Gefühl einen Aspekt dessen charakterisiert, was ich als das ‚innere Selbst' bezeichne. Viele Menschen nennen es ‚Seele'. Ich verwende den Begriff inneres Selbst, weil er keine anderen Gedankenverknüpfung hat; er ist nicht definiert." Sie erklärte, dass dieses innere Selbst viele Aspekte hat:

> Dieses innere Selbst hat viele Aspekte. Ein Aspekt – vielleicht der bedeutendste – ist ein Gefühl einer fundamentalen Einheit auf der tiefsten Ebene, die wir erreichen können. Es ist das Gefühl, dass wir alle eng miteinander verbunden sind, ein Gefühl echter Gemeinschaft. Neben der Saat des Friedens und der Ruhe, die es in sich trägt, hat das innere Selbst mehrere Bewusstseinsebenen. Auf der höchsten Ebene sind wir alle in einem geordneten Prozess

> miteinander verbunden. Wir alle besitzen diese unterschiedlichen Bewusstseinsebenen, die uns Zugang zu den zahlreichen Aspekten des inneren Selbst gewähren.*

In der Therapeutic Touch®-Praxis können wir uns darauf verlassen, dass das innere Selbst den Zustand anhaltender Zentrierung unterstützt; und dieser Aspekt von uns wird häufig genutzt, um uns während der Sitzung dem Empfänger zuzuwenden. Wie Dora sagte: „Während einer Heilung können Sie Ihr inneres Selbst bewusst wahrnehmen und dann dem Patienten auf dieser feinstofflicheren Ebene Energie senden. Dadurch tritt folgende Erkenntnis ein: *Hier ist jemand, der weiß, dass ich dieses innere Selbst bin und der versteht, was ich gerade durchmache.*“**

In den Welten der Heilung gibt es viele Wege – so viele vielleicht, wie es Wege gibt, durch die Menschen miteinander in Beziehung treten können. Was bietet Therapeutic Touch®, das einzigartig ist? Das Einzigartige ist, dass sich das Bestreben der TT-Therapeutin in bewusster Verbindung mit ihrem inneren Selbst auf Selbstentfaltung richtet, während sie sich zugleich mitfühlend jenen zuwendet, die krank sind, ein Trauma erlitten haben oder deren Lebenssysteme in anderer Weise aus dem Gleichgewicht geraten sind. Sie schafft die Voraussetzungen für diese intime therapeutische Interaktion, indem sie sich zu Beginn der TT-Sitzung in den Bewusstseinszustand der sogenannten „anhaltenden Zentrierung“ versetzt und in einem Akt der Innerlichkeit ihre persönliche Beziehung zu ihrem inneren Selbst sucht. Das Aufrechterhalten dieses Zustandes der anhaltenden Zentrierung schafft ein geeignetes Milieu für ihr inneres Selbst, sodass dieser Daseinszustand während der Heilungsinteraktion aktiv in ihre Bemühungen hineinwirken und diese unterstützen kann.

---

* Dora Kunz mit Dolores Krieger, *The Spiritual Dimension of Therapeutic Touch®*, Bear & Company 2004, S. 199; dt.: *Die spirituelle Dimension der Heilung*, aus dem Englischen von Astrid Ogbeiwi, Aquamarin 2022, S. 258.

** Dora Kunz mit Dolores Krieger, *The Spiritual Dimension of Therapeutic Touch®*, Bear & Company 2004, S. 199-200; dt.: *Die spirituelle Dimension der Heilung*, aus dem Englischen von Astrid Ogbeiwi, Aquamarin 2022, S. 259.

Die TT-Therapeutin schätzt die feinstofflichen Energiefelder des Heilungspartners ein und spürt die Hinweise, die sie erfasst; dies gipfelt in einem Aha-Moment, und sie erkennt, welche therapeutischen Maßnahmen sie anwenden sollte, um die feinstofflichen Energiefelder des Heilungspartners neu zu strukturieren und ins Gleichgewicht zu bringen. Jetzt – da sie diese Erkenntnis akzeptiert und die entsprechenden mit ihrer Wahrnehmung verbundenen Kräfte einsetzt, um den Prana-Fluss des Heilungspartners zu dessen therapeutischem Wohl zu gestalten, zu verändern oder zu lenken – wird der Heilungsmoment potenziert.

Die Förderung von Davids Therapeutic Touch®-Prozess

Als TT-Therapeutin sollte ich dies für David auf mindestens eine – oder bei Bedarf auch durch eine Kombination mehrerer – der unten beschriebenen Arten und Weisen verstärken.

1. Zu Beginn zentrierte ich mich und machte mir die natürlichen, undifferenzierten Heilenergien bewusst, die sich um meinen verletzten Heilungspartner angesammelt hatten; das heißt, ich wurde zu einem Kanal für das universelle Heilungsfeld und ermöglichte dadurch, dass die nunmehr fokussierten Heilenergien durch mein gesundes Selbst meinem Heilungspartner David zufließen konnten.
2. Durch den entschlossenen und willentlichen Einsatz meiner Wahrnehmung fokussierte ich verfügbare feinstoffliche Energien aus meinem Solarplexus-Chakra auf mein Herz-Chakra und dann bis in Davids Herz-Chakra. Bei Bedarf ging ich tiefer und machte ein „Deep Dee“, richtete also meine Aufmerksamkeit tief nach innen, um ein Gefühl für meinen eigenen Chakra-Komplex zu bekommen. Dabei begann ich mit dem untersten oder dichtesten und wandte dann meine Aufmerksamkeit schrittweise den höheren Chakras zu, die einen feineren Energiefluss haben. Auf jeder Bewusstseinsstufe überprüfte ich mein Gefühl für die entsprechenden Chakras meines Heilungspartners; das heißt, ich verglich in

aufsteigender Weise mein Gefühl für jedes Chakra meines eigenen Komplexes, den ich sehr gut kenne, mit dem entsprechenden Chakra im Komplex meines Heilungspartners.

3. Wenn ich eine analoge Reaktion spürte, eine Resonanz zwischen unseren Chakras, nahm ich an, dass sich sein Chakra in einem bewussten, wachen, funktionierenden Zustand befand, genau wie meines. Spürte ich in seinem Chakra eine Dissonanz, nahm ich an, dass es nicht so gut funktionierte wie meines. Dann konzentrierte ich mich auf die Bewusstseinsebene, die wir miteinander teilten, und tat meine innere therapeutische Arbeit von dort aus. Später sondierte ich immer wieder feinfühlig den Fluss der feineren Energien seines Chakra-Komplexes, bis ich die Dissonanz nicht mehr spürte.
4. Durch mein Herz-Chakra arbeitend, bot ich mich weiter als Kanal für das universelle Heilungsfeld an. Währenddessen (es ist möglich, an mehr als nur eine Sache auf einmal zu denken) versuchte ich, meine Verbindung zum inneren Selbst des Heilungspartners klar zu visualisieren. Sobald ich diese Wahrnehmung stabilisiert hatte, fokussierte ich diese Visualisierung aus der Sicht meines Kronen-Chakras und unterstützte dann David weiterhin in Zusammenarbeit mit meinem inneren Selbst, dessen Präsenz für mich durch unmissverständliche Anzeichen deutlich wird.

Ein Spektrum zuverlässig zu erwartender Ereignisse

Umfassende Forschungen und verantwortungsvolle Beobachtungen haben gezeigt, dass es mehrere Ereignisse gibt, die ich bei meinen Therapeutic Touch®-Sitzungen mit David zuverlässig erwarten konnte:

1. Ich konnte erwarten, dass David innerhalb der ersten zwei bis vier Minuten der TT-Sitzung eine tiefe Entspannungsreaktion zeigen würde; das heißt, dass sein Blutdruck und seine Herzfrequenz deutlich sinken würden. Außerdem würden sich die Gefäße seines

peripheren Gefäßsystems weiten, was an einem allgemein rosigeren Hautbild erkennbar wäre – einer leichten Rötung seiner Haut in einer frühen Phase der TT-Sitzung.

2. Es würde zu einem Absinken des Schmerzlevels kommen, und aus früheren, an anderer Stelle zitierten Untersuchungen wissen wir, dass im Zusammenhang damit der Gebrauch von Schmerzmitteln zurückgehen und sich deren Wirkung bei ihm verstärken könnte.
3. TT würde eine emotionale Reaktion fördern, durch die sich die generelle Wirksamkeit der Symptombekämpfung erhöhen würde.
4. Der Heilungsprozess an sich könnte sich beschleunigen, sowohl physisch als auch psychodynamisch.
5. Durch diesen kumulativen Effekt des TT-Prozesses würden die Auswirkungen des posttraumatischen Schocks erheblich gemildert. Es könnte zu einer Verringerung der Ängste und zu folgenden Symptomlinderungen kommen:

    - Nachlassen von Übelkeit
    - Verbesserung der Atmung
    - Geringere Reizbarkeit

Andererseits war mir auch bewusst, dass es mehrere Faktoren gab, die das Ausmaß einer möglichen Heilung erheblich einschränken könnten. Dazu gehören insbesondere:

- Das Schicksal des Heilungspartners – eine mysteriöse Vorstellung, die in unserer heutigen Zeit erheblich mehr Glaubwürdigkeit erhalten hat. (Mehr über den Einfluss des eigenen Schicksals auf den Heilungsprozess erfahren Sie in Kapitel 5, die Grundannahme 3.)
- Die Bereitschaft des Heilungspartners, sich auf seinen eigenen Heilungsprozess einzulassen; das heißt, die therapeutische Intervention zu akzeptieren und ihr ihren Lauf zu lassen.
- Die Fähigkeit des Heilungspartners sich zu entspannen und sich

von anderen bei der Entspannung helfen zu lassen, damit der Heilungsprozess sich möglichst leicht und reibungslos im Körper ausbreiten kann.
- Besonders bei einem aktiven und selbstständigen Menschen wie David – seine Entscheidung, wieder voll aktiv zu werden, bevor der Heilungsprozess deutliche Fortschritte gemacht hat.

Überlegungen und Vorsichtsmaßnahmen in Bezug auf die Intervention der Heilerin in diesem Fall

Es war sowohl für David als auch für mich wichtig, auf die subtilen wie auf die deutlichen Auswirkungen meiner Heilungsintervention zu achten. Zu diesen Auswirkungen gehören:

- Die Möglichkeit der Überidentifizierung mit dem Leiden meines Heilungspartners.
- Dass mein Selbstempfinden ins Wanken gerät und ich Davids Probleme auf mich projiziere.
- Dass der psychologischen Übertragung und Gegenübertragung Tür und Tor geöffnet werden.
- Dass bei David Gefühle in Bezug auf seine Abhängigkeit von mir gefördert werden.

Das Therapeutic Touch®-Modell enthält mehrere Schutzvorkehrungen gegen solche Vorkommnisse. Zum Beispiel:

- Es ist unbedingt erforderlich, durch anhaltende Zentrierung während der Heilungssitzung ruhig zu bleiben und emotionale Distanz zu den Ergebnissen der Interaktion zu wahren. „Das Resultat liegt nicht in unserer Hand", hat Dora Kunz uns oft ermahnt.
- Ebenso entscheidend ist es, dass die Therapeutin gegenüber ihrem inneren Selbst ein Gefühl der Harmonie und Zielstrebigkeit aufrechterhält.
- Es ist wichtig, vor allem anderen ein mitfühlendes Bewusstsein

für das physische Leiden und die psychischen Bedürfnisse des Heilungssuchenden zu wahren.

- Es ist wichtig, den Heilungspartner behutsam mit einer Intentionalität zu umhüllen, die sich auf das richtet, was zu seinem Besten erforderlich ist.

Im Hinblick auf die Bedeutung meiner persönlichen Beweggründe für das Anbieten meiner Heilungsfähigkeiten war es außerdem sehr wichtig, dass ich versuchte zu erkennen und mir selbst einzugestehen, warum ich mich auf diese Heilungsinteraktion einließ. War es einfach deshalb, weil David ein Freund war, der um Hilfe gebeten hatte, und ich sie ihm geben konnte, oder war es, um vor den Nachbarn mit meinen Heilfähigkeiten anzugeben? Beruhte mein Engagement auf echtem Mitgefühl oder war mein Ego die Triebfeder? Und schließlich natürlich: Wenn ich mir diese Frage stellen muss, was sagt diese Frage dann über die Fragestellerin aus?

Meine Vorgehensweise im Therapeutic Touch®-Prozess

Ich sah David erstmals am achten Tag nach dem Unfall. Mir war praktisch sofort klar, dass er verständlicherweise noch unter den Nachwirkungen des Schocks litt. Dies wurde noch verstärkt durch die Angst vor dem Zustand, in dem er sich momentan befand sowie durch Sorgen und Unsicherheit im Hinblick auf seine Zukunft. Ich zentrierte mich tief, als ich zu ihm trat, und nach einem kurzen Gespräch über Einzelheiten seines Unfalls und darüber, wie ich ihm helfen könnte, machte ich mich daran, seine Vitalzeichen zu stabilisieren, einschließlich der erheblichen Schmerzen, die er hatte. Als eine Entspannungsreaktion einsetzte, verlagerte ich meinen Fokus leicht und beschäftigte mich fortan mit dem tiefer liegenden Schmerz und dem Stress sowie der völligen Erschöpfung, die ihn immer noch im Griff hatten. Ich bemerkte eine allgemeine leichte Rötung seiner Haut und erkannte, dass sich die Entspannungsreaktion vertieft hatte.

Vorsichtig wandte ich mich der psychischen Realität seines Unfalls zu. Dazu versetzte ich mich in *Deep Dee*, um ihm bei seinen immer noch lebhaften Gedanken, Gefühlen und Erinnerungen an den Unfall zu helfen.

Wie zuvor erwähnt, arbeitete ich drei Wochen lang werktäglich etwa eine Stunde lang bei ihm vor Ort, und an den Wochenenden führte ich Fernheilungen durch. Ich wusste, dass ich mich über die oben aufgeführten TT-Maßnahmen hinaus auf verschiedene natürliche Funktionen des universellen Heilungsfeldes verlassen konnte, zum Beispiel auf eine innere Ordnung und Intelligenz, die durch Mitgefühl wachgerufen wird und von der TT-Therapeutin bewusst verstärkt werden kann. Davids Frau Helen war häufig mit dabei. Ihre positive und einfühlsame Ausstrahlung wirkte liebevoll und beruhigend und war in den Sitzungen überaus hilfreich.

Wir haben mittlerweile verstanden, dass Therapeutic Touch® auch Gemeinschaft mit anderen Intelligenzen einschließen kann, als wir sie üblicherweise wahrnehmen, zum Beispiel mit Engel-Präsenzen. Während Davids Heilung verband ich mich bei der Arbeit mit den Naturenergien, die in diesem Landstrich zahlreich vorhanden waren: Die starke Präsenz des nahen Berges und die neugierigen Tiere, darunter auch Archie, der mit sanften, aber aufmerksamen Augen über Davids Sicherheit wachte. Alle brachten ihre kraftvolle, individuelle Ausstrahlung lebendiger Energien mit ein. Es war für mich interessant zu spüren, dass Katie, der Hund, vor allem David bedingungslose Liebe zu senden schien, während ich von den sehr aufmerksamen Pferden eine Art ordnende Kraft spürte, die ich als sehr hilfreich empfand, um den Fluss des Prana – der Lebensenergie – zu ihm zu lenken.

Inmitten dieser vielschichtigen Interaktion „lauschte" ich vertieft auf die Hinweise, die sich meiner Wahrnehmung boten. Eines Tages nahm ich dabei tief in Davids Solarplexus eine (für mich) neue feinstoffliche Energie wahr, die bis zu seinem Kehlkopf-Chakra reichte. Sie schien mit der Angst zusammenzuhängen, die bei ihm immer noch vorhanden war, daher arbeitete ich auch mit ihr. Zu meiner Freude stieß ich am selben Abend bei der Lektüre eines Neurologie-Lehrbuchs, das ich gerade erst erhalten hatte, auf die Beschreibung neuronaler Verbindungen genau in der Region, auf die ich ein paar Stunden zuvor bei meiner Arbeit mit ihm getroffen war. (Das ist nicht unbedingt eine Bestätigung für die Funktion der Chakras, kommt dem aber wahrscheinlich ziemlich nahe.)

Was ich zu finden hoffte

Was waren die Kernpunkte, die ich in diesen TT-Heilungssitzungen suchte? In erster Linie suchte ich immer wieder nach nicht-physischen Anzeichen für ein Gleichgewicht, eine Symmetrie feinstofflicher Energie und das subtile Rauschen des Prana-Stroms oder -Flusses.* Nach der Auswertung dieser Anzeichen ging es mir darum, Hinweise auf die Intensität zu erspüren. Zum Beispiel zeigt mir das Gefühl einer Stauung, wo mein Heilungspartner seinen Schmerz spürt. In meinem persönlichen Vokabular für energetische Hinweise macht sich dies durch ein Gefühl bemerkbar, das einem schwachen Elektroschock ähnelt. Diese kleinen elektrischen Schläge spüre ich als Kribbeln in meinen Hand-Chakras, und sie geben mir einen Hinweis auf Stellen, an denen ein Defizit an feinstofflicher Energie besteht, das als Schmerz wahrgenommen wird. Infektions- und/oder Entzündungsherde lokalisiere ich durch Empfindungen, die ich aus dem Vitalenergie-Feld des Heilungspartners aufnehme und persönlich als energetische Wahrnehmungen, als Temperaturspektrum zwischen heiß und kalt, realisiere. Meiner Erfahrung nach können Störungen, die im Rhythmus erspürt werden, der dem Prana-Fluss zugrunde liegt, auf ein Problem in den endokrinen Drüsen oder den Chakras hindeuten.

Außerdem habe ich festgestellt, dass ein Druckgefühl auf ein Kreislauf-Problem hindeuten kann. Hoher Blutdruck ist manchmal im Lebensenergie-Feld über die inneren Karotiden (Halsschlagadern) wahrnehmbar. Eine etwas anders geartete Druckwahrnehmung kann auf

* Dolores Krieger beschreibt den Therapeutic Touch®-Prozess so, wie sie seine Dynamik vor dem Hintergrund des Chakra-Systems versteht. Zu dieser Analyse ist sie im Laufe der vielen Jahre gelangt, die sie sich intensiv mit Praxis, Studium und Erforschung von TT beschäftigt hat. Bitte beachten Sie, dass man diese Sichtweise nicht teilen muss, um Therapeutic Touch® zu erlernen und zu praktizieren. (Anm. d. Hrsg.)

ein Blutgerinnsel im System hinweisen. Dies sind Interpretationen von Wahrnehmungen, die ich viele Male überprüft habe, um Impulsivität, Phantasien, Übertreibungen oder Wunschdenken zu vermeiden – die vier Drachen des TT.

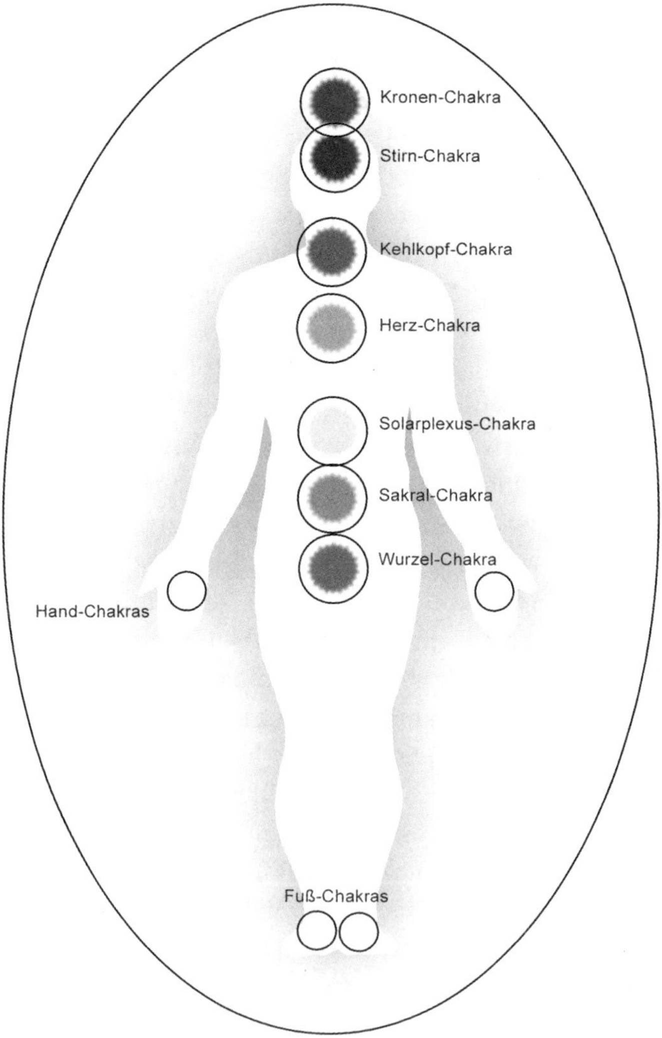

Chakras werden als Energie- und Bewusstseinszentren im feinstofflichen Körper verstanden.

Alle diese Strategien wandte ich einzeln oder in Kombination an und verlieh ihnen häufig (vor meinem inneren Auge visualisierend) eine passende Farbe (oder auch mehrere Farben, denn ich stelle fest, dass es möglich ist, mir Kombinationen aus mehreren Farben gleichzeitig vorzustellen). Die Farben, die ich auf meinen Heilungspartner projizierte, erlebte ich durchsetzt mit einem winzigen lebhaften Glitzern oder Schimmern in intensivem Blausilber oder Gelbgold, je nachdem, was der Situation angemessen war. Beim Projizieren und Leiten von Energie zum Heilungspartner hin und durch sein Feld hindurch war es meine unerschütterliche Intention, dass diese Energie aus dem universellen Heilungsfeld kam, durch mich als „Instrument der Heilung", wie Dora uns häufig ermahnte, strömte und dann weiter *durch* das (und nicht nur *zum*) Feld des Partners hindurchging.

Ich verließ mich auf den Strom an Informationen, der in den darauffolgenden Tagen einfloss, und achtete besonders auf das emotionale Trauma im Zusammenhang mit dem Unfall. Darüber hinaus suchte ich Davids Beckenbereich mehrmals nach Anzeichen für innere Blutungen, Blutgerinnsel oder Durchblutungsstörungen oder auch nach Hinweisen auf Risse oder weitere Knochenbrüche ab. Ich versuchte, sensibel auf Veränderungen der feinstofflichen Energieströme zu achten, insbesondere wenn ich über seiner Milz arbeitete, und ich warf einen Blick „hinter" seine untere Brustkorbregion. Häufig versuchte ich, im Bereich der oberen Halswirbelsäule in die Tiefe zu gehen, um dort nach feinstofflichen Anzeichen für ein Ungleichgewicht im Bereich des Rückenmarks zu suchen sowie weiter unten in der Wirbelsäule nach Hinweisen auf andere Traumata, die der Beobachtung zunächst entgangen sein könnten. Insbesondere versuchte ich, für Veränderungen auf der emotionalen Ebene sensibel zu bleiben, wie zum Beispiel für noch nicht aufgelöster Herde von Angst und Anspannung.

Nach der zweiten Behandlungswoche hatte David den Nachsorgetermin bei seinem Arzt, der ihm nach der Untersuchung sagte: „Es geht Ihnen sehr viel besser als wir erwartet haben!" Wir setzten die Therapeutic Touch®-Heilbehandlungen noch eine dritte Woche fort, bis ich verreisen musste, um schon länger vereinbarte Termine wahrzunehmen. Als ich zwei Wochen später wiederkam, musste ich feststellen, dass David bereits wieder stundenweise arbeitete und seinen Alltagstätigkeiten nachging, obwohl er immer noch sehr erschöpft aussah.

4

Energieheilung als Humanisierung von Energie

Bei der Energieheilung wird die nicht-greifbare, aber sehr reale Energie, die alles Lebendige umgibt und durchdringt, genutzt, um Ungleichgewichte in einem menschlichen Energiefeld zu behandeln, sowohl im sichtbaren, physischen als auch im nicht-sichtbaren, energetischen System des Körpers.

Muster im Fluss der Vitalenergie

Die grundlegende Strukturierung und Neustrukturierung der nichtphysischen feinstofflichen Energieströme (Prana), der vitalenergetischen, psychodynamischen und konzeptuellen Felder bildet die Grundlage für das, was wir als körperliche Funktionen, Verhaltensmuster, als Netzwerke von Gefühlen, Trieben, Gedanken und Intuitionen kennen. Diese Konstellationen sind im Prana-Strom jedes Menschen codiert und werden als seine charakteristischen Eigenschaften bezeichnet. Die Heilerin nimmt diese Ströme auf vielfache Art und Weise wahr, darunter auch, aber nicht ausschließlich:

- Unterbrechungen im Fluss der Vitalenergie, der Eindruck eines Mangels an Vitalenergie oder einer Hyperaktivität von Vitalenergie, Empfindungen von Druck oder Völle, Anzeichen für eine Stauung oder Trägheit im Fluss der Vitalenergie oder Blockaden, die das freie Fließen behindern.

- Unterschiedlicher Fluss im Feld auf der rechten und linken Körperseite des Empfängers.
- Metaphorische Beschreibungen energetischer Empfindungen wie Temperaturunterschiede in Form von Hitze oder Kälte, ein Kribbeln oder ein leichter elektrischer Schlag. Mit der Zeit entwickelt jede Heilerin in der Regel ihr eigenes persönliches Metaphern-Vokabular, um das Unaussprechliche an den Mustern im Energiefluss zu beschreiben.
- Seltene Momente der Intuition und echter Erkenntnis, in denen sie einen Gedanken oder ein Gefühl des Heilungssuchenden erspürt.

Während diese Vitalenergie-Muster durch die Hand-Chakras der Heilerin fließen, erhalten sie in ihrem Geist eine Bedeutung. Die Informationen, die sie aus den Hinweisen aufnimmt, können sehr deutlich sein, sodass die Therapeutin nicht nur den Hinweis im Vitalenergie-Feld des Heilungssuchenden lokalisieren kann, sondern auch ein Gespür für qualitative Faktoren bekommt. Zum Beispiel könnte sie erkennen:

- Ob die Beschwerden des Heilungssuchenden sich mit Therapeutic Touch® am effizientesten behandeln lassen.
- Die Schwere der Erkrankung.
- Ob der Hinweis eine alte Narbe in der Vitalenergie oder ein neueres Problem betrifft.

Mit zunehmender Erfahrung kann die Einschätzung des Problems durch die TT-Therapeutin (die Suche) differenzierter werden. Dann kann sie zum Beispiel nicht nur lokalisieren, wo das Problem liegt, sondern unter bestimmten Bedingungen kann die Therapeutin auch ein Gespür dafür entwickeln, ob es mit anderen Hinweisen zusammenhängt. In einem Moment lebhafter Visualisierung kann sie vielleicht sogar die Umstände seiner Entstehung wahrnehmen.

Auch etliche weitere bereits erwähnte, uralte Heilungspraktiken ergänzen sich zum Heilungsprozess, der sich in Therapeutic Touch® verbindet:

Anhaltende Zentrierung durchdringt alles heilende Handeln in Therapeutic Touch®, von der ersten Intention zu helfen oder zu heilen bis zum Ende der Sitzung. Sie unterstützt auch entscheidend das einheitliche Zusammenwirken der Therapeutin mit dem universellen Heilungsfeld.

Konzentration als fokussierte Aufmerksamkeit schafft Raum, der einen Konvergenzpunkt für die Kraft der Intentionalität bieten kann.

Visualisierung aus dem Zustand der anhaltenden Zentrierung heraus ist eine von mehreren Möglichkeiten, wie die Heilerin Informationen über die Qualität des Flusses in den Energiefeldern des Heilungssuchenden erhält. Die Informationen können in Form von visuellen Metaphern kommen, die den Gesundheitszustand und die Lebensqualität des Heilungssuchenden sowie eventuell auch die Ursprünge seiner Krankheit anzeigen. Häufig erhält die Heilerin die Informationen in dieser Form, wenn sich der Heilungssuchende an einem anderen Ort befindet.

Kommunikation von Geist zu Geist kann bei der Anwendung von Techniken insbesondere für Sterbende, für Personen mit organischen Hirnschäden und für Menschen, die emotional instabil sind oder andere Krisen durchleben, eine Rolle spielen.

Integration ist entscheidend für den Umgang mit komplexen emotionalen Situationen, die sich der Therapeutin zeigen. Indem sie sensibel bleibt, kann sie auch auf Informationen aufmerksam werden, die den Kern der Erkrankung eines Menschen darstellen könnten. Der Integrationsprozess bei der Heilerin wird in Phasen unterstützt, in denen sie in Stille und innere Ruhe eintaucht, sowie in Momenten einer Ganzheitserfahrung.

Grundlegende Funktionen des Bewusstseins

Viele dieser Erfahrungen spielen sich in einer nicht-physischen Welt ab und lassen sich nur schlecht in die gängige Sprache übertragen. Wie also kann die Heilerin ihr persönliches Erleben des Heilungsprozesses, der zwischen ihr und dem Heilungspartner abläuft, verdeutlichen?

Eine Teilantwort lautet, dass sich das Erleben der Therapeutin durch grundlegende Bewusstseinsfunktionen wie Aufmerksamkeit, Intuition und Gedächtnis vermittelt. Während der TT-Sitzung nimmt die Therapeutin häufig Emotionen im Feld des Heilungssuchenden wahr. In diesem Moment ist anhaltende Zentrierung ausschlaggebend dafür, dass die Therapeutin distanziert bleibt und beobachtet, ohne die Emotion des anderen zu übernehmen. Die Kommunikation von Geist zu Geist ist eine zuverlässige Strategie, die Heilende häufig anwenden. In der Stille des Heilungsgeschehens verbindet sich die Therapeutin mit ihrem inneren Selbst und „spricht" mit dem Heilungssuchenden, wobei sie ihm Botschaften des Verständnisses und der Unterstützung sendet. In dieser Stille kann aus dem Heilungsfeld oder vom inneren Selbst der Heilerin eine Antwort kommen.

Hellsichtigkeit und Präkognition sind Fähigkeiten, die Therapeutinnen als Facetten der Entwicklung ihres natürlichen Heilungspotenzials erleben können (wie in der ersten Grundannahme dargelegt, siehe Kapitel 5). Hellsichtigkeit ist die Fähigkeit, Dinge wahrzunehmen, die jenseits des normalen Wahrnehmungsbereichs liegen. Ein Beispiel dafür zeigte sich bei einer TT-Sitzung, während der die Heilerin die Anwesenheit eines schwarzen Hundes spürte. Die Therapeutin erinnert sich: „Während der Behandlung tauchte in meinem Bewusstsein immer wieder dieser große schwarze Hund auf. Erst saß er hinter ihr und dann mehr bei ihrem Schoß. Irgendwann öffnete ich die Augen ganz, weil ich mir nicht sicher war, ob sich nicht doch ein leibhaftiger Hund im Zimmer befand; so dominant war seine Präsenz. Also fragte ich sie, ob sie irgendeine Verbindung zu einem großen schwarzen Hund habe. Sie schnappte nach Luft und sagte ungläubig: ‚Woher haben Sie das gewusst?' Ihr kamen die Tränen. Offensichtlich hatte sie eine ganz besondere Beziehung zu diesem großen schwarzen Hund." Dies ist ein wunderbares Beispiel dafür, in welcher Form Informationen aus dem Feld der Heilungssuchenden kommen. Außerdem ist es ein Beispiel für eine lebhafte Visualisierung.

Präkognition, ein Aspekt der Hellsichtigkeit, wird definiert als Kenntnis oder Vorhersage künftiger Ereignisse ohne die Möglichkeit der Beeinflussung durch gegenwärtige Erkenntnisse. Eine Heilerin erzählt von ihrer Erfahrung im Hospiz mit einer Frau im Endstadium von Parkinson. Der Körper der Patientin war völlig starr, und sie konnte nicht mehr sprechen. Nach mehreren Sitzungen in wöchentlichem Abstand hatte die TT-Therapeutin eines Tages das Gefühl, dass die Patientin sich auf ihren Tod vorbereitete. Da sie ehrenamtlich arbeitete, wusste sie von der besonderen Verbindung der Leiterin der ehrenamtlichen Mitarbeiter im Hospiz zu dieser Frau. Sie rief im Hospiz an, um ihren Eindruck des nahestehenden Todes weiterzugeben, für den Fall, dass die Leiterin die Patientin besuchen wollte. Noch am selben Tag erhielt sie einen Rückruf, in dem ihr versichert wurde, die Patientin sei medizinisch untersucht worden, und ihr Zustand sei unverändert. Zwei Tage danach rief das Hospiz erneut an und teilte ihr mit, dass die Patientin gestorben sei. „Woher wussten sie das?" lautet die Frage. Diese Erfahrung haben Personen, die TT-Interaktionen mit Menschen am Ende ihres Lebens hatten, im Laufe der Jahre oft gemacht.

Unter Synästhesie versteht man die gleichzeitige Wahrnehmung eines Sinneseindrucks mit einem oder mehreren weiteren Sinnen. Die Künstlerin und Autorin Carolyn Hart erlebt Synästhesie seit ihrer Kindheit. Sie schreibt: „Ich habe eine farb-taktile Synästhesie; ich spüre Farben in meinem Mund, nicht als Geschmack, sondern als taktile Erfahrung wie kalt, heiß, rau, weich oder uneben." Und es gibt noch einen weiteren Aspekt von Carolyns Erleben: „Ich habe auch eine Synästhesie für Schmerz; ich bekomme einen stechenden elektrischen Schmerz, der mir in meine Dermatome* im Kreuz schießt, wenn ich bei anderen Menschen Wunden oder Verletzungen sehe. Wie alle meine Synästhesien begleitet mich diese Erfahrung schon mein Leben lang. Als ich etwa drei Jahre alt war, bin ich mit meiner Mutter und meiner älteren Schwester, die etwa fünf Jahre alt war, in ein Lebensmittelgeschäft gegangen. Das Geschäft hatte eine schwere Schwingtür, die man durch Drücken oder Ziehen öffnen konnte. Meine Schwester

* Ein Dermatom ist ein Hautbereich, der von einem einzelnen Spinalnerv versorgt wird. Diese Nerven leiten sensorische, motorische und autonome Informationen zwischen Körper und Gehirn oder dem zentralen Nervensystem. (Anm. d. Hrsg.)

versuchte, die Tür aufzudrücken, aber sie hatte nicht genug Kraft. Die Tür schlug auf ihren Finger zu und riss ihr den Fingernagel ab. Als das Blut an ihrer Hand heruntertropfte, spürte ich, wie mir ein glühend heißer elektrischer Schmerz in die Beine fuhr, von der Hüfte bis hinunter zu den Fersen. Es tat sehr weh und kam in schnellen Schüben."

Menschen, die sich zu den Heilungskünsten hingezogen fühlen, sind sehr häufig auf vielfältige Weise sensibel, empfinden leicht Empathie für das Leiden anderer und kennen daher vielleicht solche Empfindungen. Der Bewusstseinszustand der anhaltenden Zentrierung bewahrt die Person als Heilenden davor, von den körperlichen Symptomen, den Emotionen und Gedanken des hilfsbedürftigen Menschen persönlich betroffen zu werden, sei es physisch oder energetisch.

Auf ihre Wahrnehmungen des Feldes des Heilungspartners zurückgeworfen – und in dem Bestreben, die aus dem Feld kommenden Hinweise zu beschreiben, um anderen ihre Erfahrungen verständlich zu machen – greift die TT-Therapeutin auf sprachliche Bilder wie Metaphern, Analogien und Symbole zurück. Im Folgenden einige Begriffe, die die Therapeutin häufig verwendet, um zu beschreiben, wie sich die Hinweise „anfühlen":

- Hitze/Kälte
- Leichte elektrische Schläge
- Druckschwankungen
- Kräuseln
- Blasen
- Stauungen/Blockaden
- Farbveränderungen
- Wellen
- Intuitive Visualisierungen
- Kribbeln

Eine berechtigte Frage wäre: Ergeben diese Begriffe auf einer pragmatischen, physischen Ebene angemessen Sinn?

Mit wenigen Ausnahmen lautet die Antwort meiner Meinung nach ja – wenn man bereit ist, ein wenig schöpferische Phantasie zu akzeptieren. Auch die Kommunikation über den Heilungsprozess kann sich als bewusster Akt definieren. Im Laufe der Jahre bin ich immer wieder auf die Taxonomie verschiedener, klar voneinander abgegrenzter paranormaler Bewusstseinszustände zurückgekommen, die Charles T. Tart in seinem Klassiker *States of Consciousness** entwickelt hat. Mit einer tiefen Verneigung in Dankbarkeit vor Dr. Tart, einem der Begründer der Transpersonalen Psychologie, lege ich hier meine freie Interpretation von neun seiner Kriterien vor.

Hypothese: Die Therapeutic Touch®-Therapeutin erlebt während ihrer Tätigkeit im Therapeutic Touch®-Prozess eine klare Wahrnehmung von neun konkreten Bewusstseinszuständen aus der Tart'schen Taxonomie. Weiter nehmen wir hypothetisch an, dass Menschen, die andere Heilungsformen praktizieren, einige oder alle dieser Bewusstseinszustände erleben.

Tarts Taxonomie in Bezug auf Heilung

Eigenwahrnehmung: Während der Sitzung ist die Therapeutin sehr aufmerksam und spricht auf physische und feinstoffliche Sensibilitätsgrade an.

Sinnesempfindung: Die Therapeutin nimmt durch ihre Hände, ihren Geist oder ihre Intuition feinstoffliche energetische Empfindungen wahr, die sie als Hinweise verbalisiert. Dies geschieht in der Einschätzungsphase von Therapeutic Touch®.

Emotion. In der Suchphase von TT kann sie Hinweise wahrnehmen, die Schwankungen der emotionalen Energie zum Ausdruck bringen, welche die erfahrene TT-Therapeutin mit dem Herz-, Kehlkopf- und Solarplexus-Chakra in Verbindung bringt.

---

* Dr. Charles T. Tart, *States of Consciousness*, iUniverse.com Inc. 2000, S. 12-13.

Empathie. Während sie emotionale Unausgeglichenheiten im Klienten erkennt, bleibt sie emotional distanziert, da sie diese energetischen Abweichungen von ihrem persönlichen Empfinden trennt.

Einheitsgefühl. In der Heilungssitzung erlebt die Therapeutin ein Gefühl von Zeitlosigkeit und Einheit, wobei sie den Zustand der anhaltenden Zentrierung aufrechterhält.

Intuition. In dem Maße wie die Therapeutin ihre Sensibilität für ihr inneres Selbst erhöht, erfährt sie besondere Wahrnehmungen und Eingebungen.

Heilung. In der Phase des Energieausgleichs fördert die Therapeutin die Wiederherstellung des heilsamen energetischen (Prana-)Gleichgewichts und der Ordnung in dysfunktionalen feinstofflichen Energieströmen. Sie erkennt Veränderungen in den Mustern feinstofflicher Energien beim Empfänger, meist durch ihre Hände oder mithilfe ihrer Intuition.

Abschluss. Dies gelingt ihr in der Evaluierungs- oder Neueinschätzungsphase, in der sie den Klienten noch einmal eingehend untersucht und die Ergebnisse mit ihren im Gedächtnis gespeicherten Eindrücken vergleicht, wie feinstoffliche Hinweise in einem Zustand der Ordnung häufig auftreten.

Erinnerungen. Sie kann die Sitzung in Phantasien oder Träumen noch einmal Revue passieren lassen und dabei neu gewonnene Informationen, falls relevant, ihren Notizen über den Prozess hinzufügen.

Es ist darauf hinzuweisen, dass eine Taxonomie – wie sie oben für den Therapeutic Touch®-Prozess ausgearbeitet wurde – deshalb so wertvoll ist, weil sie im Wesentlichen das Klassifizierungssystem eines Gedankenguts definiert. Die Logik, auf der dieses System beruht, ist in der Klassifizierung besonders enthalten. Eine Taxonomie für Therapeutic Touch® bezieht sich auf die Autorität, Glaubwürdigkeit und Authentizität der Art und Weise, wie die Erfahrungen der Person, die die Rolle der Heilerin oder des Heilers einnimmt, anderen mitgeteilt werden, indem sie die entscheidenden Worte vorgibt, die dieses innere Erleben beschreiben.

Der springende Punkt ist jedoch folgender: Gegenwärtig stehen der Heilerin sowohl in Therapeutic Touch® als auch bei einer Vielzahl anderer Heilungsmodalitäten einige wenige Begriffe zur Verfügung, die ihre Erfahrung während des Heilungsaktes vermitteln. Diese Begriffe sind typischerweise beschreibend und können die tatsächliche Fülle und Authentizität zentraler transpersonaler Erfahrungen des Heilungsgeschehen nur teilweise wiedergeben. Eine Folge davon ist, dass TT-Therapeutinnen und andere, die verwandte Heilweisen ausüben, die formalen Anforderungen westlicher Forschung und Lehre häufig nicht erfüllen. Anekdotische Erfahrungen des Heilungsakts werden von der konventionellen westlichen Forschung und Lehre häufig ignoriert, da beide Disziplinen ihre Standards für eine Verifizierung gültiger Inhalte westlichen Denkens auf die eindeutige Wiederholung behaupteter Bewusstseinszustände stützen.

Die derzeitige Arbeit an der Taxonomie für Therapeutic Touch® ist erst der Anfang einer Erforschung der ganzen Bandbreite signifikanter, oft subtiler Erfahrungen, die bei einer Heilungssitzung durch den Ruf des Mitgefühls, Menschen in Not zu helfen oder zu heilen, hervorgerufen werden. Endgültige Klarheit über die Erfahrungen der Therapeutin während des Heilungsakts würde die notwendige formale Anerkennung energetischer Heilungsmodalitäten unterstützen.

Die Suche nach dem inneren Selbst

Wir sollten daran denken, dass der Therapeutic Touch®-Prozess eine zeitgenössische Interpretation mehrerer uralter Heilungspraktiken ist, die sich mit der fachkundigen Nutzung der therapeutischen Funktionen des menschlichen Energiefeldes befassen. In diesem Kontext ist TT ein bewusster Akt (wie wir daran erkennen, dass es sich in Tarts Taxonomie einfügt), der auf einem Wissensbestand aufbaut, welcher sich aus Folgendem ableitet:

- Tiefes Erfahrungswissen, das mit der Zeit zu persönlicher Erkenntnis anwächst.

- Überprüfte Erkenntnisse über den Heilungsprozess bei Therapeutic Touch®.
- Logische Schlussfolgerungen, formale und klinische Forschungsergebnisse.
- Ein Kompendium an weltweiter Literatur über die therapeutische Nutzung vitaler menschlicher Energien.

Wie sich in der gewachsenen Erfahrung des Heilungsprozesses bei Therapeutic Touch® zeigt, fordert TT dazu auf, dass die Heilerin im mitfühlenden Interesse, einem anderen Menschen zu helfen, ihren eigenen Zugang zum Fluss der Vitalenergie bewusst und vollumfänglich einsetzt. Heilung durch Anwendung des Therapeutic Touch®-Prozesses – und anderer Formen von Energieheilung – kann daher als eine dem Menschen entgegengebrachte Darreichung von Heilenergien betrachtet werden.

In dem Prozess, die Vitalenergie zu humanisieren und sie sich zu eigen zu machen, beginnt die Heilerin, ernsthaft daran zu arbeiten, zuvor schlummernde, oft unerkannte Fähigkeiten in sich selbst zu stärken, die sie in ihrem mitfühlenden Interesse unterstützen, einem anderen Menschen zu helfen, der sich energetisch oder körperlich in einem Zustand des Ungleichgewichts befindet. Da dies bei TT-Heilerinnen immer wieder geschieht, beobachten wir einen lebendigen Beweis für die erste Grundannahme: Heilen ist ein natürliches menschliches Potenzial.

Wie wir gesehen haben, ist die Heilerin zutiefst durch Mitgefühl motiviert und projiziert aus diesem Bewusstseinszustand heraus ein Gefühl für Ordnung auf den Heilungssuchenden, der einverstanden und hilfsbedürftig ist und häufig unter dem Druck kritischer Notwendigkeiten und Dringlichkeiten steht. Dieses Feld verstärkter menschlicher Interaktion verleiht der Dynamik, die dieses therapeutische Netzwerk verbindet und sich der feinfühligen Heilerin aufdrängt, eine aufgeladene spirituelle Atmosphäre. Unterdessen fungiert die Heilerin als Kanal für die wiederherstellenden Kräfte des universellen Heilungsfeldes, um die kranken, geschwächten oder traumatisierten Energiesysteme des

Heilungssuchenden zu unterstützen. Während der Heilungsinteraktion hält die Heilerin einen Zustand der Innerlichkeit aufrecht, da ihre Sehnsucht zu helfen oder zu heilen sie dazu bringt, in ihrem Inneren ihre eigene tiefsitzende Verbindung zum universellen Heilungsfeld zu suchen. Zunächst andeutungsweise, dann aber zunehmend greifbar spürt sie die ihr innewohnende Verbindung zu ihrem inneren Selbst und erkennt es als Verbündeten in ihrem Wunsch, als Instrument der Heilung zu wirken. Angetrieben von der Wahrnehmung der Heilerin wird die entstandene spirituelle Spannung nun zur Leitlinie ihrer persönlichen inneren Arbeit.

Die Erfahrung des inneren Selbst

Das innere Selbst ist im Wesentlichen die Seele – der spirituelle oder innerste Teil des Wesens eines Menschen. Die Sehnsucht nach Selbstentfaltung und die Triebkraft dieser Sehnsucht führen die Therapeutin auf eine andere Bewusstseinsebene, auf der die Wahrnehmung des inneren Selbst eine eigene Realität erlangt. Im Prozess des bewussten Integrierens ihres inneren Selbst in ihr Alltagsleben wird der Therapeutin bewusst, dass es nicht nur eine Realität gibt; es gibt viele Realitäten, je nachdem, auf welchen Bewusstseinsaspekt sie sich konzentrieren will. Bei der Integration dieser vielfältigen Realitäten kann es plötzlich unvermittelt zu einer erweiterten Wahrnehmung kommen: Ich glaube, dass sich eigentlich das innere Selbst entwickelt, und dass die TT-Therapeutin sich häufig dieser Transformation bewusst wird. Die Persona ist lediglich der Behälter für die Erfahrungen, die diese Entwicklung hervorrufen. Die Heilerin erkennt, dass sie gut geerdet und tief zentriert bleiben muss, bewusst die Konsequenzen ihres Handelns zu beachten und die Verantwortung dafür zu übernehmen, wenn sie zulässt, dass ihr inneres Leben die Persona ihres äußeren Lebens durchdringt. Auf diese Weise wird die Ausübung von Therapeutic Touch® nun zu einem transpersonalen Akt und Heilen zu einem intensivierenden Lebensweg.

Es gibt bestimmte Indikatoren für das innere Selbst, die sich über die Zeit erhalten haben und die die TT-Therapeutin an sich erfährt.

Schon früh in ihrer Praxis bemerkt sie eine erhebliche Zunahme an verfügbarem persönlichem Wissen, ein inneres Erkennen, dem sie vertrauen kann. Dieses Gewahrwerden wird durch eine empfundene Bewusstseinsveränderung eingeleitet, die dazu dient, eine Sensibilität für nicht-physische Hinweise zu entwickeln. Anscheinend geschieht Mehreres gleichzeitig; es kommt zu einer Beruhigung ihres physischen Körpers, die umgebende Atmosphäre scheint von einer einzigartigen Stille durchdrungen. Sie verspürt ein Gefühl von Frieden, Ausgeglichenheit und Wohlbefinden.

Es besteht ein Gefühl von Zeitlosigkeit. Die Wahrnehmung der Heilerin vertieft sich; sie kann das Nichtlineare als Wellen, Spiralen und andere Eindrücke erleben, die oft schwer in Worte zu fassen sind. Synchronizität tritt in ihr Leben und eine besondere Kraft taucht auf, aber alles zu seiner Zeit. Es entsteht ein unbändiges Verlangen, ihr Verhalten zu verbessern, Unzulänglichkeiten und negative Verhaltensmuster zu überwinden, Krisen zu meistern und ihrem Leben eine Richtung zu geben. Damit ähneln die Gaben des inneren Selbst denen, die durch ernsthaft betriebene anhaltende Zentrierung angeregt werden, reichen aber über den eigentlichen TT-Prozess hinaus bis ins Alltagsleben hinein.

Sowie sich das Streben nach Selbstentfaltung vertieft und die Therapeutic Touch®-Praxis der Therapeutin weitergeht und sich in vollem Umfang entwickelt, stellt die Heilerin fest, dass ihre häufige TT-Praxis zu einer psychischen und spirituellen Transformation führt.

Freundschaft mit dem inneren Selbst schließen

Issie ist eine Metapher und ein Spitzname für das innere Selbst (IS)*, dafür, wer wir als individuelle Menschen wirklich sind. Issie ist zum Beispiel:

---

* Vor einigen Jahren bezeichneten Schülerinnen bei einer Präsentation im Rahmen eines Mentoring-Programms im Camp Indralaya auf Orcas Island, Washington, das innere Selbst – einen Begriff, den Dora Kunz eingeführt hatte – als IS, woraus sich die humorvolle und liebevolle Bezeichnung „Issie“ entwickelte. Dr. Krieger fand Gefallen an diesem Spitznamen und verfasste dieses Gedicht. (Anm. d. Hrsg.)

- Die Blaupause für mein Überleben,
- die Vorstellung von meinem Selbsterhalt,
- die Wurzel meiner Selbstachtung,
- die Grenzen meiner Interessen.

Im Konzept von Issie liegt auch die Macht des Selbst. So ist Issie etwa:

- Die Dynamik der tiefen Quelle meiner Energie.
- Es umfasst meine Fähigkeit zur Weitsicht, meine mögliche Weisheit.
- Ihm entspringt das Potenzial für meine Fähigkeit zu helfen, zu heilen.

Issie ist:

- Meine Verbündete, meine Freundin,
- meine Führerin,
- meine Lehrerin,
- mein innerstes Selbst.

Issie IST.

Empirische Bestätigung für das liebevolle innere Selbst

Ein anhaltender Zustand zentrierten Bewusstseins, ungewöhnlich in unserer schnelllebigen Zeit, ist der Brennpunkt, um den sich die Praxis von Therapeutic Touch® dreht, und die geerdete Quelle, aus der es seine Kraft bezieht. Durch Erfahrung erkennen wir, dass Therapeutic Touch® eine Chance ist, eine andere Bewusstseinsebene zu berühren, ein neuer Weg der Selbstentfaltung unserer Fähigkeit, hilfsbedürftigen Menschen mitfühlend zu helfen. Wir begeben uns auf eine innere Reise hin zu dem, was wir in der Tiefe unseres Wesens sind. Dieses Verständnis entsteht durch die bewusste Verbindung mit dem inneren Selbst der Heilerin. Wenn die Heilerin Therapeutic Touch®

korrekt ausführt, bindet sie sich nicht persönlich an das Resultat der Interaktion, denn sie ruft eine andere Quelle an als ihr selbstbezogenes Menschsein.

Die konsequente Praxis anhaltender Zentrierung sensibilisiert die Therapeutin für ein Erkennen der feinstofflichen Welt des Nicht-physischen. Sehr häufig wird die TT-Therapeutin in dem Bemühen, diese neue Sichtweise zu verstehen, ihre innere Arbeit intensivieren, indem sie sich zum Beispiel einer Meditationspraxis zuwendet. Praktiken der Selbsterfahrung verstärken ihre wachsende Beziehung zu ihrer inneren Ausrichtung. Sowie diese Affinität reift, wird das innere Selbst zu einem vertrauenswürdigen Verbündeten, Freund, Lehrer und zuverlässigen Führer, und die Heilungspraxis der Therapeutin wird fokussierter und verbundener. Dies deutet auf eine signifikante Wahrnehmungsverschiebung hin, die sie für höhere Ordnungen sensibilisiert, welche nun in ihrem alltäglichen Leben zu wirken beginnen.

Die Heilerin versucht, über die übliche festgeschriebene Sicht, wie die Dinge zu sein haben, hinauszugelangen und sich auf die weniger eingeschränkte Perspektive ihres inneren Selbst einzustellen. Angestrebt wird nun eine andere Art von Intelligenz, eine Wahrnehmung jenseits der sechs grundlegenden Körpersinne. Es wird zu einer transpersonalen Heilung, da sie sich der tiefen inneren Arbeit, zu der sie nun Zugang hat, deutlich bewusst wird – erfüllt und verstärkt von ihrem inneren Selbst. In diesem tiefsitzenden Streben nach Verwirklichung ihres persönlichen Potenzials zu einfühlsamer und kreativer Heilung im Dienst an hilfsbedürftigen Menschen, erkennt sie für sich die Chance zu einer bedeutenden transformativen Veränderung, da sich diese Veränderung in der Qualität ihrer Heilungsarbeit und auch in den Ereignissen in ihrem Leben widerspiegelt.

Dieser Zustand macht sich für die TT-Therapeutin oft dadurch bemerkbar, dass sie sich zunächst des Bedürfnisses bewusst wird, jemandem zu helfen, der krank oder verletzt ist, und durch ihr Mitgefühl gefordert wird, dieser Person eine Heilungssitzung anzubieten. Häufig erkennt die Therapeutin, dass immer öfter Veränderungen in ihrem Leben eintreten. Für die Therapeutin selbst ist es weniger ersichtlich

– für andere hingegen durchaus spürbar –, dass sie eine feine, aber transformierende Veränderung durchläuft.

Manchmal kann man einen kurzen Blick auf das innere Selbst erhaschen, indem man sich seiner Stimmung bewusst wird. In unserer Kultur verstehen wir unter Stimmung oft eine Beschreibung unserer Einstellung, unserer Veranlagung oder unseres Temperaments. Stimmung ist jedoch auch ein tiefes Gefühl, ein Gemütszustand, der von einer bestimmten Emotion beherrscht wird. Gefühle können als amorph, unentwickelt und unklar erlebt werden. Mit etwas Sorgfalt ist es jedoch möglich, die Empfindungen herauszukitzeln und einen Eindruck davon zu gewinnen, was sie beinhalten. Sehr häufig versinkt diese Information wieder im Unbewussten, aber mit Beharrlichkeit und Einfühlungsvermögen kann sie ins Bewusstsein gelockt werden. Erst dann kann die Heilerin ansatzweise die Reichweite ihrer Gemütslage erkennen, deren Perspektive nun so eng mit ihrem inneren Selbst verbunden ist.

Intuition bietet Einblick in die Verbindung zum inneren Selbst. Intuition ist in meinem Leben ein einzigartiger, einschneidender Faktor. Bei dem Versuch, diese Prozesse zu verstehen, habe ich festgestellt, dass die Kraft der Intuition wie ein Muskel, den man trainiert, mit dem Gebrauch zunimmt, und obwohl Intuition von ungezwungener Spontaneität lebt, wird ihre Genauigkeit unter dem Blickwinkel objektiver Analyse schärfer. Um sie auf die Probe zu stellen, folge ich einfach jedes Mal ihrer Anregung. Dies kann schwierig sein, wenn unser intuitives Handeln einer Mehrheitsmeinung zuwiderläuft, deshalb ist ein gutes Verständnis oder eine fundierte Akzeptanz unserer grundlegenden Überzeugungen wichtig.

Wenn das innere Selbst aktiv in den Lebensweg eines Menschen eingreift, können still und unbemerkt glückliche Zufälle und Synchronizität in sein Leben treten. Glückliche Zufälle werden häufig so definiert, dass man eine zufällige Entdeckung macht oder im richtigen Moment über die richtigen Dinge stolpert. Synchronizität bezieht sich auf bedeutende Ereignisse, die gleichzeitig eintreten und anscheinend einen Bezug zueinander haben, aber nicht in einer Ursache-Wirkung-Beziehung stehen; auf Ereignisse, die in engem Zusammenhang oder zur gleichen Zeit eintreten. Ich habe keine rationale Erklärung für diese Vorkommnisse, und das mag bereits die Antwort sein: Sie sind nicht rational. Damit kann ich leben. Ich akzeptiere, dass es viele Realitäten gibt, und es ist schön, mir vorzustellen, dass das Universum hinter meinen Bemühungen steht, auch wenn ich es nicht immer bemerke.

Da Anzeichen für eine zarte Reflektion des inneren Selbst der Heilerin durch eine hingebungsvolle anhaltende Bewusstseinszentrierung geklärt werden – und eine dahingehende Behauptung durch Ereignisse in ihrem Alltagsleben gestützt wird –, rate ich dringend, solche Vorkommnisse noch weiterzudenken. Natürlich hat auch der Heilungssuchende ein inneres Selbst. Die Therapeutin wird ermutigt, während der Heilungssitzung so zu handeln, als sei dies eine allgemein akzeptierte Realität. Mit anderen Worten, der Vorschlag lautet, dass die Heilerin während des Heilungsgeschehens, wenn sie sich tief zentriert und im Kontakt mit ihrem inneren Selbst fühlt, die Energie der Intentionalität ins Spiel bringt und gezielt versucht, von Geist zu Geist mit dem inneren Selbst des Heilungssuchenden zu kommunizieren. Aus dieser eher unpersönlichen Haltung heraus kann sie dem Heilungssuchenden einen Einblick oder Eindruck von seinem eigenen inneren Selbst vermitteln oder vielleicht eröffnen.

Wie man diesen achtsamen Akt vollständig umsetzt, ist schwer zu beschreiben, aber die grundlegenden Schritte beinhalten mindestens zwei Faktoren: Die Heilerin braucht ein zuverlässiges Gespür für diese innere Verbindung, während diese Erfahrung ihr Bewusstsein durchläuft, und vor allem braucht sie die Fähigkeit, dieses Verständnis in eine klare Kommunikation von Geist zu Geist mit dem zu übersetzen, was sie als einen ähnlichen Bewusstseinszustand im Heilungssuchenden wahrnimmt. Eine „klare Kommunikation" ist nötig. Der eigentliche Prozess ähnelt stark dem, was bei der Telepathie passiert, allerdings ist Intentionalität gefragt, damit daraus eine sehr klare bewusste Erfahrung wird. Während der Kommunikation von Geist zu Geist kann die Heilerin dem inneren Selbst des Klienten eine direkte nonverbale Botschaft anbieten. Letztendlich hängt eine solche Kommunikation von Geist zu Geist von der Bereitschaft des Heilungssuchenden ab, sich darauf einzulassen. Wir haben erfahren, dass die stillschweigende Erlaubnis dazu aus dem Feld des Heilungssuchenden eher aus seinem Herzen, aus seiner eigenen Erfahrung von Empfindungsfähigkeit, kommen kann als aus seinem Verstand.

Es gibt keine einfache Methode, um herauszufinden, was die Erkrankung für den Patient bedeutet. Wenn es jedoch still und behutsam geschieht, kann das Bestreben, mit seinem inneren Selbst Kontakt aufzunehmen, keinesfalls Schaden anrichten. Deshalb ist es einen Versuch wert. In den Fällen, in denen das innere Selbst des Klienten für die Botschaft der Heilerin offen ist, kann der Heilungsprozess ungewöhnlich effektiv und überraschend schnell verlaufen. Dieser Effekt ist keine Zauberei, alle Heilung ist Selbstheilung.

Abschließend möchte ich noch auf eine äußerst zuverlässige Methode hinweisen, das innere Selbst in Ihrem Leben zu erkennen, nämlich indem Sie für die Veränderungen, die in Ihrer Weltsicht, Ihrem Lebensstil, Ihren Bestrebungen und Ihren Leidenschaften eintreten, sensibler werden. Wie ich bereits gesagt habe, bemerken andere diese Anzeichen einer lebendigen Transformation in Ihnen vielleicht eher als Sie selbst, denn diese Bewusstseinsveränderung ist häufig so tiefsitzend und unauffällig, dass Ihnen vielleicht erst durch Ihre eigenen spontanen Äußerungen auffällt, dass bei Ihnen ein Bewusstseinswandel stattfindet. Erst dann erkennen Sie, wie tiefgründig Ihre genau abgestimmte innere Beteiligung an diesem transformierenden Prozess ist.

Im Folgenden wird eine hilfreiche Übung zur Verstärkung dieses Erwachens angeboten. Allerdings beruht sie auf einer Fähigkeit, die in der TT-Praxis genutzt wird, dem „tiefen Zuhören“. Deshalb wird dieses zuerst vermittelt:

Vorschläge für ein hellwaches Bewusstsein durch tiefes Zuhören

Materialien: Stift und Papier (bereitlegen)

Empfohlene Vorgehensweise:

1. Atmen Sie zu Beginn ein paar Mal sanft und tief durch und setzen Sie sich so hin, dass Sie sich wohlfühlen.

2. Schließen Sie für zwei Minuten die Augen oder lassen Sie den Blick „weich" werden. Gehen Sie über oder unter alle Störungen durch äußere Geräusche hinaus; lassen Sie sie da sein, aber schenken Sie ihnen einfach keine Aufmerksamkeit.
3. Beruhigen Sie das unaufhörliche Geschwätz in Ihrem Gehirn. Es darf tun, was es nicht lassen kann, aber schenken Sie ihm keine übermäßige Aufmerksamkeit. Lassen Sie ihm seinen Willen – aber in den nächsten zwei Minuten gibt es Wichtigeres, was Ihre Aufmerksamkeit erfordert.
4. Machen Sie eine Zeitreise über das Geschwätz hinaus, indem Sie sehr tief und aufmerksam der Stille in Ihrem Inneren lauschen. Geben Sie sich diesem nicht-physischen energetischen Raum am Rande der Zwischenzeit (wie sie in der Abend- und Morgendämmerung im Freien ganz unwillkürlich spürbar wird) und dieser vollkommenen Stille hin. Konzentrieren Sie sich einfach auf tiefes Zuhören; es kann zu einem Sesam-öffne-dich für Ihre persönliche Zwischenzeit werden.
5. Wenn Ihnen eine Idee oder ein Satz in den Sinn kommt, dann greifen Sie ohne die Augen zu öffnen oder Ihre Stimmung zu unterbrechen zu dem bereitliegenden Stift und Papier und notieren Ihre Gedanken.
6. Hören Sie weiter intensiv zu. Verweilen Sie in dieser inneren Stille, die nicht zeitgebunden ist. Sie ist ein Ort weder im Raum wie wir ihn kennen noch in der Zeit in ihrem üblichen Gewand. Bewahren Sie sich dennoch eine stille, aber aufmerksame Wachsamkeit für ihre subtilen Botschaften.
7. Akzeptieren Sie diese neuartige Bewusstseinsveränderung und genießen Sie die vielen neuen Denkansätze und besonderen Begegnungen, die sie bietet. Sagen Sie ja zum Universum und seiner jenseitigen Perspektive.
8. Wenn Sie soweit sind, bewegen Sie einen Arm oder einen Fuß und kommen Sie in angenehmem Tempo ins alltägliche Wachbewusstsein zurück.
9. Schreiben Sie alle wichtigen Gedanken, Ausdrücke, Symbole, Ideen und so weiter auf.
10. Geben Sie dieser Übung den Titel „Eine außerkörperliche Erfahrung!" und setzen Sie die Erkenntnisse daraus in Ihrem Leben in die Tat um.

Das innere Selbst im Schlaf kennenlernen

Benötigte Materialien:

- Lektüre über das innere Selbst und über tiefes Zuhören*
- Papier und Stift (bereitlegen)

Vorschlag zur Vorgehensweise:

1. Lesen Sie vor dem Einschlafen Texte über das innere Selbst und über tiefes Zuhören.
2. Richten Sie kurz vor dem Einschlafen Ihre Aufmerksamkeit auf den Atem. Ändern Sie nicht die Art und Weise wie Sie atmen, nehmen Sie nur wahr, dass Sie atmen; das heißt, entspannen Sie sich und bleiben Sie dennoch aufmerksam für den natürlichen Rhythmus Ihrer Atmung.
3. Wenn Ihre Aufmerksamkeit abschweift, lenken Sie Ihre Konzentration sanft wieder auf den Rhythmus Ihrer Atmung, wenn nötig, immer und immer wieder. Der Rhythmus Ihrer Atmung wird sich schnell und leicht wieder einstellen; Sie müssen dazu nur Ihre Aufmerksamkeit auf ein müheloses tiefes Hinhören auf den ruhigen Rhythmus Ihrer Atmung richten.
4. Folgen Sie dem Rhythmus und sagen Sie sich bei jedem Einatmen sanft *Einatmen* und bei jedem Ausatmen sanft *Ausatmen*. Visualisieren Sie dabei gleichzeitig Ihr inneres Selbst deutlich als einen Strahl klaren Lichtes, der die rhythmischen Wogen Ihrer Atmung von innen heraus beleuchtet.
5. Lassen Sie sich mit diesen Worten und dieser Visualisierung klaren Lichtes treiben und in den Schlaf hinübergleiten.
6. Nehmen Sie am Morgen beim Aufwachen einfach Ihre Stimmung wahr. Bleiben Sie ruhig liegen und weiten Sie Ihre Wahrnehmung aus.

---

* Zu Materialien über das innere Selbst siehe: Dolores Krieger, *Therapeutic Touch as Transpersonal Healing*, SeaChange Health and Wellness 2017, S. 114-127; Krieger, *Deine heilenden Hände: Die Heilmethode Therapeutic Touch*, aus dem Englischen von Maria Müller, Irisiana 1999, S. 142-144; Dora Kunz mit Dolores Krieger, *Die spirituelle Dimension des Heilens*, aus dem Englischen von Astrid Ogbeiwi, Aquamarin 2022, S. 258. Über das tiefe Zuhören siehe *Deine heilenden Hände*, S. 150 (Dem „Deep Dee" lauschen) oder eine beliebige spirituelle Lehre, die für Sie von Bedeutung ist. (Anm. d. Hrsg.)

7. Beobachten Sie ganz ruhig, wie es sich anfühlt, langsam ins volle Bewusstsein getragen zu werden. Bringen Sie dabei Bilder, Emotionen, Symbole, Erinnerungen, ein Wort oder einen Satz, eine besondere Sprache oder ein paar Töne mit, die Sie sich vorsummen können.
8. Sobald Sie vollständig wach sind, schreiben Sie auf, woran Sie sich erinnern.

Hinweis: Durch tiefes Zuhören und das Bestreben, sensibel für Ihr inneres Selbst zu werden, öffnen Sie sich auch der Möglichkeit, die neuronalen Schaltkreise Ihres Gehirns, das Tor zu Ihrem Bewusstsein, zu verändern. Sie erkennen dies daran, dass Sie für die Grenzen Ihrer eigenen Wahrnehmung und auch für die Wahrnehmung der Menschen, die Heilung benötigen, sensibler werden und sie leichter erweitern können.

Allein der Glaube daran, dass das innere Leben zugänglich ist, verleiht dem, was Sie im Leben tun, Mut und maßgeblichen Sinn. Das Leben wird womöglich anspruchsvoller und sogar konfliktreicher, aber mit dem inneren Selbst als Verbündetem und anerkanntem Mentor beim Selbsterforschungsexperiment jeder einzelnen TT-Therapeutin, erhält das Leben höchste und persönliche Bedeutung und wird zutiefst befriedigend. Seien Sie mitfühlend zu hilfsbedürftigen Menschen. Seien Sie freundlich zu sich selbst. Den Pfad der Heilung zu leben, ist ein sehr langer Weg.

5

Grundannahmen formulieren

Grundannahmen sind der Definition nach Überzeugungen und Erwartungen, die wir für selbstverständlich halten. Häufig sind sie so unterschwellig, dass wir gar nicht merken, dass sie uns einen Überblick über die besondere Realität verschaffen, auf die wir unsere Vorstellungen von Heilung als Prozess gründen, unsere Vorstellungen davon, wie Heilung wirkt und was mit ihr zu erreichen ist.

Wichtige Annahmen, die dem TT-Prozess zugrunde liegen

Es trifft zu, dass der Weg der Heilerin meist mündlichen Lehren entnommen ist, die traditionell über Jahrhunderte von Lehrerin zu Schülerin weitergegeben wurden. Zuweilen wurde der kundige Weg der Heilerin auch durch die geheimnisvolle Methode der Innenschau aus den Tiefen der eigenen Psyche geschöpft. So oder so reicht der tiefe Hintergrund unserer Ahnungen, Schlussfolgerungen oder Annahmen bis zu Heilungen in uralter Zeit zurück, wo die Geheimnisse der Wirksamkeit des Heilens verborgen liegen. Diesen Grundannahmen wollen wir nun unsere volle Aufmerksamkeit zuwenden.

Wenn wir uns die zugrunde liegenden Annahmen bewusst machen, können wir die operativen Grundlagen erkennen, auf denen der Heilungsprozess aufbaut. Wenn wir also die wichtigsten Grundannahmen benennen, erkennen wir gleichzeitig auch, welche Grenzen, Befangenheiten oder Vorbehalte wir gegenüber dem theoretischen Rahmen haben, den wir dabei letztendlich erstellen. Sollte zu einem späteren Zeitpunkt jemand die Hypothesen aufgreifen, sie hinterfragen und unter kontrollierten Bedingungen einer Überprüfung unterziehen – und falls diese Forschung unsere Vermutungen bestätigt –, können wir uns der Validierung der Heilungspraxis und einer Klarstellung der Ideen und Konzepte widmen, anhand derer wir erklären, was während einer Sitzung geschieht. Das Erste ist jedoch die Anerkennung dieser Grundannahmen.

Die wichtigsten dem Heilungsprozess zugrunde liegenden Annahmen sind untrennbar mit der Realität der Therapeutin verbunden. Wie gesagt, sie sind die Linse, durch die sie ihre Heilungsarbeit, deren Grenzen, Chancen und grundlegende Bedeutung betrachtet. Es gibt noch weitere Annahmen, die sich um die Grundlagen des Heilungsweges herum angesammelt haben – Schlussfolgerungen, Vermutungen und Wahrscheinlichkeiten, die vielleicht in einem kritischen Moment ein wenig Licht ins Dunkel gebracht haben. Von diesen vielen werden wir an dieser Stelle nur vier zentrale Grundannahmen über den Heilungsprozess näher beleuchten:

1. Heilung ist ein natürliches menschliches Potenzial, das unter geeigneten Umständen verwirklicht werden kann.
2. Im Wesentlichen vollzieht sich der Heilungsprozess im Inneren der Therapeutin transpersonal.
3. Bei schweren Erkrankungen und Traumata kann das Schicksal eines Menschen die Wirkungsmöglichkeiten einer Heilbehandlung begrenzen.
4. Es gibt nicht greifbare Netzwerke intelligenter und dynamischer Kräfte, die den natürlichen menschlichen Funktionen im Zusammenhang mit dem Heilungsprozess zugrunde liegen.

Grundannahme Nr. 1

Heilung ist ein natürliches menschliches Potenzial, das unter geeigneten Umständen verwirklicht werden kann.

In der Praxis von Therapeutic Touch® wurde schon früh eine Unterscheidung zwischen den Begriffen „heilen“ und „kurieren“ getroffen, die häufig als Synonyme verstanden werden, obwohl sie unterschiedliche Herleitungen haben. Das Wort „kurieren“ kommt vom lateinischen Wort *curare*, was so viel bedeutet wie eine Krankheit oder ein Übel zu beheben oder loszuwerden. Es bezieht sich auf eine bestimmte medizinische Behandlungsform, eine Panazee oder ein Allheilmittel. Das Wort „heilen“ (engl. to heal) hingegen stammt vom Althochdeutschen *heilēn* (vom angelsächsischen *haelen*) – ganz machen – und wird weiter definiert als „gesund machen, in Harmonie bringen“.

Heilen hat mit unserem Selbstverständnis, mit unserer Weltanschauung oder unserer Lebensphilosophie zu tun. Grundsätzlich bedeutet kurieren „sorgen für“, aber heilen bedeutet „kümmern um“, was Sympathie oder Zuneigung impliziert.*

Sprachlich hat der Begriff „heilen“ viele Konnotationen, die einige Dimensionen des Begriffs verdeutlichen können. Sie sind unten aufgeführt.

Konnotationen des Wortes „heilen“

Konnotation	Definition
Abhelfen	Hilfe bringen, erleichtern, entlasten
Beleben	Stärken
Einstimmen	Einen Menschen oder eine Sache mit einer Situation in Übereinstimmung bringen
Genesen	Sich von Krankheit erholen, Verlust, Trauma
Harmonisieren	Ein einheitliches Ganzes bilden oder herstellen
Instand setzen	Wieder in einen gesunden Zustand versetzen

* Dolores Krieger, *Therapeutic Touch as Transpersonal Healing*, SeaChange Health and Wellness 2017, S. 196.

Integrieren	Unterschiedliche Elemente zu einem Ganzen verbinden
Lindern	Mildern, abschwächen
Nähren	Anreichern, die Entwicklung fördern
Neu beleben	Lebendigkeit und Aktivität wiederherstellen
Regenerieren	Erneuern, mit neuer Kraft versehen
Wiederherstellen	Erneut aufbauen wie bisher oder anders wieder aufbauen

Grundlegendes, das in der Heilungspraxis zur Anwendung kommt

Eine minimale Auflistung der grundlegenden Variablen, die die TT-Therapeutin während der Heilungspraxis anwendet, beinhaltet:

- Mitgefühl als Kraft
- Anhaltende Zentrierung
- Irgendein Aspekt des Handauflegens
- Der therapeutische Einsatz von Vitalenergie und psychodynamischen Feldern sowohl der Heilerin als auch des Heilungssuchenden
- Arbeit auf transpersonaler Ebene zwischen dem inneren Selbst der Heilerin und des Heilungssuchenden
- Techniken der tiefen Visualisierung
- Kommunikation von Geist zu Geist zwischen Heilerin und Heilungssuchendem
- Der fachkundige Einsatz des Chakra-Komplexes der Therapeutin

Die Beziehung zwischen der Heilerin und dem universellen Heilungsfeld

Dora Kunz hat unsere Schülerinnen immer wieder darauf hingewiesen: „Das Ergebnis liegt nicht in unserer Hand.“ Diese Mahnung ist wesentlicher Bestandteil der Intention der Heilerin, die dabei tiefes Mitgefühl für das Wohlbefinden des Heilungssuchenden zum Ausdruck bringt. Auf diese Weise ist die TT-Therapeutin innerlich ausgeglichen und kann daher als Instrument der Heilenergie wirken sowie innere Distanz zu den Ergebnissen der Sitzung wahren.

Die Haupteigenschaften des universellen Heilungsfeldes basieren auf den Prinzipien Ordnung, Intelligenz und Mitgefühl. Aus eigener Erfahrung glaube ich, dass der Druck des Prana-Stroms, der gezielt aus dem universellen Feld zur TT-Therapeutin und durch sie hindurchfließt, sich ihrer Köpersprache, ihren Gesten und Stimmungen aufprägt; diese Besonderheiten sind für einen Beobachter und auch für die Therapeutin selbst objektiv wahrnehmbar. Für diesen Bewusstseinszustand gibt es mehrere Indikatoren. Folgendes sind die offensichtlichsten:

- Empfänglichkeit und Ansprechbarkeit für die feinstofflichen Energien anderer, insbesondere von hilfsbedürftigen Menschen. Durch diese Flexibilität und Beweglichkeit in ihrem Lebensenergie-Feld kann die Therapeutin sehr zuverlässig mit den Bedürfnissen des Klienten in Resonanz gehen, und mit zunehmender Erfahrung fördert dies auch ihre Fähigkeit, für ihre eigenen tieferen Bewusstseinszustände präsent zu sein.
- Eine Fähigkeit, Zutrauen zu den Potenzialen des Klienten in Bezug auf seine ganzheitliche Gesundheit und seine Fähigkeit zu integriertem Handeln zu haben.
- Die Fähigkeit, sich mit einem Selbstvertrauen zu konzentrieren, das fest auf ihrer fachkundigen Intentionalität beruht, den Strom mehrerer Prana-Subsysteme so zu lenken und zu modulieren, dass es den Bedürfnissen des Klienten entspricht.
- Der Ausdruck von Mitgefühl als natürliche Begleiterscheinung ihrer Weltanschauung und die Bereitschaft, sensibel dafür zu sein, wie das Mitgefühl für andere ihren eigenen Lebensstil beeinflusst.
- Eine bewusste Anerkennung ihrer Beziehung zum universellen Heilungsfeld. Dies zeigt sich am häufigsten im wachsenden Bewusstsein der Therapeutin für die Ordnungsprinzipien, die dem Heilungsprozess zugrunde liegen.

Diese Fähigkeiten sind wesentlich für die Funktion der TT-Therapeutin als Heilerin – Fähigkeiten, die in jedem Menschen angelegt sind, dessen Potenzial durch Ausbildung und Praxis umgesetzt wird. Es ist wichtig, dass die Heilerin ihr Vitalenergie-Feld „trainiert", damit es biegsam, geschmeidig und erreichbar bleibt. Folgende Übungen bieten sich für dieses Training an:

- Sich spontane Akte des Mitgefühls, der Liebe, der Sympathie, der Empathie und der Freundlichkeit erlauben.
- Wohlüberlegte (achtsame) Projektionen von Gedanken des Friedens, der Ruhe und der Sanftmut auf andere.
- Meditation, insbesondere in Form klarer Visualisierungen, die die Sensibilität für hilfsbedürftige Wesen erhöhen soll.

Klinische Überlegungen zum Heilungsprozess

Bei unseren Untersuchungen, wie der TT-Prozess zwischen dem feinstofflichen Energiesystem der Heilerin und des Heilungssuchenden verläuft, wurde deutlich, dass daran mindestens zwei weitere, weniger naheliegende, aber wichtige Faktoren beteiligt sind: Zum einen, welche Emotionen die Heilerin (bewusst oder unbewusst) auf den Heilungssuchenden projiziert, zum Beispiel Angst, Besorgnis, Unsicherheit; und zum Zweiten – und Wichtigsten – wie der Heilungssuchende die Hilfe der Therapeutin annimmt. Im günstigsten Fall nimmt der Heilungssuchende die Heilenergien auf, was rasch (durchschnittlich innerhalb von vier Minuten) eine Entspannungsreaktion hervorruft, Schmerzen lindert und den Fluss vitaler und psychodynamischer Energien wieder ins Gleichgewicht bringt.

Darüber hinaus können diese Heilenergien zur Auflösung energetischer Stauungen beitragen, die bei der Entstehung von Schmerzen eine große Rolle spielen, oder emotionale Blockaden abbauen, die den Heilungsprozess, insbesondere bei psychosomatischen Krankheiten, behindern. Ferner haben wir erkannt, dass Heilung bei jedem Menschen individuell ist und es zahlreiche Permutationen der Energie gibt, die von der Heilerin möglicherweise ausgesandt wird; umgekehrt wird auch das Feld des Heilungssuchenden immer das aufnehmen, worauf er in diesem Moment anspricht. Mit der Zeit haben wir unser Verständnis und unsere

Akzeptanz vertieft, dass Krankheit ebenso sehr etwas mit Schicksal zu tun haben kann wie mit ungesunden Gewohnheitsmustern und bestimmten genetischen Veranlagungen in der Vorgeschichte des Heilungssuchenden. (Darauf wird in Grundannahme Nr. 3 eingegangen.)

Sowie die Praxis von Therapeutic Touch® mit signifikanter Häufigkeit zu einem Bestandteil des Lebensstils der Heilerin wird, trainiert sie auch die tieferen Dimensionen ihres inneren Selbst. Dieser verstärkte therapeutische Einsatz des Selbst potenziert bisher schlummernde Fähigkeiten der Therapeutin, die dann zum Vorschein kommen können. Werden diese neuen Verhaltensweisen wiederholt, hinterlassen sie mit der Zeit einen starken Eindruck im Fluss ihrer feinstofflichen Energiefelder, und die Felder strukturieren sich allmählich neu. Eine engagierte Therapeutic Touch®-Praxis kann so der TT-Therapeutin häufig eine Transformation ermöglichen.

Die Umsetzung von natürlichem menschlichem Potenzial durch den Therapeutic Touch®-Prozess

Offenbar gibt es für diese Veränderungen in der TT-Therapeutin einen natürlichen Verlauf. Ich werde die Phasen des TT-Prozesses noch einmal unter dem Aspekt durchgehen, was sich dabei in der Therapeutin abspielt. Es sei darauf hingewiesen, dass diese Perspektive als Schablone für die Evaluierung des Umsetzungsprozesses von Potenzial genutzt werden kann. Wie jede Therapeutin die Phasen persönlich erlebt, variiert je nachdem, wie lange sie bereits praktiziert. Was eine Person schildert, die vor einigen Monaten eine Ausbildung absolviert hat, wird sich in seiner Tiefe von dem abheben, was eine TT-Therapeutin berichtet, die bereits seit Monaten oder Jahren regelmäßig praktiziert. Dies lässt sich an den Fallstudien im Rahmen der Studie „Über meine Schulter geschaut“ in Teil 2 beobachten.

Erste Phase: Der Ruf des Mitgefühls und Zentrierung

Zunächst wird die Therapeutin von einem Ruf des Mitgefühls dazu bewegt, einem hilfsbedürftigen Menschen zu helfen oder ihn zu heilen. Diese mitfühlende Intention aktiviert die Kräfte des Herz-Chakras der

Therapeutin auf der Ebene der feinstofflichen Energie und bald darauf auch auf der physischen Ebene. Nach meinen Beobachtungen sind die beteiligten Körpersysteme das zentrale Nervensystem, das Herz-Kreislauf-System und das tiefe limbische System. Die erste substanzielle Handlung, die die TT-Therapeutin vornimmt, ist der Akt der anhaltenden Zentrierung ihres Bewusstseins.

Zweite Phase: Annäherung und Hinwendung

Wie bereits erklärt wurde, bleibt die Therapeutin im zentrierten Zustand. Da TT ein Akt des Multitasking ist, ist die Therapeutin in der Zeit, in der sie beginnt, mit dem Heilungssuchenden zu interagieren, zugleich mit der Selbsterforschung ihres eigenen Bewusstseins befasst. Diese Erforschung soll sie für die Realität ihres inneren Selbst öffnen, das während der Heilungsinteraktion die Führung übernehmen kann.

Dritte Phase: Suche/Einschätzung (Assessment)

Die Therapeutin bleibt zentriert, verlagert ihr Bewusstsein und benutzt dann ihre Hände als Sonden, um die feinstofflichen Energiefelder des Heilungssuchenden abzusuchen und dadurch festzustellen, wie etwaige Unausgewogenheiten und Rhythmusstörungen beschaffen sind, sowie herauszufinden, wie sie ihm helfen könnte. Bei dieser Einschätzung kann sie den Heilungssuchenden (mit seiner Erlaubnis) zwar körperlich berühren, meist aber wird diese Suche durchgeführt, indem sie ihre nicht-physischen Hand-Chakras wenige Zentimeter über der Körperoberfläche des Heilungssuchenden mit achtsamer Intentionalität durch seine feinstofflichen Energiefelder führt. Je weiter die Therapeutin in ihrer Entwicklung fortschreitet, desto stärker wird in der Suchphase ihre Intuition aktiv.

In Form von unregelmäßigen Mustern kann die Therapeutin nun leicht Hinweise auf ein Ungleichgewicht in den feinstofflichen Energieströmen erkennen, die in das Vitalenergie-Feld des Heilungssuchenden eingebettet sind. Möglicherweise nimmt sie auch Hinweise in seinem psychodynamischen Energiefeld wahr. In einigen Fällen kann der Input durch mehrfache Hinweise zu einer lebhaften Visualisierung der Ursache dieser Ungleichgewichte führen, was möglicherweise Rückschlüsse darauf zulässt, wie sich die Krankheit entwickelt hat. So kann die Praxis der Suche zu einem Akt luziden Sensibilitätstrainings werden. Die klaren Visualisierungen, die in dieser Phase möglich sind, deuten darauf hin, dass hauptsächlich die Funktionen ihres Stirn-Chakras gefragt sind.

Vierte Phase: Wiederherstellen des Gleichgewichts und Neueinschätzung

Auf der Grundlage der in der Suchphase gesammelten Informationen entscheidet die Therapeutin, wie sie der kranken Person hilft, ihre feinstofflichen Energiefelder wieder ins Gleichgewicht zu bringen. Bei dieser Wiederherstellung des Gleichgewichts nutzt die Therapeutin ihre Fähigkeit, sich mit entschlossener Intentionalität auf die Heilwirkung zu konzentrieren, die sie durch die einfühlsame Modulation des Feldes des Patienten projizieren möchte; diese Hilfe ist als „Glätten" und „Klären und Ausgleichen" beschrieben worden. Die andere Technik, die bei der Wiederherstellung des Gleichgewichts eingesetzt wird, ist das Lenken oder Steuern von Energie. Die Therapeutin ist sich bewusst, dass sie mit dem universellen Heilungsfeld verbunden ist, und sie kann beschließen, diese Energie dem Patienten anzubieten. Dies tut sie, indem sie diese feinstofflichen Energien aus dem universellen Feld einlädt, durch ihr eigenes Feld in und durch das Feld der kranken Person zu strömen.

Dies erfolgt von Geist zu Geist von der Therapeutin zum Heilungspartner. Möglicherweise bringt die Therapeutin dabei weiter ihr Stirn-Chakra zum Einsatz, und die intuitive Führung durch ihr inneres Selbst bezieht offenbar ihr Kronen-Chakra mit ein.

Fünfte Phase: Abschluss

Wenn die Therapeutin in ihrer Entwicklung reifer wird, verändert sich die Gestalt dieser Phase erheblich. Zu Anfang ihrer Praxis hält sie sich höchstwahrscheinlich an einen linearen Ablauf, wie sie ihn erlernt hat. So kann es sein, dass sie in der Abschlussphase zum Beispiel zum zweiten Mal die Füße des Heilungssuchenden berührt oder einem anderen bewussten Gedanken folgt, von dem sie sich leiten lässt. Mit der Zeit lernt sie, ihrer Intuition zu vertrauen, der Stimme ihres inneren Selbst, und geht von einem linearen zu einem eher simultanen Ansatz über, wobei sie, angeleitet von den Veränderungen, die sie bei jeder einzelnen, einzigartigen TT-Interaktion in den Feldern wahrnimmt, ihren eigenen inneren Eingebungen folgt.

Die kumulative Wirkung der häufigen Ausübung von Therapeutic Touch® durch die Therapeutin formt die Prana-Ströme in ihrem Vitalenergie-Feld und in ihrem psychodynamischen Feld und transformiert die Therapeutin dabei häufig. Wir behaupten, dass diese Transformationserfahrung auch bei Menschen stattfindet, die andere Heilungsmodalitäten praktizieren. Erfahrungsgemäß kann die Therapeutin hilfsbedürftigen Menschen offenbar umso effektiver helfen oder sie heilen, je tiefer sie in den Heilungsprozess einzutauchen vermag. Vor allem aber vertieft sich die Verbindung zum inneren Selbst der Therapeutin, wenn ihre Heilungspraxis zu einem regelmäßigen Bestandteil ihres Lebens wird.

Verbunden mit dieser Neuorientierung stellen sich der Therapeutin merkwürdige Fragen zu dem Thema: Was haben wir mit uns machen lassen, als dieses strahlende Leuchten – unser inneres Selbst – die Prana-Ströme, die lebensnotwendige Quelle unseres Bewusstseins, neu strukturiert hat? Häufig folgen rasch weitere Fragen, sobald sich die Therapeutin tiefer auf den Heilungsakt einlässt.

Was haben wir zugelassen?

Um den inneren Prozess der Heilerin zu verstehen, ist es hilfreich, bestimmte Fragen zu stellen, durch die die Erfahrung nachvollziehbar werden kann:

- Womit haben wir es da zu tun, das die Kraft hat, eine solche Transformation einzuleiten?
- Welche entscheidenden Variablen waren am Heilungsmoment beteiligt und haben dies ermöglicht?
- Was ist „einfach passiert“? Können wir es wirklich als bewussten Prozess bezeichnen?

- Was ist in diesen vielen Heilungsmomenten „wirklich“ (physisch oder erwiesenermaßen) geschehen?
- Wie fühlt es sich eigentlich an, vom inneren Selbst geführt zu werden?
- Machen wir TT oder „macht“ TT uns?

Der Übergang in die Welt der Transformation

Im weiteren Verlauf unserer Untersuchungen, wie unsere Schülerinnen auf die Auswirkungen von Therapeutic Touch® in Praxis, Lehre und Forschung reagieren, erkannten wir immer deutlicher die Dynamik des dabei ablaufenden Prozesses. Von größter Bedeutung war die zunehmende Erkenntnis, dass die Ausdrucksformen, mit denen Heilung verbalisiert wird, stark von Erfahrungswissen abhängen, das auf Empfindungsfähigkeit beruht – also auf der Kraft der Wahrnehmung mit den Sinnen, anstatt auf strukturierter Logik – um diese Welt der Innerlichkeit klar in Worte fassen zu können, eine tiefgreifende, weitreichende Welt, in die die Schülerin eintaucht, wenn sie ihrer selbstauferlegten Verpflichtung folgt, jenen zu helfen, die ihr Mitgefühl geweckt haben. Hier, inmitten dieser Selbstverpflichtung, inmitten des eigentlichen Heilungsakts, wird die Heilerin stark von ihrem inneren Selbst geführt. Die Sprache dieser tiefgreifenden Erfahrung ist sehr vielschichtig und mehrstufig, sensibel und propriozeptiv, intuitiv und instinktiv, absichtlich und willentlich, und sie unterliegt ungewöhnlichen und unüblichen Hinweisen und Ahnungen des Möglichen.

Wie wir nun erkannten, gleitet der Prozess etwa auf dieser Entwicklungsstufe in der Disziplin Therapeutic Touch® allmählich aus der normalen Realität heraus. Etwa zur selben Zeit erkannten wir, dass Heilerin und Heilungssuchender zwei völlig verschiedene Erfahrungen machen. Aus ihrer Sicht kann die achtsame TT-Therapeutin beschließen, eine Gemeinschaft von innerem Selbst zu innerem Selbst mit dem Klienten einzugehen. Das Heilungsgeschehen kann sich nun auf der transpersonalen Ebene abspielen. Dieses intensive Erfahrungswissen leitet die engagierte Therapeutin in ihrem Heilungsbestreben.

Die „innere" Erfahrung der Heilerin

Die Gestaltung der Heilungsinteraktion ist in eine Reihe von Szenarien gekleidet, die die Strukturierung und Neustrukturierung des Prana-Stroms begünstigen, welche vom inneren Selbst der Therapeutin genau überwacht wird. Wenn ich an das innere Selbst denke, mache ich mir bewusst, dass es zu allen Zeiten Attribute des femininen Prinzips repräsentiert hat, die in beiden Geschlechtern vorhanden sind, und dass es seit jeher mit dem Fluss von Lebensenergie und Heilung verbunden wird.

Es gibt ein natürliches Strömen vom tiefinnerlichen inneren Selbst zum Ich-fokussierten Selbst, das sich mit der äußeren physischen Welt beschäftigt. Damit diese beiden Teile des Selbst einander wirklich verstehen können, brauchen sie die gemeinsame Sprache der Empfindungsfähigkeit. Sobald die Therapeutin diese Sprache fließend beherrscht, kann sie eine ganz neue Empfänglichkeit entwickeln und Eindrücke aus ihrer Intuition fördern. Gleichzeitig gibt es im Inneren eine Bewegung, einen deutlichen Bewusstseinswandel, insbesondere in ihrem Herz-Chakra und im *Dritten Auge*, dem *Ajna*- oder Stirn-Chakra, da die Therapeutin sich ihrer selbst bewusster wird. Der Zugang zum Geist vertieft sich und wird direkter, die Intuition wird schärfer, und die Konzentrationsfähigkeit erreicht einen intensiveren Grad der Fokussierung. Das Verhalten ändert sich, die Wahrnehmungen gleichen sich dem Inneren stärker an, die Therapeutin verspürt das unbändige Verlangen, in innere Forschungssphären vorzudringen, und es kommt zur Anregung und Aktivierung ihres Erwachens in Richtung eines neuen Rollenbilds der Therapeutin in dieser Welt.

Diese Transformation wird durch die zunehmend engere Verbindung zwischen der Therapeutin und ihrem inneren Selbst ermöglicht. Sie tritt ein, wenn die Heilerin Therapeutic Touch® für hilfsbedürftige Menschen aufmerksam und immer und immer wieder mitfühlend ausübt. Diese stärkende Unterstützung ist besonders im Zustand anhaltender Zentrierung spürbar.

Aufgrund der intensiven, unverzichtbaren Unterstützung, die diese enge Verbindung ermöglicht, gilt der Akt der anhaltenden Zentrierung als echtes Kennzeichen für die Authentizität des Heilungsprozesses. Dabei befindet sich das Bewusstsein der Therapeutin in einem Zustand des Gleichgewichts und der Ausgeglichenheit und ist eins mit ihrem inneren Selbst. Sie befindet sich im unpersönlichen Raum, wo sie zu einem klaren Instrument für das universelle Heilungsfeld werden und emotionale Distanz zu den Ergebnissen wahren kann. Dieser wohlausgewogene Zustand schafft eine einzigartige Atmosphäre, die es dem inneren Selbst ermöglicht, in Gemeinschaft mit der Therapeutin zu sein und ihr Alltagshandeln zu durchdringen.

Diese Übertragung zwischen der TT-Therapeutin und ihrem inneren Selbst hat ihre eigene, aus der Empfindungsfähigkeit geborene Sprache, deren Wesen Karen Jaenke sehr einfühlsam erfasst hat: „Etwas in der Seele wird wachgerüttelt, wenn die Seelensprache gesprochen wird. … Die Sprache der Seele hallt nach und berührt in der Seele ein tiefes Sehnen, in ihrer Muttersprache angesprochen zu werden."*

Grundannahme Nr. 2

Im Wesentlichen vollzieht sich der Heilungsprozess im Inneren der Therapeutin transpersonal.

Die transpersonale Perspektive ist aus der Bewegung der humanistischen Psychologie erwachsen, die der Psychologe und Begründer der humanistischen Psychologie Abraham Maslow als „dritte Kraft" betrachtete. Die beiden anderen damals anerkannten psychologischen Kräfte waren die Psychoanalyse und die Verhaltensforschung. Die dritte Kraft entwickelte sich als Antwort auf die von einigen Psychologen empfundenen Grenzen sowohl der Verhaltensforschung als auch der Freud'schen Theorie. Als vierte Kraft folgte die transpersonale Psychologie, die sich auf die inneren Bereiche des Seins, das „Innere" von de Chardin, konzentrierte. Einer ihrer Interessensschwerpunkte galt intuitiven Erklärungen für das menschliche Bewusstsein. Diese stützen

* Karen Jaenke, „Soul and Soullessness", *ReVision*, Winter 2010, S. 9.

sich auf völlig andere Thesen als die der „exakten" Wissenschaften, vor allem in Bezug auf die grundlegende Natur des Universums. Tatsächlich waren transpersonale Konzepte die ersten, die den etablierten mechanistischen Bezugsrahmen, an den die Wissenschaft gebunden war, in signifikanter Weise durchbrachen.

Die Idee des Transpersonalen wurden von Abraham Maslow und Anthony Sutich* populär gemacht und umfasste individuelle spirituelle, globale und universelle Belange. Jeanne Achterberg, eine führende Forschungspsychologin und bekannte Autorin, prägte den Begriff „transpersonale Medizin" als neues Medizinsystem.

Der Begriff „transpersonal" – über die Persona hinaus – bezieht sich auf Ereignisse jenseits der Grenzen der üblichen Wahrnehmung der Alltagsrealität. Er bietet eine Perspektive für das Außergewöhnliche und zeigt, dass es mehrere Realitäten gibt.** Jeanne Achterberg schrieb: „Das verbindende Element der meisten transpersonalen Heilweisen ist, dass sowohl Patientin als auch Heilerin in einen Bewusstseinszustand gelangen, der sich von dem üblichen hellwachen Zustand, wie er mit aktivem Denken verbunden wird, unterscheidet. Dieser Zustand wird häufig als Trance, als veränderter oder nicht-alltäglicher Bewusstseinszustand, als meditativer Geist oder als eine besondere Hirnwellenfrequenz bezeichnet, wie sie etwa mit Alpha- oder Theta-Hirnwellen verbunden wird."***

Entsprechend dieser Perspektive entwickelte die Pflegewissenschaftlerin Jean Watson ihre Theorie der Transpersonalen Pflege. Mit ihren Worten: „Die Begriffe ‚transpersonal' und ‚transpersonale Pflegebeziehung' sind grundlegend für die Arbeit. ‚Transpersonal' bedeutet, dass man sich um die innere Lebenswelt und den subjektiven Sinn eines anderen Menschen kümmert, der vollständig in seinem Körper ist. Aber ‚transpersonal' geht auch energetisch über das Ich-Selbst und

---

* Der von Kindheit an querschnittsgelähmte Anthony Sutich war eine weniger bekannte, aber ebenso wichtige Gestalt sowohl in der Bewegung der humanistischen als auch der transpersonalen Psychologie in den 1960er und 70er Jahren. (Anm. d. Hrsg.)

** Dolores Krieger, *Therapeutic Touch as Transpersonal Healing*, S. 15.

*** Jeanne Achterberg in ihrem Vorwort zu Krieger, *Therapeutic Touch as Transpersonal Healing*, S. XV.

den gegebenen Augenblick hinaus und reicht bis zu den tieferen Verbindungen zum Geist und zum größeren Universum. Daher geht eine transpersonale Pflegebeziehung über das Ich-Selbst hinaus und strahlt auf spirituelle, sogar kosmische Belange und Verbindungen aus, die Heilungsmöglichkeiten und Heilungspotenziale erschließen.

Transpersonale Pflege zielt darauf ab, sich durch die Prozesse der Pflege und der Heilung mit dem Geist oder der Seele des anderen zu verbinden und sie anzunehmen, sowie in einer authentischen Beziehung zu sein, und zwar im Augenblick. Eine solche transpersonale Beziehung wird durch das pflegerische Bewusstsein und die pflegerische Intentionalität sowie die energetische Präsenz der Pflegefachkraft beeinflusst, wenn sie in den Lebensraum oder das phänomenale Feld eines anderen Menschen eintritt und in der Lage ist, seinen Daseinszustand (auf der Seelen- oder Geistesebene) wahrzunehmen. Sie impliziert eine Konzentration auf die Einzigartigkeit der eigenen und der anderen Person sowie auf die Einzigartigkeit des Moments, in dem das Zusammenkommen gegenseitig und wechselseitig ist, wobei beide Beteiligte voll und ganz im Moment verankert und paradoxerweise doch in der Lage sind, den Moment zu transzendieren und sich neuen Möglichkeiten zu öffnen. Die transpersonale Pflegefachkraft besitzt die Fähigkeit, Bewusstsein und Intentionalität auf Pflege, Heilung und Gesundheit zu zentrieren, statt auf Leiden, Krankheit und Pathologie."*

Obwohl das Heilen als menschliche Funktion seit zehntausenden von Jahren hoch geschätzt wird, hat die Heilerin doch immer Schwierigkeiten, die transpersonale Erfahrung, die sie während des Heilungsakts gemacht hat, für jemanden, der in Sachen Heilungserfahrung völlig unbedarft ist, in eine sinnvolle Kommunikation zu übersetzen. Das liegt vor allem daran, dass die westliche Kultur an Analyseregeln festhält, die auf aristotelischer Wenn-Dann-Logik und Wahrscheinlichkeitsgesetzen beruhen, obwohl die Heilungspraktiken bei der transpersonalen Heilung auf der Grundlage von Erfahrungswissen, Empfindungsfä-

* Jean Watson und Terri Kaye Woodward, „Jean Watson's Theory of Human Caring" in: Marylin E. Parker, Marlaine C. Smith (Hrsg.), *Nursing Theories and Nursing Practice*, 3. Auflage F. A. Davis Co. 2010, S. 356-357.

higkeit oder Achtsamkeit begriffen und individuell verifiziert werden. Erfahrungswissen informiert die Therapeutin über die Gefühlslage des Heilungssuchenden im jeweiligen Moment. Bei diesem Heilungsakt erwächst persönliches Wissen aus einfühlsamen Akten des Mitgefühls und aus Übermittlungen der Sinne, die differenziert, aufschlussreich und häufig von durchdringender Klarheit sind.

Ich habe zur Beschreibung von Therapeutic Touch® den Begriff „transpersonale Heilung" verwendet, weil aus meiner Sicht das innere Selbst der Therapeutin dem Heilungsprozess innere Stärke schenkt, da während der Interaktion Mitgefühl als Kraft zum Ausdruck kommt. Dies öffnet der Therapeutin das Tor zu einer innigen Beziehung zu ihrem inneren Selbst, das während der Heilungssitzung als ihr Verbündeter, Lehrer und Führer agiert. Durch diese enge Beziehung „leitet" das innere Selbst die innere Arbeit der Therapeutin. Seit seiner Entwicklung als Heilungsansatz hat sich Therapeutic Touch® als direkt, einfach und unkompliziert erwiesen – für alle Menschen erlernbar und praktizierbar, wie es die erste Grundannahme bestätigt, wonach Heilung ein natürliches Potenzial des Menschen ist. Darüber hinaus sind wir mit der Zeit zu der Erkenntnis gelangt, dass der Prozess bei der Therapeutin signifikante, nicht alltägliche Bewusstseinsveränderungen hervorrufen kann, und dies in einem Ausmaß, das zeigt, dass die ernsthafte Anwendung von TT bei aller scheinbaren Einfachheit der Techniken weder simpel noch offenkundig ist.

Wenn wir TT als transpersonale Heilungsmodalität verstehen wollen, bekommen wir am effektivsten ein Gefühl dafür, wenn wir die Idee definieren, ihr einen Namen geben, sie symbolisch oder in anderer Weise darstellen, sie abbilden und ihre Unterschiede hervorheben. TT kann als eine Vielzahl einzelner Phasen betrachtet werden: Ruf, Annäherung, Hinwendung, Suche, Wiederherstellung des Gleichgewichts, Abschluss. Der Heilungssuchende jedoch erlebt die Ganzheit, die diesen kombinierten Bewusstseinsströmen zugrunde liegt, sowohl während der eigentlichen Sitzung als häufig auch nach deren Ende. Die logische Erforschung der einzelnen Teile, aus denen sich TT im Ganzen zusammensetzt, ist notwendig, aber wir achten darauf, einen reduktionistischen Ansatz zu vermeiden und denken stets an das wesentliche Charakteristikum des Prozesses – eine Interaktion mit dem lebenserhaltenden Prana-Fluss, dem Strom der Vitalenergie, der auf noch unbekannte Weise auf das menschliche Bewusstsein anspricht und bei fühlenden Wesen die Heilung unterstützt.

Meinem persönlichen Eindruck nach liegt im Kern von Therapeutic Touch® die Herausforderung, sich mit seinem eigenen Wesen auseinanderzusetzen. Ich finde solche Gelegenheiten zu tiefer Selbsterforschung anregend, ja beglückend. Und ich vermute, dass mir dies ein unschätzbar wertvolles Werkzeug zur Ausrichtung auf mein inneres Selbst an die Hand gibt. Wie ich bereits erwähnt habe, wird dies im Wesentlichen dadurch erreicht, dass ich günstige Umstände für die bewusste Arbeit mit dem inneren Selbst schaffe. Die TT-Praxis bietet reichlich Gelegenheit für ein derart einzigartiges Engagement. Eine konsequente, mitfühlende und ernsthafte TT-Praxis bringt das Beste in einem zum Vorschein und gibt dem Transpersonalen die Möglichkeit, in Erscheinung zu treten. Beim eigenen Experimentieren mit dem Transpersonalen kann die Bereitschaft zur Selbsterforschung dazu führen, dass wir wissen, aus eigener Erfahrung wahrhaft wissen. Wir erkennen auf sehr persönliche Weise, dass Heilung im Kontext von Therapeutic Touch® ein bewusstes, vollständiges Einbringen des inneren Selbst ist, und dies in dem mitfühlenden Interesse, für jemanden, der krank ist oder ein Trauma oder Energiedefizit hat, voll und ganz da zu sein. Diese persönliche Erkenntnis können natürlich auch Heilerinnen und Heiler anderer Richtungen erleben.

Viele TT-Therapeutinnen haben die Erfahrung gemacht, dass die Beschäftigung mit dem Heilungsprozess zu Veränderungen auf folgenden Gebieten führen kann: Weltanschauung, Lebensstil, Lebensziele und Lebensführung. Tatsächlich kann dieser Bewusstseinswandel Prioritäten, Beweggründe und Antriebe erheblich beeinflussen.

Zusammenfassend lässt sich sagen, dass Therapeutic Touch® Transformation bietet. Ein wesentlicher Grund, warum sich energetische Heilweisen so leicht bis in die Welt des Transpersonalen hinein entfalten, liegt darin, dass Heilung in erster Linie erfahrungsbezogen ist. Ihr

Fokus und ihre Richtung entstehen in der Therapeutin, sowie sie sich ihres inneren Selbst bewusst wird und es gezielt aufsucht. Wie bereits erwähnt, bietet Therapeutic Touch® schon seiner Natur nach persönliche Transformation, und als natürliche Folge davon lebt die Heilerin nun in einer Welt vielfacher Realitäten und zahlloser Gelegenheiten, in ihre eigenen psychischen und spirituellen Tiefen einzutauchen.

Wir wissen, dass sich TT mit allen therapeutischen Modalitäten und medizinischen Verfahren verbinden lässt. In der Welt der Energieheilung gibt es Fachgebiete – wie Massage, Chiropraktik, Akupunktur und Akupressur – die in höherem Maße physischen Kontakt beinhalten als Therapeutic Touch®, das sich auf die nicht-physischen Chakras und den veränderten Bewusstseinszustand der anhaltenden Zentrierung stützt.

Die konsequente Praxis von Therapeutic Touch® und die entscheidende Erfordernis, dass es bei anhaltender Zentrierung des Bewusstseins der Therapeutin ausgeübt wird, begünstigt die Beteiligung ihrer höheren Chakras, ihrer feiner strukturierten, kohärenten Bewusstseinszentren. Dieser zentrierte Bewusstseinszustand ermöglicht es der Therapeutin, ihre Wahrnehmung in die ferneren Regionen des Netzwerks der Prana-Ströme auszudehnen, die den menschlichen Körper vitalisieren. Der uralten Literatur vieler Kulturen zufolge sind diese Prana-Ströme eigentlich eine Schicht dessen, was wir im Westen „Bewusstseinsstrom“ nennen. In unserer langjährigen Praxis und Lehre von Therapeutic Touch® haben wir beobachtet, dass der Prozess die Schülerinnen dazu ermutigt, in ihrem Inneren ein tiefes, schlüssiges Verständnis für einen Teil dieser Prana-Ströme zu wecken. Wenn die Schülerin erkennt, dass diese vitalisierenden Ströme, getrieben von ihrem Mitgefühl, in der Lage sind, einem Menschen zu helfen, der krank, verletzt oder traumatisiert ist, dann versteht sie, in welcher Hinsicht der Heilungsprozess ganz erheblich von den geistigen Funktionen der Therapeutin beeinflusst wird.

Während der anhaltenden Zentrierung wird, wie bereits gesagt, eine Atmosphäre geschaffen, die die TT-Praxis einleitet. Die Aufrechterhaltung dieses Bewusstseinszustandes erzeugt das innere Milieu, die spirituelle Spannung, die auf das innere Selbst der Heilerin anziehend wirkt, sodass es in ihr Alltagshandeln einfließt. Bei der mitfühlenden Heilerin beschleunigt sich nun die Wahrnehmung dieses Prana-Stroms, und mit fortlaufender Praxis verbessert sich auch dessen Funktion.

Eines von mehreren Ergebnissen, die im transpersonalen Raum der TT-Sitzung eintreten können, ist, dass der Heilungssuchende den Prozess, der ihm hilft, zu verstehen beginnt. Vielleicht kennt er intellektuell die erste Grundannahme, dass Heilung ein natürliches menschliches Potenzial ist; oder er erfasst dies intuitiv durch seine lebendige Erfahrung. Dann versteht er vielleicht, dass er alles, was die Heilerin tut, auch selbst erlernen kann, wenn er möchte. Besonders wenn sich sein Zustand unter der Behandlung bessert, kann sie in Bezug auf Heilung zu seinem Vorbild oder seiner Mentorin werden, denn für ihn wird vorstellbar, dass er eines Tages in der Lage sein könnte, das, was sie jetzt für ihn tut, auch für andere zu tun. Dieses Szenario hat sich seit den Anfängen von TT immer wieder abgespielt. Wir haben Patientinnen und Patienten gehabt, die Kurse besucht und zu unseren Camps gekommen sind, um selbst geheilt zu werden, und die dann später zu Schülerinnen und Schülern wurden und eine formale Ausbildung erhielten. Einige von ihnen sind inzwischen sogar Lehrerinnen geworden.

Grundannahme Nr. 3

Bei schweren Erkrankungen und Traumata kann das Schicksal eines Menschen die Wirkungsmöglichkeiten einer Heilbehandlung begrenzen.

Heute sind Menschen, die sich bewusst mit ihrem inneren Leben auseinandersetzen, in der Lage, in einem Ausmaß die Richtung ihres Lebens selbst in die Hand zu nehmen, ihre Absichten und Vorsätze auf sinnvolle Schwerpunkte zu konzentrieren und ihre Ziele und Sehnsüchte zu Akteuren ihrer persönlichen Veränderung zu machen, wie dies früher in westlichen Kulturen nicht möglich war. Grenzen und Einschränkungen sind in der heutigen Zeit bemerkenswert gering, müssen aber dennoch berücksichtigt werden.

Schicksal ist ein Wort, das man in unserer immer noch stark mechanistisch geprägten Zeit selten hört. Schicksal impliziert ein Ziel, und der Endpunkt der Zielsetzung setzt eine Entscheidung voraus. Eine Entscheidung setzt ein Urteil voraus und dieses wiederum einen Sinn. Leider ist unsere Zeit – jetzt, da ich dies schreibe – chaotisch; unsere Gesellschaft sucht mehrheitlich verzweifelt nach Sinn. Im Gegensatz zum holistischeren Tenor unseres Neueren Zeitalters geht die traditionelle westliche Kultur davon aus, dass wir in einem probabilistischen Universum leben, in dem physische Ereignisse eine direkte Ursache und Wirkung haben. In diesem Wenn-Dann-Kontext haben anscheinend alle Ereignisse eine konkrete Daseinsberechtigung. An manchen Punkten im Leben erscheint jedoch jedem Menschen sein Schicksal unerklärlich. Die Voraussage vorhersehbarer Entwicklungen – seit mehreren Jahrhunderten ein bewährtes Mittel zur Weissagung der Zukunft – klappt nicht immer. Wenn also das Unerwartete in unser Leben tritt und uns auf beunruhigende Weise Lebenskompetenzen abverlangt, auf die wir völlig unvorbereitet scheinen, dann schreien wir alle „Warum ich?“, und die Antwort lässt vielleicht ein Leben lang auf sich warten oder entzieht sich einfach unserem Verständnis, manchmal mit Konsequenzen für unsere künftige Gesundheit und Heilung.

Zwei eng miteinander verbundene Begriffe – die Idee der Reinkarnation und das Konzept des Karma – bieten eine zeitlose Perspektive für die Lösung der Probleme, die mit der Entwicklung des vollen menschlichen Potenzials untrennbar verbunden sind, was vielleicht der Grund dafür ist, dass sie in mehreren großen Religionen der Welt eine Konstante darstellen. Zwar glauben viele, diese Lehren seien nur für das östliche Denken prägend, doch auch im Westen waren sie für Platon und die nachfolgende neuplatonische Tradition ebenso wichtig wie für die Essener, einige frühchristliche gnostische Sekten, die Kabbalisten und die Chassidim, die diese alten Ideen und Gebote in die Neuzeit übertragen haben. Vieles, was einst esoterisch war, ist im letzten Viertel des 20. Jahrhunderts zu einem wichtigen Teil eines allgemeinen Aufschwungs des spirituellen Bewusstseins geworden, der mit dem aktuellen „Neueren“ Zeitalter von heute verschmolzen ist.

Diese Überzeugungen werden als theoretische Erklärung für die Geheimnisse des Heilungsprozesses hier mit aufgenommen; für Studium und Praxis von Therapeutic Touch® ist ihre Akzeptanz jedoch keinesfalls erforderlich.

Außer unserer Hypothese vom Einfluss des Karmas gibt es weitere Faktoren, die verhindern können, dass eine Heilung stattfindet oder anhält:

- Das Schicksal scheint dabei an erster Stelle zu stehen, wie hier in der dritten Grundannahme festgestellt wird.
- Es kann (oft unbewusst) eine mangelnde Bereitschaft auf Seiten des Heilungssuchenden bestehen, sich auf den Heilungsprozess einzulassen und ihn zuzulassen.
- Der Heilungssuchende ist möglicherweise nicht in der Lage, sich zu entspannen oder sich zur Entspannung verhelfen zu lassen, damit der Heilungsprozess möglichst leicht und reibungslos seinen Körper und sein Energiefeld durchdringen kann.

Zum Verständnis jeder TT-Therapeutin gehört, dass es trotz ihrer Kompetenz in der Praxis immer die Entscheidung des Heilungssuchenden ist, ob er die Entspannungsreaktion erlebt und die Wiederherstellung des Gleichgewichts annimmt. Es kann sein, dass eine – bewusste oder unbewusste – Erwartung seine Aufnahmefähigkeit stört. Bei Babys und Kindern, die noch keine Erwartung ausgebildet haben, kommt dies normalerweise nicht vor.

Viele TT-Therapeutinnen haben die Erfahrung gemacht, dass sie sich einem Patienten zuwenden und dabei um ihn herum eine gewisse energetische Barriere spüren. Das heißt, die Therapeutin nimmt im Vitalenergie-Feld des Heilungspartners Stellen wahr, die von subtilen, aber sehr realen Barrieren umschlossen zu sein scheinen, welche ihrer Intention, eine Wiederherstellung des Gleichgewichts zu fördern, im Wege stehen. Manchmal erkennt die Therapeutin erst in der Nachhall-Phase den Aspekt einer energetischen Barriere.

Wegen der normalerweise hohen Zuverlässigkeit bei der Heilung psychosomatischer Beschwerden ist der Widerstand des Feldes des Patienten gegen die Heilenergien von Bedeutung. Selbstverständlich ist es stets das Vorrecht des Heilungssuchenden, die Intervention, die die Therapeutin anbietet, anzunehmen oder nicht. Doch diese Dynamik kann uns zu denken geben: Könnte die Unfähigkeit, Heilung anzunehmen, auf etwas beruhen, dem wir normalerweise keine besondere Beachtung schenken, auf einem subtilen Faktor, der außerhalb des Bereiches heutiger wissenschaftlicher Glaubhaftigkeit liegt, wie etwa auf dem Schicksal des Patienten?

Von mehreren möglichen Faktoren erscheint das Schicksal oder Karma eines Menschen als der verwirrendste, denn karmische Konsequenzen können sich im Leben plötzlich und auf mehrere Faktoren gleichzeitig auswirken. Der Glaube an das Konzept des Karmas zielt hauptsächlich auf Beziehungen; karmische Konsequenzen betreffen jedoch drei Aspekte des Menschen:

- Man hat erkannt, dass man nicht das gesamte Karma aus seinen früheren Inkarnationen auf einmal abtragen kann. Es wird also nur ein Teil des Karmas ausgewählt, mit dem sich die Person in ihrem gegenwärtigen Leben auseinandersetzen muss.
- Es verbleibt der Rest der karmischen Last, der in Zukunft bewältigt werden muss.
- Schließlich gibt es noch das Karma, das durch die gegenwärtigen Umstände in der jetzigen Zeit neu entsteht. Auch dieses muss in Zukunft bearbeitet werden.

Dora Kunz, die ihr Leben lang Mitglied der Theosophischen Gesellschaft war, sprach hin und wieder über das Thema Karma zu uns. Als eigenständige Denkerin bestand Dora nie darauf, dass man ihren Überzeugungen zustimmt:

> In den Mustern, die wir in unserem Leben weben, legen wir die Grundlage oder Basis für das Abarbeiten von Karma. Viele Menschen haben ein begrenztes Verständnis von Karma. Sie denken,

> wenn ich dich schlage, schlägst du zurück. Das ist zu stark vereinfacht; das Konzept des Karmas ist in Wirklichkeit tiefgreifender und weitreichender. Karma besteht nicht nur aus physischen Reaktionen; es reicht bis tief in alle Bewusstseinsebenen hinein. Unsere Interaktionen und unser Agieren auf den verschiedenen Bewusstseinsebenen werden zu den eigentlichen Quellen und energetischen Bestandteilen der karmischen Kräfte. Sie bestimmen, wie sich die Naturgesetze von Karma und Wiedergeburt in uns und um uns durch die Lebensumstände manifestieren. … Unsere tief verwurzelten Gefühle, Gedanken und Handlungen haben enorme Wirkung, meist durch unsere Erinnerung an sie. Sie sind das, was uns karmisch bindet, seien es positive Gefühle wie Liebe und Freundschaft oder negative wie Wut, Hass oder Groll.*

Das Konzept des Schicksals und das Konzept des Karma haben viel gemeinsam. Schicksal ist eine neuere jüdisch-christlich-muslimische Version und wird normalerweise so verstanden, dass es innerhalb der Grenzen des jetzigen Lebens wirkt. Der Karma-Glaube wird in aller Regel im Kontext mehrerer, ja sogar zahlloser Leben gedacht und ist, wie bereits erwähnt, eng mit der Idee der Reinkarnation verbunden. Aus unserer heutigen Sicht gewährt der Glaube an Karma und Reinkarnation nach verbreitetstem Verständnis Aufschluss über Fragen wie:

- Wer bin ich?
- Warum bin ich in diesen Raum und in diese Zeit hineingeboren worden?
- Und in verwirrenden Situationen: Warum ich?

Die üblichen Antworten auf solche Fragen drehen sich um verschiedene Gedankengänge, wie zum Beispiel:

- Vererbte genetische Faktoren

---

* Dora Kunz mit Dolores Krieger, *The Spiritual Dimension of Therapeutic Touch*, S. 67; dt. Die spirituelle Dimension des Heilens, S. 93.

- Unerwartete Lebensereignisse
- Synchronizität – scheinbar zufällige Ereignisse, die im selben Raum und zur selben Zeit auftreten

Die verbindende Komponente zwischen Karma- und Reinkarnationsglauben ist die Vorstellung, dass Reinkarnation über mehrere Leben hinweg die Möglichkeit bietet, aus gravierenden Fehleinschätzungen, begrenztem Denken oder falschen Vorstellungen, die ein Mensch in der Vergangenheit hatte, zu lernen. Beim Nachdenken über diese Konzepte ist es wichtig, jede Situation im Kontext der damaligen Weltanschauung des betreffenden Menschen zu betrachten, insbesondere in Bezug auf die damals gültigen gesellschaftlichen Moralvorstellungen. Im Nachhinein betrachtet, ergibt die Geschichte eines vermeintlich schicksalhaften Ereignisses häufig einen Sinn.

Überlegungen zu Grundannahme Nr. 3 in der klinischen Praxis

In der klinischen Praxis kann die Therapeutin auf eine Art und Weise, die wir nicht immer verstehen, verschiedene feinstofflich-energetische Signale aus unterschiedlichen Quellen unterscheiden:

- Prana-Fluss
- Temperatur des psychodynamischen Feldes: Eine energetische Wahrnehmung, die metaphorisch als Hitze oder Kühle beschrieben wird (ohne physikalischen Nachweis von Temperaturunterschieden)
- Textur feinstofflicher Energiefelder
- Intrinsischer Rhythmus feinstofflicher Energiefelder
- Nonverbale Kommunikation, Intuition, Kommunikation von Geist zu Geist und Erfahrungswissen

Ähnlich wie das innere Selbst des Patienten, das individuelle Karma der Therapeutin und das Karma des Patienten sowie das kombinierte Karma, das ihre Heilungsinteraktion erzeugt, könnten auch diese Unbekannten der Wirksamkeit der Behandlung Grenzen setzen.

In Bezug auf die Beziehung zwischen Heilerin und Heilungssuchendem während der Sitzung würde ich vorschlagen, die Idee des Schicksals oder Karmas als eine mögliche Erklärung für Fälle heranzuziehen, in denen es nicht möglich ist, das Gleichgewicht im Feld des Heilungssuchenden wiederherzustellen, oder in denen während des TT-Prozesses unvorhergesehene, nicht zu erklärende Probleme auftauchen. Da Heilen jedoch eine intime Interaktion ist, würde ich meine eigene Seite der Gleichung, meine eigene Beteiligung ebenfalls in Betracht ziehen und die Frage nicht auf die leichte Schulter nehmen.

Ich könnte die Deep-Dee-Techniken anwenden, um eine Kommunikationsebene mit dem inneren Selbst meines Heilungssuchenden zu finden. Ich würde meiner Intuition gut und tief „zuhören", und ich wäre bereit zu erkennen, dass ich vielleicht nicht die Person bin, die diesem Patienten Heilung bringen kann. Wenn ich zu keinem befriedigenden Ergebnis käme oder den Eindruck hätte, dass mein Verständnis unvollständig ist, würde ich anerkennen, dass ich keine endgültige Lösung habe. Ich würde mich ernsthaft bemühen, meine persönliche Verwicklung oder Verbundenheit mit der Situation oder der Person zu berücksichtigen, damit ich unvoreingenommen bin, wenn ich versuche zu erkennen, wann oder ob zum Wohl meines Heilungspartners eine bestimmte Erfahrung eintreten muss. Ich würde an die Möglichkeit denken, den Patienten an eine geeignete Kollegin zu verweisen.

Paradoxerweise habe ich festgestellt, dass ich bei einigen psychosomatischen Erkrankungen nur begrenzten Erfolg hatte, obwohl Heilen bei einem breiten Spektrum körperlicher und emotionaler Beschwerden therapeutisch eingesetzt werden kann. Außerdem habe ich bemerkt, dass bestimmte körperliche Funktionsstörungen wie zum Beispiel manche hormonellen Probleme möglicherweise nicht gut darauf ansprechen. Allerdings würde ich nie jemanden davon abhalten wollen, TT anzubieten, wenn darum gebeten wird. Es mag Barrieren unterschiedlichen Ursprungs geben, aber jede einzelne TT-Sitzung ist einzigartig in Zeit und Raum, und TT ist immer einen Versuch wert.

Grundannahme Nr. 4

Es gibt nicht greifbare Netzwerke intelligenter und dynamischer Kräfte, die den natürlichen menschlichen Funktionen im Zusammenhang mit dem Heilungsprozess zugrunde liegen.

> Unser normales Wachbewusstsein … [ist] nur ein besonderer Typ von Bewusstsein …, während um ihn herum, von ihm durch den dünnsten Schirm getrennt, mögliche Bewusstseinsformen liegen, die ganz andersartig sind. Wir können durchs Leben gehen, ohne etwas von ihrer Existenz zu ahnen; aber man setze sie nur einem entsprechenden Reiz aus, und schlagartig sind sie in ihrer ganzen Vollständigkeit da.*

Wie bereits erwähnt, haben wir bei der Entwicklung und Lehre von Therapeutic Touch® mit der Zeit erkannt, dass die Praxis der anhaltenden Zentrierung und die Interaktionen innerhalb des Transpersonalen es der Therapeutin ermöglichen, jene Welten zu betreten, die William James oben beschreibt. Tatsächlich erleben einige TT-Therapeutinnen das universelle Heilungsfeld genau so.

In der Geschichte über Davids Heilung (Kapitel 3) habe ich erzählt, wie ich mich durch die Energien der Tiere – des Hundes und der Pferde – mit den immateriellen Netzwerken und auch „den Naturenergien, die auf diesem Land, das so gut auf sie ansprach, in Überfülle vorhanden waren", verbunden habe.

Dora Kunz mochte Bäume sehr und fand, dass sie eine tiefe Verbindung zur Heilungspraxis haben. Bei Zusammenkünften in der Natur forderte sie uns in der Regel auf, „die Bäume anzuschauen", bevor sie mit ihrem Vortrag begann. Folgende Worte von Dora sind dem Buch *Die spirituelle Dimension der Heilung* entnommen:

---

* William James, *The Varieties of Religious Experience*, Longmans, Green & Co. 1902, S. 378; dt.: *Die Vielfalt religiöser Erfahrung*, aus dem Englischen von Eilert Herms und Christian Stahlhut, Insel Verlag 1997, S. 390-391.

> Ich habe immer das Gefühl, dass Bäume gewissermaßen ein eigenes Bewusstsein besitzen, und dass, wenn wir unter ihnen sitzen, ein Bewusstseinsaustausch stattfindet. Sie verfügen über einen enormen Reichtum an Vitalität, den sie bereitwillig mit uns teilen und der mit unserer Energie kompatibel ist. Ganz allgemein glaube ich, dass die Bäume es mögen, wenn wir als Freunde unter ihnen sind. Wenn Sie ihnen leise sagen: „Ich mag dich", oder ihnen mitteilen, wie schön sie sind, schenken die Bäume Ihnen in Reaktion auf Ihre Gedanken etwas von ihrer immensen Energie. So entsteht eine Art Kommunikation zwischen Ihnen und den Bäumen. … Manchmal denke ich, dass die Visualisierung eines Baumes die einfachste Therapie überhaupt ist, denn die Beziehung kann uns tief berühren und die Erinnerung daran kann in Zeiten der Not eine große Hilfe sein.*

Eine bedeutungsvolle Erfahrung mit einem Baum wird auch in Kapitel 7, Fall 12 beschrieben („Verbindung mit Eiche hilft, Ganzheit zu vertiefen", S. 204), in dem eine TT-Therapeutin berichtet, wie ihre energetische Verbindung zu einem Baum eine Heilungssitzung verbessert hat.

Die immateriellen Netzwerke kommen bei Experimenten mit Gebet oder Gedankenlenkung zu Menschen, Tieren und anderen Lebensformen – Pflanzen, Samen und Schimmelpilzen – ins Spiel. Bei diesen Experimenten, wie sie etwa Bernard Grad, Biologe an der McGill University in Montreal, in den 1960er Jahren durchführte, „passiert etwas". Grad ließ den bekannten ungarischen Heiler Oskar Estebany (den Dora Kunz und ich später beobachten sollten), Becher mit gewöhnlichem Leitungswasser in der Absicht in der Hand halten, das Wasser mit Heilenergie anzureichern. Dieses Wasser wurde dann Pflanzen verabreicht, die zuvor mit einer einprozentigen Kochsalzlösung gegossen worden waren, was zu einer Wachstumsverzögerung führt. Obwohl die Pflanzen, die ausschließlich mit der Kochsalzlösung gegossen worden waren, negative Auswirkungen aufwiesen, „kam es

* Dora Kunz mit Dolores Krieger, *Die spirituelle Dimension des Heilens*, S. 71.

durch das von Estebany energetisierte Wasser nicht zu negativen Resultaten. Ich vermute, dass Estebany mit seiner Intention auf die Intelligenz des universellen Feldes zugriff, und dass die Energie seiner Intention die Energiefelder der Pflanzen erreichte.“*

Derartige Experimente hat es viele gegeben, aber eines, das Ikea kürzlich mit Schulkindern in den Vereinigten Arabischen Emiraten an Schulen der Bildungsorganisation GEMS (Global Educational Management System) durchgeführt hat, hat meine Aufmerksamkeit erregt. Ikea überließ den Schulen 30 Tage lang je zwei Drachenbäume und wies die Kinder an, eine Pflanze zu mobben und die andere zu loben und ihr Komplimente zu machen. Nach Ablauf der 30 Tage war die gelobte Pflanze prächtig gediehen, die gemobbte hingegen verkümmert.** Dies war eine Demonstration der Macht der Energie von Worten, Gedanken und Intentionen. Meiner Ansicht nach wurden die Resultate durch die Beteiligung der intelligenten Kräfte des universellen Feldes begünstigt.

Eine weitere Interpretation der Intelligenzen des universellen Heilungsfeldes findet sich in der Vorstellung von Indras Netz. Der Hindu-Gott Indra galt als der Schöpfer der Welt. Er ließ ein Netz errichten, das häufig als riesiges Spinnennetz visualisiert wird und alles enthält, was existiert, jemals existiert hat und je existieren wird. An jedem Knotenpunkt des Netzes befindet sich ein Edelstein, der die Bewusstseinsessenz eines Wesens oder eines Phänomens darstellt. Thich Nhat Hanh beschreibt es folgendermaßen:

> Es ist ein Netz aus Edelsteinen, und in jedem Edelstein spiegeln sich alle anderen Edelsteine. Wenn du in einen hineinschaust, siehst du das Ganze. Nehmen wir einmal an, du baust einen Spiegelsaal und betrittst ihn dann mit einer Kerze in der Hand. Beim Blick in einen Spiegel siehst du dich und die Kerze, und wenn du dich umdrehst, siehst du, dass jeder Spiegel dich und die Kerze

* Bernard Grad, „Some Biological Effects of Laying-on of Hands: A Review of Experiments with Animals and Plants“, *Journal of the American Society for Psychological Research* 59 (1969), 95-127.

** „Bully a Plant: Say No to Bullying“, https://www.youtube.com/watch?v=Yx6UgfQreYY, zuletzt abgerufen am 21. Februar 2022.

> im Spiegel ebenfalls reflektiert. Du brauchst nur in einen Spiegel zu schauen, um alle Spiegelbilder von dir und der Kerze zu sehen. Unzählige Male werden du und die Kerzen in nur einem Spiegel reflektiert.*

Dies ist ein Modell des universellen Feldes – eine Darstellung der Einheit – mit dem wir alle verbunden sind, und an das wir uns wenden können, um uns selbst und andere zu heilen.

Dora Kunz sprach manchmal über ihre Auffassung, dass Engel Teil der immateriellen Netzwerke sind.

> Heilung geschieht auf vielen verschiedenen Ebenen, und am Heilungsprozess sind viele verschiedene Engelwesen beteiligt. Am häufigsten sind sie anzutreffen, wenn es um bedeutende Veränderungen geht, wie zum Beispiel von der Geburt zum Leben und vom Leben zum Tod. Dann versuchen sie zu helfen, wie sie nur können. Die Art und Weise, wie Engel bei der Heilung helfen, ist nicht ganz einfach. Da ihre Welt sich an einem anderen Zeitrahmen orientiert als unsere, kennen sie die Zukunft. Wenn sie einem Menschen in der Krise helfen, tun sie dies so, wie es für die Zukunft des Betreffenden am besten ist.
>
> Engel helfen bei der Heilungsinteraktion, wie bei Therapeutic Touch® und beim fortlaufenden Heilungsprozess selbst. Sie helfen denjenigen, die anderen helfen oder sie heilen möchten, indem sie die Projektion von Heilenergie unterstützen, damit der Kranke sowohl inneren Frieden als auch eine Heilung des physischen Körpers erfahren kann. Die Engel können den Menschen helfen, ihren inneren Frieden zu wahren, selbst wenn sie Schmerzen haben und leiden.**

---

* Dharma-Talk „The Power of Visualization“ vom 11. und 14. Juni 2004 in Plum Village, https://www.mindfulnessbell.org/archive/2015/06/dharma-talk-the-power-of-visualization-2

** Dora Kunz, *Die spirituelle Dimension der Heilung*, S. 292

Einige TT-Therapeutinnen berichten, dass sie die Anwesenheit von Engeln spüren. Eine erzählt: Während TT rufe ich manchmal die Gegenwart von Raphael, dem Erzengel der Heilung an. Er steht für ein kraftvolles Energiefeld, das es mir erlaubt, ein Instrument zu sein, um sein Heilungspotenzial einzubringen, wenn ich TT mache. Es hilft, mir bewusst zu machen, dass ich ihn nicht als Individuum hinzuziehe, sondern mich auf sein unermessliches Energiefeld ausrichte. Wenn ich mit diesem Feld verbunden bin, spüre ich, dass ich von dem intensiven kobaltblauen Licht erfüllt bin, das Dora beschrieben hat."

Zentrierung als Einstieg in die Kommunikation mit den immateriellen Netzwerken

Therapeutic Touch® in Aktion ist schwer schlüssig zu definieren, weil anscheinend sehr viele Bewusstseinsebenen gleichzeitig aktiv sind, aber vielleicht erhält man einen ersten Hinweis, einen Rückschluss, wenn man diesen Akt transpersonaler Heilung zunächst als Prozess betrachtet. Der Einstieg in TT ist der Akt der Zentrierung des Bewusstseins; diese Geisteshaltung wird während der gesamten TT-Sitzung aufrechterhalten, sogar während die Therapeutin gleichzeitig die jeweils passenden Fähigkeiten an ihrem Patienten anwendet. Dies bedeutet natürlich, dass sich die TT-Therapeutin während der gesamten Heilungssitzung in einem veränderten Bewusstseinszustand befindet. Mit der Zeit wird deutlich, dass eben dieser Zustand die Befähigung der Therapeutin zutiefst fördert und unterstützt. Aus dem zentrierten Zustand heraus wendet sich die Heilerin an das universelle Heilungsfeld und lädt die Energien ein, durch sie und durch das Feld der hilfsbedürftigen Person zu strömen. Nachfolgend finden Sie einige Beschreibungen, wie diese Verbindung erlebt wird. Sie sind meinen Unterlagen mit Berichten entnommen, die ich im Laufe der Jahre von TT-Therapeutinnen erhalten habe.

- Wenn wir unsere Aufmerksamkeit nach innen richten und das innere Selbst suchen, das in den Tiefen unseres Wesens wohnt, nehmen wir das reine Pulsieren des Lebens wahr und erweitern unser Bewusstsein bis zum Ursprung seines Fließens und darüber hinaus.

- Wir stellen uns auf die veränderte Wahrnehmung ein und werden uns einer geordneten Präsenz oder Intelligenz bewusst, richten unsere Aufmerksamkeit darauf und „hören zu".
- Ein neuer Kommunikationsweg – eine resonante Verbindung – zeichnet sich immer deutlicher ab, und wir richten unsere Aufmerksamkeit stärker nach innen und in die Tiefe. Achtsam darauf bedacht, diesen hauchzarten Faden feinstofflicher Verbindung nicht abreißen zu lassen, lauschen wir weiter aufmerksam und mit ernsthafter Sensibilität auf eine Antwort.
- Wir spüren eine tief verwurzelte Antwort, die fließend aus dem Inneren aufsteigt. Sie ist das, was wir suchen, und in diesem seltenen Zeit-Raum fungiert sie als ein schwach erinnerter Bezugspunkt für unsere jetzt gespannte, stark fokussierte Aufmerksamkeit.
- Mit noch klarerer Absicht weiten wir den Fokus unserer zentrierten Aufmerksamkeit und folgen noch der leisesten Spur einer Antwort auf höhere/tiefere Bewusstseinsebenen. Mühelos verbinden wir uns: Klick! und wir sind an einem anderen „Ort", in einem einzigartigen, veränderten Zeitrahmen.
- Nahtlos wird die Energie oder das „Gefühl", das durchkommt, in einem einfachen Akt sanften Mitgefühls sublimiert, während es leicht auf die Bedürfnisse des Patienten zugeschnitten wird.
- Die TT-Therapeutin nimmt das Streben nach Heilung des anderen nun als müheloses Gefühl des Einsseins, eines verbundenen Einswerdens sowie als ein aufsteigendes Gefühl von Frieden und ungebrochener Stille wahr. Es ist, als sei ein kostbarer Aspekt des eigenen inneren Selbst berührt worden, und wie immer ist es als unabweisbarer Verbündeter da, um anderen oder uns selbst zu helfen oder zu heilen.

Der Hinweis, dass die Frage „Wie bin ich dazu gekommen?" auf Grundannahme Nr. 4 anspielt, ist darin zu finden, dass die Therapeutin sich in dem Moment, in dem sie mitfühlend dem Ruf eines hilfsbedürftigen Menschen folgt, für das universelle Heilungsfeld sensibilisiert. Dieser Zustand des Erwachens schlummerte als Potenzial tief in ihrem Inneren, ein uraltes limbisches Nest neurochemischer Antennen. Um dieses Potenzial zu verwirklichen, begibt sie sich in einen veränderten Bewusstseinszustand, indem sie ihre Gedanken zu einer anhaltenden Zentrierung ihres Bewusstseins formt. Aus diesem zentrierten Zustand heraus stellt sie ihre Verbindung mit dem her, was sie für die Heilenergien des universellen Feldes hält; für manche ist dies die Erfahrung der Gemeinschaft mit den immateriellen Netzwerken. Dann wendet sie sich dem Prana-Strom zu, der die Grundstruktur der psychodynamischen und mentalen Felder des Patienten bildet – nun fließen zwischen Therapeutin und Patient Interaktionen feinstofflicher Energie. Um den Sinn dieser zusammenströmenden Informationen zu verstehen, greift die Therapeutin auf ihren offenen, natürlichen Zugang zur Sprache der Intuition zurück, deren Idiom allen Menschen zur Verfügung steht. Diese Ausdrucksform wird als ein Aspekt des Empfindungsvermögens verständlich, ein feiner, ursprünglicher Wahrnehmungszustand, der sich oft durch Körpersprache äußert.

Inzwischen wird der Drang zur Selbsterweckung, der mit dieser Suche nach Gemeinschaft verbunden ist, stark unterstützt durch die ständige Präsenz des Mitgefühls als Kraft, die den Heilungsakt motiviert, seit er mit der Antwort der Therapeutin auf den Ruf begonnen hat. Diese potente Mischung ruft in der Heilerin latente mediale und mentale Fähigkeiten wach, die sie nun ihrem Vorrat an wirksamen Heilungswerkzeugen hinzufügen kann, Instrumente, die häufig zum Einsatz kommen, wenn sie im Interesse ihres hilfsbedürftigen Heilungspartners mit dem immateriellen Netzwerk intelligenter Kräfte zusammenarbeitet. Im Folgenden zeige ich, wie ich selbst versucht habe, mir die Frage zu beantworten, wie ich dazu gekommen bin, sowohl bei meiner Zentrierung als auch in der TT-Interaktion.

Wie bin ich dazu gekommen? – Zentrierung

- Ich habe mich an einen „Ort“ versetzt – in eine nicht-physische Dimension, in einen Bewusstseinszustand, der aus dem Stoff ist, aus dem die Träume sind; das heißt, er war ähnlich, aber nicht ganz derselbe.

- Ich bin einfach aus meinem Körper heraus in das umgebende feinstoffliche Energiefeld getreten. Es hat sich sofort wie ein Déjà-vu angefühlt.
- Es war ein zeitloser Moment.
- Ich habe nur Stille, Frieden, Ruhe, ja heitere Gelassenheit wahrgenommen. Es war eine freundliche Stille; dennoch war sie von einer gespannten Ruhe durchdrungen.

Wie bin ich dazu gekommen? – Die TT-Interaktion

- Wenn ich meine Aufmerksamkeit meinem Klienten zuwende, verlangsamt und vertieft sich meine Atemfrequenz, ein tiefes „Zuhören" wird möglich, und ich merke, dass mein Herz-Chakra und meine Hand-Chakras „eingeschaltet" sind. Ich kann immer noch so sehen wie sonst auch; aber mein Gesichtsfeld hat seinen Fokus offenbar verschoben, und ich bin anscheinend kurzsichtig. Der Brennpunkt liegt irgendwo hinter meinen physischen Augen, während mein Blick zugleich aus einem Bereich etwa fünf bis zehn Zentimeter vor meiner Stirnmitte zu kommen scheint.
- Ein starkes Band des Mitgefühls verbindet mich mit dem Patienten, und ich merke, dass mein Kronen- und mein Ajna-Chakra aktiv sind. Aus diesem Kompendium feinstofflicher Funktionen heraus weiß ich, wo ich meine Hand-Chakras leicht auf oder knapp über dem physischen Körper des Patienten platzieren muss, während ich die Therapeutic Touch®-Sitzung fortsetze.
- Ich erlebe die Kraft konzentrierter Kommunikation von Geist zu Geist, die tief in mir zu einem intuitiven Erfassen der Wurzel des Problems führt, sowie ein gefühltes, flüchtiges Wiedererkennen oder den Hauch einer tiefen Erinnerung an die Präsenz einer alten, weisen Freundin, einer unersetzlichen Verbündeten.

Persönliche Erfahrungen verschiedener Heilerinnen mit Grundannahme Nr. 4

Oft spüre und fühle ich die Anwesenheit von Helfern, ohne sie direkt gerufen zu haben. Sie helfen bereits, den Prozess zu leiten.

- Manchmal bekomme ich Besuch, ein Engel oder ein verstorbener Angehöriger des Heilungspartners. So hatte sich zum Beispiel der Sohn einer Heilungssuchenden suizidiert, und sie hatte dies auch nach zwei Jahren noch nicht verwunden. Während der TT-Sitzungen und manchmal auch davor oder danach erhalte ich Botschaften von ihrem Sohn. Er sagt, er mache sich Sorgen um sie. Ich gebe das weiter, denn diese Klientin ist selbst TT-Praktizierende. Zum Beispiel kann es sein, dass ich mich gerade entspanne und zu Bett gehen will und plötzlich eine Präsenz spüre. Dann entsteht eine Kommunikation von Geist zu Geist über die Patientin. Der Sohn dieser Frau besucht mich wieder und bittet mich, mehr TT zu machen und seine Mutter zu unterstützen.
- Eine wirklich lohnende Erfahrung habe ich mit einem Mann gemacht, der im Sterben lag. Ich war ihm vor der Sitzung noch nie begegnet, aber er war sehr offen und dankbar. Er war sehr kachektisch (ausgezehrt) und befand sich zwischen den Welten. Während der Sitzung geschah Zweierlei. Es gab eine stille Kommunikation, dass seine Frau ihn nicht loslassen konnte und ihn dies zurückhielt. Er war bereit. Außerdem bat er mich, TT mit seiner Frau zu machen. Das tat ich. Ich sagte seiner Frau, dass er erst gehen könne, wenn sie ihn lasse. Sie war bestürzt, ihn leiden zu sehen, und wollte nicht, dass er noch länger leiden muss. Ich schlug vor, sie könne ihm sagen, dass es in Ordnung sei, wenn er gehe, und dass sie zurechtkommen werde. Zwei Tage später, ich machte gerade Sport auf meinem Heimtrainer, war er plötzlich bei mir im Zimmer. Er war hinübergegangen und wollte mir dafür danken, dass ich seiner Frau geholfen hatte. Das war zwischen 16.30 und 17.00 Uhr. Am nächsten Tag erhielt ich einen Anruf von einer Freundin der beiden. Sie sagte mir, er sei am Vortag um 16.30 Uhr gestorben.

- In der Phase der Hinwendung erlebe ich es manchmal, dass meine Geistführer mir helfen. Hier ein Beispiel: Ich zentrierte mich und erlebte im Übersinnlichen etwas Ähnliches wie den Moment, wenn man in einer Menschenmenge plötzlich auf eine gute Freundin trifft: „Oh, du bist heute meine Partnerin."
- Wiederherstellung des Gleichgewichts: Ich erinnere mich sehr gerne daran, wie ich am letzten Morgen im Camp Indralaya mit einigen neuen Freundinnen unten am Far East Beach war. Die Sonne schien warm und hell auf uns herab. Ich benutzte dieses Bild und die Erfahrung, auf einem warmen Felsen zu liegen und mich von der warmen Sonne sanft erfrischt zu fühlen, im Hintergrund die Ruhe des Ozeans. Die Energie dieser Erinnerung halte ich in meiner linken Handfläche in Form eines Dunstschleiers bereit, der von den Nebennieren des Patienten angesaugt werden kann. Das tue ich so lange, bis das Ansaugen nachlässt oder aufhört.
- Wiederherstellung des Gleichgewichts: Glatte, angespannte Bereiche, den Heilungspartner bitten, tief durchzuatmen; Bereiche klären. Mit und ohne Handauflegen. Ich sende ruhige, friedvolle Energie. Ich sehe den Bereich als ganz und ausgeglichen. Manchmal rufe ich Helfer herbei. Manchmal spüre ich sie, ohne sie gerufen zu haben.
- Beim Wiederherstellen des Gleichgewichts fließt die Energie durch mein Herz-Zentrum. Ich werde durch mein Drittes Auge und mein Kronen-Chakra sowie mein Herz geführt. Ich bin mit dem Heilungssuchenden verbunden, von innerem Selbst zu innerem Selbst, und erhalte Botschaften, die ich befolge. Ich sende ruhige, friedvolle Energie. Bei Bedarf verwende ich Farben sowie nach Anleitung meines inneren Selbst auch Metaphern. Ich sehe den Bereich als ausgeglichen und ganz und denke mir auch die Person als ganz. Wenn ich Widerstand spüre oder wenn es in Bezug auf die Heilungsfelder der Person viel zu tun gibt, rufe ich Helfer an. Ich entwickle ein Gefühl dafür oder erfasse intuitiv, wen ich rufen soll. Oft sind es Mutter Maria und Engel, je nach Anliegen. Zum Beispiel rufe ich den Schutzengel der Person um Hilfe an und vielleicht ei-

> nen Engel, der für Heilung zuständig ist, oder einen Engel für Liebe. Ich lasse mich oft vom Kronen-Chakra und dem leiten, was ich von der Person erfasse, und würde auch Christus anrufen, wenn ich entsprechend geführt würde.

Therapeutic Touch® geht davon aus – und dies ist eines unserer Leitprinzipien – dass es einen unerschöpflichen Quell an Heilenergie gibt, der allen Lebewesen zur Verfügung steht. So schrieb Dora: „In unserem Kosmos gibt es ein universelles Heilungsfeld. Da alle lebendigen Organismen die Fähigkeit haben, sich selbst und unter entsprechenden Umständen auch andere zu heilen, ist dies wohl der Fall. … Die beiden Hauptbestandteile des Feldes sind Ordnung und Mitgefühl."*

Dieses Verständnis berührt einen der grundlegendsten Unterschiede zwischen Therapeutic Touch® und glaubensbasierten Praktiken des Handauflegens. In den traditionellen Ritualen wurde von einer höheren Macht ausgegangen, die den „Heiler" oder die „Heilerin" als Person mit einer besonderen Gabe auserwählt hatte. An diese höhere Macht glaubten sowohl die Heilerin als auch der hilfsbedürftige Mensch. Bei Therapeutic Touch® entstammen die Eigenschaften, die Merkmale, die Bezeichnung der Energie des universellen Feldes sämtlich dem individuellen „inneren" Erleben jeder Heilerin. Der Heilungssuchende muss sich keiner Ansicht darüber anschließen, woher die Heilenergien kommen. Grundannahme Nr. 4 berührt die Art und Weise, wie manche TT-Therapeutinnen und manche Heilungspartner die Heilenergien erleben. Wie wir gezeigt haben, ist diese Erfahrung recht verbreitet; maßgeblich ist sie jedoch in keiner Weise.

* Dora Kunz, Die spirituelle Dimension des Heilens, S. 43.

TEIL 2

Erfahrungswissen in Therapeutic Touch®

Explorative Studien über Therapeutic Touch®

6

„Über meine Schulter geschaut“: Eine Achtsamkeitsstudie

Es gibt untrügliche persönliche Erkenntnisse, die die Heilerin während der TT-Sitzung erhält und die sie sensibel durch die feinstofflichen Energiemuster führen, die Grundlagen ihrer Entscheidungsfindung regeln und wichtige Fragen über die gerade stattfindende Heilungsinteraktion strukturieren. Diese Erkenntnisse treten allerdings momentan auf und lassen sich nur sehr schwer in die übliche Sprache übersetzen. Außer in Form von persönlich geprägter und äußerst einfühlsamer Lyrik, hochsensibler Prosa und Instrumentalmusik ließ sich diese Erfahrung bisher kaum zum Ausdruck bringen. In einem Versuch, diese hauchzarte innere Brücke zu überqueren, konzentrieren wir uns zunächst auf die Erfahrungsberichte von TT-Therapeutinnen, um herauszufinden, ob wir eine Ahnung davon bekommen können, was bei dieser tiefgreifenden, feinstofflichen Begegnung in den Gefilden des inneren Selbst vor sich geht.

Die vorliegende Studie fragt:

- Welche grundlegenden Erfahrungen werden in der Praxis der Therapeutic Touch®-Therapeutin bei der Verarbeitung von Heilenergien wahrgenommen?
- Wie fühlt es sich an, ein beständiges, lebendiges Zentrum für feine, vitale Lebensenergieströme zu sein, die durch Ihr Wesen fließen?
- Wie können wir die gelebte Erfahrung therapeutisch orientierter feinstofflicher Energieströme definieren, die von einer tief sitzen-

den Intentionalität für das Wohlbefinden eines anderen geleitet werden?

Um die lebendige Basis der Ereignisse, die die Heilung unterstützen, zu ergründen, bildet eine explorative, aber tiefgreifende Untersuchung der verinnerlichten Ausdrucksformen der Therapeutic Touch®-Therapeutin die Grundstruktur der vorliegenden Studie.

Einiges ist allgemeingültig: Heilerinnen, die Krankenschwestern sind – ja, die meisten Klinikerinnen – nutzen die Erfahrungen aus ihrer früheren Berufsausbildung als unmittelbare Grundlage für ihre körperliche Einschätzung des Heilungspartners. Jahrelange Ausbildung und Praxis im Erkennen lebendiger Muster bilden die Basis ihres Blicks für die klassischen diagnostischen Kategorien, in die sich die Symptome ihrer verschiedenen Patienten einstufen lassen. Da wir in der Praxis von Therapeutic Touch® darin geschult sind, dass unsere Einschätzung des Energiefeldes nicht mit einer medizinischen Diagnose übereinstimmen muss, hat die TT-Therapeutin gelernt, diese Beurteilungen zurückzustellen, wenn sie und ihr Patient in die Heilungsphase eintreten. Man muss sich unbedingt darüber im Klaren sein, dass wir bei Therapeutic Touch® keine auf der Diagnose des Patienten basierenden Verfahren formulieren. Jede TT-Sitzung spielt sich im gegenwärtigen Moment ab; jede TT-Therapeutin ist in diesem Moment für ihren Patienten präsent. Sie bestreitet keine Diagnose, aber sie bleibt präsent für das, was der Patient in diesem Moment zeigt. Sehr häufig hören wir von einer Heilerin Sätze wie: „Die Diagnose lautete [x oder y oder z], aber heute trat bei dem Patienten die Sorge um ein Familienmitglied zutage."

Eine TT-Therapeutin nutzt ihre Wahrnehmung, um während der Behandlung Veränderungen oder Rhythmusstörungen in den feinstofflichen Energieströmen des Heilungspartners aufzuspüren. Sie beobachtet außerdem körperliche und emotionale Regungen, um die Gestalt des Heilungspartners als Hinweis auf die gerade ablaufende feinstoffliche Energiedynamik zu erfassen. Neben allen intuitiven Eindrücken nimmt sie auch die Informationen auf, die sie dadurch erhält, dass sie ihre Hände durch den Prana-Fluss der feinstofflichen Energien des Heilungspartners führt. Dieses Amalgam aus feinstofflichen Energiemustern nutzt sie dann als Perspektive für die Einschätzung der gesamten Palette klinischer Beschwerden.

Zu den Ressourcen von Therapeutic Touch®-Therapeutinnen gehört auch der Einsatz der Stimme, um zu erklären und Fragen zu beantworten, sowie der Tonfall der Stimme, um zu beruhigen und Rückhalt zu geben. Sie können ausdrücklich um die Erlaubnis bitten, mit der Behandlung fortzufahren, es sei denn, der Heilungspartner ist mit dieser Absicht gekommen und die Erlaubnis kann vorausgesetzt werden. Die TT-Therapeutin lauscht mit ihren körperlichen Sinnesorganen auf die Stimme des Patienten, um Vitalität und Wirkung wahrzunehmen. Sie kann über ihre Hände, ihr Herz, ihr Drittes Auge und ihre Intuition deutlich eine zunehmend inniger werdende Verbindung mit ihm spüren. Diese mitfühlende Reaktion auf die Probleme des Betroffenen kann sich manchmal als körperliches Unbehagen bemerkbar machen. Die Therapeutin muss darauf achten, dass sie im unpersönlichen Raum zentriert bleibt, damit sie sich nicht zu sehr mit den Symptomen des Heilungspartners identifiziert und dadurch Teil des Problems wird.

Häufig legt die Therapeutin ihre Hände auf die Schultern des Heilungspartners, um ein Gefühl für die Prana-Ströme zu bekommen, die im Bereich des Plexus brachialis* zusammenlaufen, dem physischen Ort des anatomischen „Sammelbeckens für Stress“. Sie leiht dem Klienten ihre eigenen zentrierten, gesunden feinstofflichen Energiefelder als Gerüst, das er als gesundes Modell für die Umstrukturierung seiner eigenen Energiefelder nutzen und mit denen er arbeiten kann. Mit dem Fortschreiten der TT-Sitzung spürt die Therapeutin zunehmend die Auswirkungen des frisch einfließenden Pranas, das sie durchströmt, da sie als Kanal für das Wohlbefinden des Heilungspartners dient. Außerdem wird sie sensibel für seine Bereitschaft sich behandeln zu lassen, die sich oft durch einen tiefen Atemzug ankündigt, ein erstes Anzeichen für eine tiefe Entspannungsreaktion, die in der Regel im weiteren Verlauf der TT-Sitzung eintritt.

* Armgeflecht (Anm. d. Ü.)

Gleichzeitig nimmt die Therapeutin die inneren Signale ihrer eigenen Bereitschaft wahr – vielleicht ein „Kribbeln" in den Händen, „Hitze" in den Handflächen und eine Welle mitfühlender Empfindungen, die sich von ihrem Herz-Chakra zu seinem Herz-Chakra ausbreitet. Diese starken Reaktionen des Herz-Chakras können intuitive Geistesblitze über seinen Zustand auslösen, und die aufmerksame Therapeutin nutzt diese Intuitionen, um Einblicke in körperliche und emotionale Probleme des Heilungspartners zu gewinnen. Gleichzeitig erhält sie oft subtile Behandlungshinweise. Daran zeigt sich, dass Therapeutic Touch® ein Weg ist, auf dem die Therapeutin beständig Tieferes über den Heilungspartner und gleichzeitig über sich selbst erfährt, während sie voranschreitet auf diesem multidimensionalen Pfad der mitfühlenden Zuwendung zu allen Menschen, die krank oder verwundet sind, ein Trauma erlitten haben oder vor dem endgültigen Übergang stehen. Dies geschieht im Rahmen der kontinuierlichen Erforschung ihrer eigenen inneren Reise.

Der doppelte Aspekt von Therapeutic Touch®

Empirisch

Dora Kunz und ich haben unseren Schülerinnen immer gesagt, sie sollten nichts von dem glauben, was wir ihnen sagen, sondern im Labor des Selbst, wie wir es schließlich nannten, ihre eigenen Erfahrungen auf den Prüfstand stellen. Das Herzstück von TT ist der Zustand der anhaltenden Zentrierung. Die TT-Therapeutin lernt, dass die Zentrierung nicht nur ein verstärkender Faktor für die Heilung anderer ist, sondern auch eine Verbindung zu ihrem inneren Selbst herstellt. Sie lernt, dass das Mitgefühl, das sie gegenüber dem Patienten empfindet, ein Verbündeter auf ihrem Heilungsweg ist.

Wenn sie in der Schätzungsphase von TT zentriert bleibt, entdeckt sie ein Muster aus verschiedenen Konstellationen von Vitalenergie-Flüssen, psychodynamischen Motiven, Gedankenformen und anderen Ausdrucksformen des Bewusstseins. Während der Einschätzung entwickelt sie die Sensibilität ihrer Hand-Chakras, um diese Muster immer besser als Hinweise zu erfassen. Außerdem bestärkt die Beziehung der Hand-Chakras zum Herz- und Kronen-Chakra die Therapeutin in ihrer Absicht zu helfen oder zu heilen. Möglicherweise erkennt sie, dass die Visualisierungen ihren Ursprung im Stirn-Chakra haben, was dann die Kommunikation von Geist zu Geist über das Kronen-Chakra anregt, was sich wiederum synergetisch auf den gesamten Chakra-Komplex auswirkt. Wenn die Therapeutin beschließt, Energie aus dem universellen Feld zum Patienten zu lenken, bleibt sie geerdet und zentriert; gezielt fokussiert sie die genaue Richtung und Tiefe der Energie, die dem Patienten angeboten wird.

Theoretisch

Vom Zeitpunkt des Rufs eines hilfsbedürftigen Menschen an empfindet die TT-Therapeutin Mitgefühl. Es geht vom Herz-Chakra aus und wird zu einer Kraft, die den TT-Prozess begünstigt. Sie versetzt sich in den Zustand anhaltender Zentrierung – ein Akt der Innerlichkeit. In dieser Welt kann die Therapeutin lernen, die Dynamik des Vitalenergie-Feldes ohne Kontakt/Berührung zu verstehen. Intentionalität leitet die Entscheidungen, die die Therapeutin trifft, und wird zu einer charakteristischen Kraft des Selbst. In der Dynamik der TT-Interaktion können die Chakras als Zentren verschiedener Bewusstseinsarten verstanden werden. Die Therapeutin nimmt Hinweise aus dem vitalenergetischen Feld des Patienten als Möglichkeit wahr, Informationen zu erhalten. Diese Informationen können dann an andere TT-Therapeutinnen weitergegeben werden.

„‚Über meine Schulter geschaut‘: Eine Achtsamkeitsstudie“ ist eine erste Befragung über das Heilen, dieser menschlichsten aller menschlichen Bestrebungen, aus der Sicht der Heilerin.

Der Zweck der Studie

Zweck von „Über meine Schulter geschaut“ ist es, der einzelnen TT-Therapeutin dabei zu helfen, unbewusste Inhalte und Erfahrungswissen ins Bewusstsein zu holen. Die Formulierung „Über meine Schulter geschaut" soll bedeuten: „Ich stehe hinter mir und beobachte mich selbst bei einer TT-Sitzung."

Therapeutic Touch® bietet die Möglichkeit, die tieferen Ebenen im Unbewussten der Therapeutin zu wecken. TT greift auf den subliminalen Bereich des Gehirns zu und kommt bis in die Nähe des inneren Selbst. Hier interagieren universelle archetypische Motive mit dem kollektiven Unbewussten, wenn die TT-Therapeutin den Prozess zugunsten ihres Heilungspartners einsetzt.

Therapeutic Touch® in der Praxis

Die Ausübung von Therapeutic Touch® bietet ein Sesam-öffne-dich zu einer Realität, die sich von der unseres Alltagsbewusstseins unterscheidet, einer Realität, die auf mehreren Bewusstseinsebenen gleichzeitig existiert. Die TT-Therapeutin nutzt die Kraft ihres mitfühlenden Sehnens, um Zugang zu ihrem eigenen Energiefluss (Prana) zu finden, und damit ihrem Heilungspartner, der sich in einem Zustand unausgewogenen Prana-Flusses befindet, zu helfen oder ihn zu heilen. In erster Linie wird die TT-Therapeutin tätig, um seinen feinstofflichen Energiesystemen wieder zu einem ausgeglicheneren Zustand zu verhelfen. Sie handelt im Moment, achtsam gegenüber ihren inneren Eingebungen, in tiefem Zuhören, um die intuitive Führung durch ihr inneres Selbst zu spüren, während sie einem anderen Menschen mit geeigneten TT-Techniken hilft oder seine Heilung ermöglicht. Gleichzeitig begibt sie sich auf eine Reise nach innen, um in diesem Akt mitfühlender Fürsorge ihr inneres Selbst als Verbündeten, Führer und Lehrer zu finden.

Im Laufe der Zeit lernt die TT-Therapeutin, diese Fähigkeit zur intuitiven Kommunikation zu verfeinern. In einem Zustand der Innerlichkeit arbeitet sie gemeinsam mit ihrem inneren Selbst auf das Ziel hin, ihr Potenzial zur Selbstentfaltung mit hoher Zuverlässigkeit zu verwirklichen.

Kurz gesagt, die aufeinander aufbauenden Phasen des TT-Prozesses, die sie einsetzt, um ihrem Heilungspartner zu helfen oder ihn zu heilen, sind:

1. Sie verspürt den Ruf, jemandem zu helfen, der krank ist, ein Trauma erlitten hat, verwundet ist oder sich dem Ende seines Lebens nähert.
2. Sie versetzt sich in einen veränderten Zustand, in dem sie ihr Bewusstsein anhaltend zentriert und während der gesamten Heilungssitzung in diesem Zustand bleibt.
3. Angetrieben von der mitfühlenden Sorge um den Heilungspartner sucht sie Hilfe und Führung bei ihrem inneren Selbst.
4. Sie kann eine erhöhte Empfänglichkeit und Reaktionsfähigkeit ihres vitalenergetischen und psychodynamischen Feldes gegenüber ihrem inneren Selbst, dem Heilungspartner und seinem inneren Selbst sowie anderen Intelligenzen spüren.
5. Im weiteren Verlauf ihrer TT-Praxis kann sie eine zunehmende und erweiterte Sensibilität entwickeln, zu der auch das Gefühl gehört, dass ihre oberen Chakras „eingeschaltet“ und hellwach sind.

Methodik

Voraussetzungen und Stichprobengröße: Um zu gewährleisten, dass die Antworten ausgereift sind, mussten die teilnehmenden TT-Therapeutinnen über mindestens drei Jahre Erfahrung mit dem Therapeutic Touch®-Prozess verfügen. An dieser Studie nahmen achtundzwanzig Personen teil.

Studienumfang

Obwohl die TT-Erfahrung während der Heilungssitzung ein Prozess ist und als solcher als Kontinuum behandelt werden sollte, wurde die Erfahrung einer Therapeutic Touch®-Sitzung in sechs kurze Phasen unterteilt, um den Umfang dieser Studie klar zu formulieren. Den teilnehmenden TT-Therapeutinnen wurden konkrete Fragen gestellt, die jede Phase definieren.

1. Ruf/Annäherung/Zentrierung

Was erleben Sie als Erstes, wenn Sie sich Ihrem Heilungspartner (Heilungssuchenden, Patienten oder Klienten) zu Beginn einer TT-Sitzung nähern?

2. Hinwendung

Was machen Ihre Hand-Chakras in der Phase der Hinwendung, wenn Sie sich Ihrem Heilungspartner zuwenden und sich darauf vorbereiten, in die TT-Einschätzung seiner Situation einzusteigen?

3. Suche/Einschätzen des Energiefeldes/Assessment/Scannen

Wie nehmen Sie die Informationen auf? Welche Chakras werden aktiviert? Gibt es eine Reihenfolge? Können Sie sie beschreiben?

4. Wiederherstellung des Gleichgewichts

Woher wissen Sie, wann sich Ihr Bewusstseinszustand ändert? Nutzen Sie bestimmte Chakras? Nehmen Sie bestimmte Körperpositionen oder Haltungen ein? Wie unterstützen Sie Ihren Heilungspartner dabei, ins Gleichgewicht zu kommen? Welche Form der Wiederherstellung des Gleichgewichts ist für Sie die klarste?

5. Abschluss

Woher wissen Sie, dass eine TT-Behandlung abgeschlossen ist?

6. Nachhall

Haben Sie nach der TT-Sitzung Träume, Fantasien oder irgendeine Art der Interaktion aus der Ferne mit Ihrem Heilungspartner? Welche und wie oft?

Eine Teilnehmerin meinte sehr klug: „Es ist schwer, das natürliche Auf und Ab eines heilenden und helfenden Akts, der aus dem eigenen tiefen Inneren und Äußeren kommt – zusammen mit dem tiefen Inneren und Äußeren eines anderen – in einzelne Teile zu zerlegen. Beim

TT verbindet man das zutiefst Innere seines eigenen Wesens mit dem Inneren des Wesens eines anderen. Der Heilungsakt hat begonnen. Inneres und Äußeres sind eins mit dem Universum. Unsichtbares mit Unsichtbarem, aber alles sehenden Auges."

Die TT-Praxis ist in erster Linie eine Erfahrung der rechten Hirnhälfte. In der Anfangsphase der Ausbildung wehrt sich die linke Hirnhälfte der Schülerinnen oft gegen die Vorstellung, dass in diesen unsichtbaren Welten etwas passieren könnte. Zu unserer Entwicklung als Heilerin gehört auch, die linke Hirnhälfte darin zu schulen, die Wahrnehmungen der rechten Hirnhälfte zu validieren.

Daher unsere Studie „Über meine Schulter geschaut".

Reaktionen auf die Phasen

Praktizierende wurden gebeten, ihre Reaktion auf die verschiedenen Phasen einer Heilungssitzung zu beschreiben.

Annäherungsphase

Um die TT-Heilungserfahrung in Gänze zu erfassen, wurden die Reaktionen während der Annäherungsphase in TT aus mehreren Perspektiven betrachtet. Vorauszuschicken ist, dass einige Therapeutinnen andere therapeutische Praktiken mit definitiven TT-Techniken verknüpften, wenn es dem Kontext der Bedürfnisse des Heilungspartners entsprach. Dies entspricht der breiten Definition der Therapeutic Touch®-Praxis.

Erfahrungen mit Ähnlichkeiten zu anderen Heilungsmodalitäten

53% begannen mit einer Art körperlicher Beurteilung des Heilungspartners, entweder in Form einer tatsächlichen körperlichen Einschätzung oder durch Atmen im Einklang mit dem Heilungsempfänger in der Annäherungsphase.

Zu Beginn der Behandlung hatte die Therapeutin oft gemischte Gefühle, die eine gewisse Besorgnis hervorriefen. Es überkam sie eine gespannte Erwartung auf ein neues Unterfangen, die durch die Vorfreude und Neugier auf das, was passieren würde, noch beflügelt wurde. Oder sie verspürte eine leichte Angst: *Welchem Zweck dient diese Heilungssitzung?* und *Bin ich gut genug?* Dabei sprach die Therapeutin mit ihrem eigenen inneren Selbst und fragte sich, wie sie vorgehen sollte. Häufig spürte sie auch die Gegenwart ihres inneren Selbst. Ihr wurde wieder bewusst: *Hier geht es nicht um mich*, und sie erkannte: *Ich bin offen für Entdeckungen* und akzeptiere die Heilungsbegegnung als solche.

28% aus der Gruppe wendeten persönliche Praktiken an, zum Beispiel: Kontakt mit der Natur aufzunehmen, sich selbst zu beruhigen, sich psychisch und spirituell auf die Vermittlung für den Heilungspartner vorzubereiten, auf das Kronen-Chakra zuzugreifen und um Kraft oder Energie bitten, um anderen zu helfen. Einige andere baten im Stillen das innere Selbst des Heilungspartners um die Erlaubnis zu heilen, führten ein persönliches Ritual durch, um sich für die Heilkräfte zu öffnen, oder stimmten im Stillen eine sich wiederholende Anrufung an, indem sie *Frieden* oder *Ruhe* sagten, oder sie projizierten aktiv in Richtung des Empfängers, indem sie sagten: *Ich sende meine Liebe und meinen Frieden.* Einige wenige gingen langsam auf den Heilungspartner zu und fragten sich in Gedanken: *Wer ist dieses Wesen?*

Individuelle Praktiken überwogen, darunter Gebete, Intonationen, Mantras und persönliche Rituale. Mehrere Personen führten in der Annäherungsphase stille Gespräche mit dem inneren Selbst des Heilungspartners. Wo es angebracht war, erklärten andere dem Empfänger TT oder nutzten leisen Humor; oder sie spielten in dieser Phase Musik ein. Eine Therapeutin spielte auf der Harfe und eine andere sagte: „Mir ging das Gayatri [ein altes Sanskrit-Mantra] durch den Kopf.“

Typische Erfahrungen beim Einleiten des TT-Prozesses

Die Therapeutin versetzt sich in einen Zustand anhaltender Zentrierung, und zwar entweder bevor sie mit der Annäherung beginnt, während der Annäherung oder wenn sie den Heilungspartner erreicht. Diesen alternativen Bewusstseinszustand behält sie bis zum Ende der Sitzung bei. Sobald die Therapeutin fest im Zustand anhaltender Zentrierung verankert ist, beginnt sie die innere Reise auf der Suche nach einer Verbindung zu ihrem inneren Selbst.

Ein Hauptfaktor, der dem Verhalten der Therapeutin in der Annäherungsphase zugrunde liegt, ist eine mitfühlende Reaktion auf den Ruf eines hilfsbedürftigen Menschen. Ist das Mitgefühl erst einmal geweckt, wirkt es wie ein psychischer Motor, der die Bemühungen der TT-Therapeutin während der Heilungssitzung antreibt. Die Kraft des Mitgefühls unterstützt das anhaltende Bemühen der Heilerin, dem Heilungspartner zu helfen oder ihn zu heilen, und beschleunigt den gesamten Prozess.

Oft beginnt die Therapeutin die Einschätzung, indem sie ihre Hände auf die Schultern des Empfängers, auf den Brachialplexus (das Armgeflecht) am Nackenansatz oder möglicherweise auf den Bereich der Nebennieren legt. Während sie die feinstofflichen Felder des Partners auf Anzeichen von Prana-Ungleichgewichten untersuchen, haben einige TT-Therapeutinnen das Gefühl, dass zusätzlich zur Aktivierung ihrer Hand-Chakras auch ihr Drittes Auge, das Ajna-Chakra aktiviert wird. Andere meinen, die Problembereiche lebhaft zu visualisieren. Einige wenige leiten absichtlich die Deep-Dee-Begegnung ein und beschreiben sie wie folgt: „Ich spüre eine unmittelbare Verbindung meines Herz-Chakras mit dem Herz-Chakra des Partners“ oder „Ich verbinde mich mit dem Partner, von innerem Selbst zu innerem Selbst“.

Erfahrungen, die neue Konzepte hervorbringen

Im weiteren Verlauf spürt die Therapeutin, dass eine Präsenz beteiligt ist. Sie lernt, sich selbst zur Ruhe zu bringen und nimmt ihr inneres Selbst in der Sitzung als Verbündeten wahr. „Ich verbinde mich mit dem goldenen Licht in mir“, sagte eine Studienteilnehmerin. Wird die anhaltende Zentrierung öfter praktiziert, führt die Therapeutin diesen Zustand häufig gezielt herbei und konzentriert sich bei der Annäherung an den Heilungspartner regelmäßig auf ihr inneres Selbst. Überraschend schnell merkt sie, dass sie bei Bedarf direkt mit ihrem inneren Selbst kommunizieren kann.

Im weiteren Verlauf dieser direkten Beziehung zu ihrem inneren Selbst nimmt sie allmählich eine spürbare Veränderung ihres Bewusstseins, ihres Interesses und ihrer Erwartungen wahr. Entsprechend verändert sich ihr Verhalten und sie stellt fest, dass ihr Handeln in der Annäherungsphase behutsam ist; sie spricht leise mit ihrem Heilungspartner, der nun wirklich ein Partner oder Mitarbeiter bei diesem Heilungsakt ist. Dies berührt sowohl die Therapeutin als auch den Empfänger zutiefst, und die Therapeutin spürt immer deutlicher, dass sie und ihr Partner von einer „tiefen Stille“ umgeben sind. „Die Stille“, sagt sie, „ist ein Kennzeichen meiner Bereitschaft“. Da sie ihre Erfahrung mit zunehmder Übung bewusst vertieft, lautet ihr Kommentar dann: „In diesem stillen Raum spüre ich eine gemeinsame Verbindung“ und „Es ist still und es ‚fühlt‘ sich echt an.“ Sie hat die „Muttersprache“ ihres inneren Selbst gehört, und es interpretiert die Stille für sie neu.

Mit der Zeit nimmt die Therapeutin ihre eigenen Energiefelder genauer wahr. Damit einhergehend ist sie auch enger mit der Natur verbunden. Mehrere Personen bemerkten, dass sie „jetzt tiefer in Kontakt mit der Natur“ kommen. Mit ihren Hand-Chakras nimmt sie Hinweise auf ein Ungleichgewicht beim Heilungspartner besser wahr. Einige TT-Therapeutinnen nehmen die Hinweise kinästhetisch wahr, wohingegen andere die Prana-Ströme nicht als Hinweise erkennen konnten, das heißt, sie konnten zwar die feinstofflichen Energieströme nicht genau zuordnen, aber sie konnten die Energie des Heilungspartners „spüren“. Einige Therapeutinnen waren in der Lage, die feinstofflichen Felder ihrer Partner deutlich zu visualisieren. Die Genauigkeit reichte von „Ich habe gemerkt, dass sie innerlich etwas bedrückt“ über „Die verborgenen Probleme im Feld des Partners wurden sofort erkannt“, bis hin zu Kommentaren wie „Die Begegnungen unterscheiden sich etwas voneinander, je nachdem, ob es sich um neue Heilungspartner, um lange bekannte, vertraute Personen oder um Fernheilungen handelt“.

Sowie die Therapeutin tiefer in die TT-Praxis einsteigt, können mehrere Anzeichen dafür auftreten, dass sie ihre Chakras aktiv und bewusst einsetzt. Zum Beispiel: „Sobald ich die Absicht habe, mit einem Klienten zu arbeiten … sind augenblicklich die Chakras beteiligt.“ Genauer gesagt: „Fast sofort erhalte ich durch meine Hand-Chakras Informationen über die Interaktionen im psychodynamischen Feld", die dann durch das Herz-Chakra und das Dritte Auge gesendet (verständlich gemacht) werden. Wenn die Therapeutin die anhaltende Zentrierung aufrechterhält und vertieft, können die Hand-Chakras warm werden. Andere spüren tatsächlich, wie die Hand-Chakras „aufleuchten". Mit fortschreitender Praxis begann die Therapeutin, „meine Chakras als Instrumente einzusetzen". Eine andere spürte, wie sich ihre „Hand-Chakras öffneten und empfänglich wurden, als ob sie Antennen wären". Diese Praktiken erforderten wenig Anstrengung – „Meine Hände sind behutsam und beweglich" und „Ich höre auf Mitteilungen [über den Zustand meiner Partnerin] von meinen Hand-Chakras" – und konnten sehr speziell sein: „Meine Hand-Chakras waren sowohl im Hier und Jetzt als auch in einer ferneren Wirklichkeit."

Wie seit der Antike bekannt, verfügen die Hand-Chakras offenbar über das Potenzial, einen unausgeglichenen Zustand bei anderen wahrzunehmen. Außerdem scheinen die Hand-Chakras förmlich dazu „hingezogen" zu werden, die Einschätzung im TT vorzunehmen und den Hilfs- oder Heilungsprozess zu unterstützen. Eine Therapeutin sagt dazu: „Die Hand-Chakras kribbeln und drängen darauf, sich bereit zu machen – sie vibrieren und es gibt einen ‚Sog', beim Heilungspartner eine TT-Einschätzung vorzunehmen." Dieser Sog wird als eine anziehende Kraft beschrieben, die „nach unten zieht", und „die Anziehung ist oft wie bei einem Magneten."

Bei einer dritten Therapeutin „bewegen sich meine Hände durch die Schwingungen des Partners und schätzen die Veränderungen bei Temperatur und Dichte ein. Sie fährt fort: „Dabei schließe ich oft die Augen und sehe … Farbveränderungen." Eine andere reagiert auf „ein leichtes Kribbeln in den Händen, und vor meinem inneren Auge entsteht eine blau-weiße Farbe." Weitere Reaktionen sind etwa:

- Ich lausche tief in meine Hand-Chakras hinein und erhalte (eindeutige) Botschaften von der Stimme meines inneren Selbst.
- Jede Hand gibt mir unterschiedliche Informationen, und es muss eine Synthese erfolgen, damit die Botschaft verständlich wird.

- Es laufen mehrere Dinge gleichzeitig ab. [In Bezug auf ihre Hand-Chakras]
- Ich bin mir meiner Verbindung zum inneren Selbst immer bewusst; es ist wie ein ständiger intelligenter Energiefluss zu meinen Hand-Chakras.

Zwei Therapeutinnen ordneten den Hand-Chakras eine fast identische Bildsprache zu. Eine Person beschrieb dies wie folgt: „Meine Hand-Chakras sind wie kleine Schalen, die (sensibel) auf jede Veränderung reagieren.“ Die zweite sagte: „Kleine Ohren verbinden mein Drittes Auge und mein Herz-Chakra, dann geht die Energie nach unten und erdet.“

Andere Chakras kann die Therapeutin offenbar steuern. Das Stirn-Chakra (Drittes Auge) wird am zweithäufigsten genannt. Eine Therapeutin hat Zugang zu ihrem Stirn-Chakra und kann dessen Funktion beobachten. Mehrere andere spüren einfach ihr Stirn-Chakra, und eine weitere erklärt: „[Bin ich mit] meiner Hand an den Seiten des Partners, schätzt mein Drittes Auge [den Rest seines Körpers] ein … während unsere inneren Selbste miteinander verbunden sind. Die Botschaften kommen meist aus dem Herz-Chakra und sind mit dem Chakra der rechten Hand verbunden, während die linke Hand ganz leicht und langsam den Heilungspartner von Kopf bis Fuß einschätzt. Ich nutze das Stirn- und das Kronen-Chakra und auch Informationen aus meinen Fingern, wo sie die Finger des Empfängers berühren.“

Eines der interessantesten Konzepte, die daraus hervorgehen, lautet: Sowie die Therapeutin zu einem tieferen Verständnis ihrer TT-Praxis und ihrer Verbindung zum inneren Selbst gelangt, entwickelt sie sich dahingehend, dass sie ihre inneren Fähigkeiten selbst erwecken kann. Ein erster Schritt ist ihre Erkenntnis, dass sowohl bei ihr selbst als auch bei ihrem Partner die meisten wesentlichen Aspekte der TT-Interaktion in einem „nicht-alltäglichen“, nämlich dem transpersonalen Bewusstseinszustand stattfinden.

So sagte eine Heilerin: „Plötzlich merkst du, dass du außerhalb von dir stehst … in einem neuen Raum.“ Ein weiterer Indikator für ihr Erwachen ist die Erkenntnis, dass die Therapeutin einen Weg der mitfühlenden Sorge für jemanden eingeschlagen hat, der unter Schmerzen leidet, traumatisiert oder krank ist oder sich im Prozess des endgültigen Übergangs befindet. Eine Therapeutin beschrieb diese Erkenntnis folgendermaßen: „Trotz einer persönlichen Abneigung kam ein unwiderstehliches Mitgefühl auf, einem kranken Menschen helfen zu wollen, und eine Flut von Empathie überschwemmte mich." Eine andere beschrieb diesen Moment wie folgt: „Ich spürte das Leid des Partners in meinem eigenen Kehlkopf-Chakra." Dieses Erwachen der eigenen feinstofflichen Fähigkeiten wird für alle erfahrbar, die bei der Einschätzung im TT den Bezug zu sich selbst als Maßstab für die Beurteilung des Heilungssuchenden einsetzen. Wenn die Therapeutin „das Leiden des Heilungspartners spürt" oder seine „Bauchgefühle" nachempfindet, kann dies einer Identifikation mit dem Heilungspartner nahekommen. Während der TT-Sitzung ist eine Identifikation mit dem Heilungspartner allerdings kontraindiziert, und die anhaltende Zentrierung, die die Therapeutin aufrechterhält, schützt sowohl die Heilerin als auch den Heilungssuchenden. Eine Therapeutin berichtet, dass sie „eine Fülle in meinem Herz-Chakra" spürt, oder sie fühlt „einen (deutlichen) Rhythmus in meinen Händen" und dabei entsteht „sofort eine Verbindung" mit dem Heilungspartner. „Ich fühle mich vollkommen präsent", berichtet eine andere. „Es entsteht ein Gefühl zunehmenden Einswerdens", sagt eine weitere. Und wieder eine andere: „Ich habe mich an einem vertrauten, tröstlichen Ort erlebt."

Derartige Reaktionen können bei Heilerinnen und Heilern vieler verschiedener Disziplinen auftreten und sind nicht auf TT-Therapeutinnen beschränkt.

Weitere Reaktionen

- Ich habe immer Mitgefühl für ihr Leid und möchte helfen. Das ist etwas anderes, als ihr Leid zu fühlen. Ich könnte das mit Leichtigkeit, aber ich weiß, dass es mich aus der Zentrierung bringt, also steht vor diesem Weg automatisch ein „Gesperrt"-Schild. Ich mache mir immer Sorgen, ob ich der Aufgabe gewachsen bin. Gleichzeitig entspanne ich mich und denke spontan daran, dass es im Allgemeinen gut geht und ich nur dafür verantwortlich bin, mein Bestes zu geben. Dieser Teil ist im Handumdrehen vorbei, sobald ich meinen ersten zentrierenden Atemzug mache und mich mit dem Feld der Person verbinde.

- Wenn ich mich dem Heilungssuchenden nähere, spüre ich eine Fülle im Herz-Chakra. Ich erlebe ein tiefes Gefühl des Mitgefühls, das über mich hinausreicht – ein wohlvertrauter Raum, wie ein alter Freund. Sehr tröstlich. Es erfüllt mein ganzes Wesen.
- Wenn ich über meine Annäherungs-Phase nachdenke, bin ich auf eine andere Art aufmerksam und schaue mir über die Schulter. Ich nehme deutlich wahr, dass ich viele Informationen erhalte, wenn ich mich meinem Heilungspartner nähere. Ich spüre ganz stark, dass ich Hinweise über ein Netzwerk der Sinne erhalte, aber selten auf kinästhetische Weise. Ja, ich kann Empfindungen in meinem Inneren spüren, und nein, ich verfange mich nicht in den Vier Drachen Fantasien, Wunschdenken, Übertreibung oder Impulsivität. Ich stelle keine Vermutungen an, ich höre tief zu und bin aufmerksam. Ich bin im Frieden damit und offen für alles, was sich mir in diesem Moment, in dieser Verbindung zeigt. Wenn ich mir über die Schulter schaue, weiß ich auch, dass sich meine anhaltende Zentrierung in Form einer tiefen Stille manifestiert, wie ich sie spüre, wenn ich im Sonnenschein unter einem blauen Himmel stehe. Es ist eine Stille, in der ich Klänge höre und die Rhythmen der Erde spüre. Ich bin mir nicht sicher, ob das die treffendsten Worte sind, aber ich weiß, dass dies mein Zeichen dafür ist, dass ich bereit bin.

Anmerkung der Herausgeberin:
Wie wichtig sind Chakras in der TT-Praxis?

Wie bereits in einem früheren Kapitel erwähnt, ist die bewusste Wahrnehmung des eigenen Chakra-Komplexes, wie sie von einigen Therapeutinnen beschrieben wird, keine Voraussetzung für das Erlernen und Ausüben von Therapeutic Touch®. Der Einsatz der Hände, um energetische Hinweise zu erfassen, ist *eine* Möglichkeit der Wahrnehmung. Wenn Menschen TT gerade erst erlernen, geben sie häufig an, dass sie mit ihren Händen gar nichts spüren, aber die Person, die die Heilung erhält, nimmt Veränderungen bei ihrer Energie, ihren Gedanken, ihren Gefühlen und körperlichen Empfindungen wahr. Das Erwachen innerer Fähigkeiten gehört zu den Vorteilen, die viele durch die TT-Praxis entdecken. Wir erfahren, dass unsere Intuition auf vielfältige Weise mit uns kommunizieren kann. Visualisierungen können Worte, Eindrücke, Bilder, Farben, ein Gefühl für einen bestimmten Bereich des Körpers des Partners, den Grad seiner körperlichen Vitalität beziehungsweise Erschöpfung oder etwas anderes beinhalten. Denken Sie daran, dass alle Teilnehmerinnen dieser Studie mindestens drei Jahre Erfahrung mit Therapeutic Touch® hatten, viele sogar noch deutlich mehr.

Wenn die Therapeutic Touch®-Therapeutin beginnt, Menschen zu helfen oder zu heilen, die krank oder traumatisiert sind, sich im Zustand eines bioenergetischen Ungleichgewichts befinden oder sich dem Ende ihres Lebens nähern, versetzt sie sich in einen nicht-alltäglichen Bewusstseinszustand, der durch die Praxis der anhaltenden Zentrierung gefördert wird. Dadurch, dass sie diesen veränderten Zustand über eine längere Zeit regelmäßig erlebt, entwickelt die TT-Therapeutin häufig das Gefühl, dass Therapeutic Touch® eine Funktion ihrer Spiritualität ist. Das heißt, es ist in erster Linie eine Möglichkeit, wie sie „andere" heilen und dabei gleichzeitig lernen kann, ihre jeweiligen höheren Funktionen selbst zu erwecken. Ebenso ist es eine Möglichkeit, das innere Selbst regelmäßig in ihren Alltag einzubeziehen.

Im Verlauf unserer immer eingehenderen Beschäftigung mit dem Erleben des Therapeutic Touch®-Prozesses, stellten wir fest, dass diese bedeutsamen persönlichen Erfahrungen so fest im Unbewussten verankert sind, dass sich die Therapeutin selbst oft gar nicht bewusst ist, welch tiefgreifende Auswirkungen diese oft intimen Heilungserfahrungen auf ihre eigenen Verhaltensmuster und auf die des Heilungspartners haben.

Ein Merkmal der TT-Erfahrung, das offenbar einen Schlüssel zur

Aktivierung dieser tief sitzenden Facetten im Wesen der Therapeutin enthält, ist, dass ausnahmslos eine alles durchdringende Stille eintritt, die die Anwendung von Therapeutic Touch® zu umgeben scheint. Dies zeigt sich am ausgeprägtesten, wenn eine Gruppe in TT unterrichtet wird. Denn sobald die Teilnehmenden zusammen mit einem Partner mit der Ausführung des Prozesses beginnen, legt sich eine markante Stille über die gesamte Gruppe. In unserer Studie wurde dieses Gefühl der Ruhe von den meisten Teilnehmerinnen angesprochen. Wenn man ihre Aussagen über die Qualität dieser gelassenen, ausgeglichenen Stille im Zusammenhang liest, wird deutlich, dass das Einsetzen dieses ruhigen Daseinszustandes ein Hauptindikator für die Präsenz des inneren Selbst der Therapeutin ist. Diese Atmosphäre der Ruhe und Stille während der Heilungssitzung ist ein charakteristischer Moment des Therapeutic Touch®-Prozesses.

Ein weiterer Eindruck ist, dass jede TT-Behandlung eine einzigartige Begegnung ist, unabhängig davon, ob sich die beiden Personen nur einoder zweimal treffen oder ob die Begegnungen über einen längeren Zeitraum stattfinden. Einzigartig ist sie in Bezug auf

- das, was der Heilungspartner braucht,
- die Ziele der TT-Therapeutin, basierend auf ihren Wahrnehmungen während *dieser* Sitzung,
- ihre bisherige Erfahrung, ihre Lerngewohnheiten, ihre Kultur, ihre persönlichen Rituale und ihr Glaubenssystem.

Eine weitere Beobachtung in diesem Stadium der Studie, zugleich ein Eindruck, den viele TT-Therapeutinnen teilen, ist, dass Raum und Zeit auf die Ergebnisse der Heilungssitzung nicht den gleichen Einfluss zu haben scheinen wie auf die meisten anderen menschlichen Verhaltensweisen.

Hinwendungsphase

In der Hinwendungsphase bewegt sich die Heilerin auf den Heilungspartner zu und sensibilisiert sich währenddessen für seine Präsenz.

Normalerweise streckt sie die Hände aus, und „tastet" nach dem Vitalenergie-Feld des Partners. Die Informationen, die sie dabei aufnimmt, sind feinstofflicher Natur; und um die Erfahrung zu verstehen, muss sie oft auf Metaphern oder Analogien, Visualisierungen, Symbole oder intuitive Ahnungen zurückgreifen. Wofür sie sich auch entscheidet, ihre Wahrnehmungen werden in diesem Moment zu einer bildlichen Darstellung ihrer Realität; die eigentliche Erfahrung aber ist nach wie vor schwer zu beschreiben.

Ergebnisse

- Alle hatten leicht unterschiedliche Erfahrungen.
- Die Antworten basierten auf Eigeninterpretation, und die Blickwinkel waren durch den individuellen Lebenshintergrund geprägt.
- Alle hatten Hinweise darauf, dass sie sich in einem veränderten Bewusstseinszustand befanden und die Dinge introspektiv wahrnahmen.
- Sie hatten das Gefühl, dass das, was sie gerade erlebten, zwar weitgehend unsichtbar und nicht materiell war, stellten mit der Zeit aber oft fest, dass die Erfahrung eine reale Grundlage hatte. Eine Teilnehmerin konnte zum Beispiel bei Personen mit Multipler Sklerose ein Gefühl wie ein „elektrisches Zittern" erkennen; zwei Therapeutinnen konnten ihre Wahrnehmungen dahingehend quantifizieren, dass sie drei verschiedene Faktoren aufweisen; eine Teilnehmerin konnte klar zwischen Alltagserfahrungen und Gipfelerlebnissen unterscheiden.

Was tun Ihre Hand-Chakras in der Phase der Hinwendung, wenn Sie bei TT mit der Einschätzung beginnen?

Sie sind wie kleine Ohren, die sich aufstellen und auf jede Veränderung oder Abweichung achten. Mein Gehirn und sie arbeiten daran, diesen Input in Bilder und Eindrücke zu übersetzen, oft ohne Worte. Ich muss immer noch eine Lösung dafür finden, wie ich die Informationen zusammenführen kann, wenn jede Hand mir völlig unterschiedliche Informationen gibt. Ich muss darauf achten, wirklich nur einzuschätzen, denn wenn ich merke, dass es aus dem Gleichgewicht geraten ist, bin ich versucht, es gleich in Ordnung zu bringen. Sie verbinden sich mit meinem Herz-Chakra und meinem Dritten Auge beziehungsweise Kronen-Chakra, und dann geht diese Energie nach unten und erdet. Es sind drei Prozesse. Einer versorgt mich mit Informationen, der zweite optimiert meinen Energiefluss und der dritte verlagert meine Energie, so dass ich Unterschiede spüre, die Rückschlüsse auf die Situation und die Bedürfnisse des Heilungssuchenden zulassen.

- Je mehr ich das Feld spüre und vom Körper wegbleibe, desto besser kann ich anscheinend energetische Nuancen und Schwingungen wahrnehmen, die ich mit der Zeit als Anzeichen für Arzneimittel in den Feldern bestimmter Leute wahrzunehmen gelernt habe. Anfangs war es sehr unruhig, besonders über und um den Kopf herum. Mit der Zeit und wenn der Heilungspartner weniger Angst vor der Medizin hat (und die Bedeutung von Gedanken und deren Auswirkungen auf den Körper versteht), kann ich die Arzneimittel im gesamten Feld spüren, aber subtiler und mit weniger Angst und Unruhe im Feld.
- Ich versuche, mit dem Feld des Heilungssuchenden in Resonanz zu gehen, was mir wiederum ein Bild des Problems vermitteln kann. Indem ich mich auf die Geschwindigkeit, den Rhythmus und die Vitalität des Feldes und des Energieflusses einstelle, kann ich mir ein Bild von dem Ungleichgewicht machen. Ich kann mich auf die Hand-Chakras konzentrieren, aber anscheinend importiere ich Informationen durch Intuition oder durch alle meine Chakras. Dieser Prozess erzeugt das „Bild" der Schablone für die Heilung, die an diesem Punkt wahrgenommen wird.
- Immer wenn ich nicht mehr richtig weiterweiß, entspanne ich mich über mein Herz-Chakra und höre von dort aus zu. Aber ich muss zulassen, dass sich mein Herz-Chakra mit der universellen Weisheit verbindet – nicht mit meiner „Vorstellung" von universeller Weisheit oder Ganzheit und Ordnung, nicht mit meiner Definition, sondern mit der lebendigen Erfahrung.

- Meine Hände sind sehr nahe an seinem Feld, besonders vor seinen Beinen. Sein Feld liegt eng am Körper an und fühlt sich schlaff an. Sein Feld ist im hinteren Bereich dicker. Meine Hände sind warm und kribbeln.
- [In dieser Sitzung] gehe ich hinein und lege die Hände auf den Arm meiner Partnerin. Meine Hände tasten die immer noch vorhandene dicke Stelle ab und nehmen die Qualität ihres Feldes wahr. Ich spüre die Unebenheiten ihres Feldes um die Brust herum, aber ich stelle fest, dass es sich gehalten hat und voller ist als gestern. Ich arbeite mit dem dünnen Feld neben ihrem Bein.
- Meine Hand-Chakras stellten zunächst eine klare Verbindung zu den Informationen sammelnden Kanälen meines Geistes, meines Körpers und meines Energiefeldes her. Dann richteten sie sich auf das Feld meines Partners auf, um es auf die vorgeschriebene Weise zu scannen. Die Chakras erspürten einige klare Hinweise aus dem physischen Körper, zusätzlich zu denen, die zu den Beschwerden passten, die der Heilungssuchende angegeben hatte. Es entstand auch das beunruhigende Gefühl, dass sowohl im physischen als auch im mentalen/emotionalen Bereich schwerwiegende Ungleichgewichte bestanden, die im einleitenden Gespräch nicht erwähnt worden waren. An dieser Stelle trat die Erkenntnis, dass zum Verständnis des mentalen beziehungsweise emotionalen Ungleichgewichts, eine Verbindung von innerem Selbst zu innerem Selbst erforderlich wäre, wenn das innere Selbst des Heilungssuchenden dies akzeptieren könnte.
- Wenn ich über meine Hände nachdenke, stelle ich fest, dass meine Hinwendungsphase eine Vertiefung der Verbindung darstellt. Ich benutze meine Hände so, wie es mir richtig erscheint, und ich erspüre, was das ist … ob Händchenhalten oder was auch immer. Ich beginne Behandlungen – meistens – mit einer sanften Berührung der Schultern des Heilungspartners und berühre dann mein Herz und zugleich die Schulter des Partners. Mir wird auch klar, dass ich nicht von einem Gewohnheitsmuster spreche. Ich passe meine Art der Hinwendung so an, wie es meiner Meinung nach

in der jeweiligen Sitzung angezeigt ist. Dieser Blick über meine Schulter ist wirklich eine faszinierende Erfahrung. Ich erforsche meine Praxis in der Tiefe.

Such-/Einschätzungsphase

Die TT-Therapeutin setzt ihre Heilungsreise fort und geht nun bildlich gesprochen „über die Brücke“, sie wendet ihre volle Aufmerksamkeit der Suche zu und betritt mit Selbstvertrauen eine neue Dimension der Wahrnehmung.

TT-Therapeutinnen beginnen die Sitzung mit dem Sammeln von feinstofflichen Informationen über den Zustand des Heilungspartners während der Einschätzung seiner feinstofflichen Energieströme (Prana). In dieser Phase lehnen wir uns an die uralte Überlieferung an, wonach gesunde Vitalenergiesysteme „im Gleichgewicht“ miteinander sind und sich „im Ungleichgewicht“ befinden, wenn sie nicht gesund sind. Bei dieser Suche überprüft die Heilerin die verschiedenen Energiekomplexe des Heilungssuchenden auf den aktuellen Stand ihres Gleichgewichts oder ihrer Harmonie. Zu dieser grundlegenden Untersuchung gehört auch das Studium der Schwingungs- und Strömungsmuster, der Rhythmen und des Daseinszustandes der feinstofflichen Energien der Heilerin. Nach Auswertung dieser verschiedenen Faktoren entscheidet die Therapeutin, wie sie dem Partner am besten dabei helfen kann, sein energetisches Wesen insgesamt wieder ins Gleichgewicht zu bringen, und zwar auf der Ebene, die für ihn angemessen erscheint, oder in dem Maße, wie sein Feld es im Moment zulässt.

Die Antworten in diesem Abschnitt zeigen die Gleichzeitigkeit des TT-Prozesses. Während des formellen Unterrichts, wenn der Prozess für die Teilnehmerinnen noch neu ist, ist es hilfreich, die Phasen als einzelne Schritte zu beschreiben, um zu Lernzwecken ein lineares Verständnis zu ermöglichen. Mit der Zeit stellen wir fest, dass Anfängerinnen ganz von selbst zu einer simultanen Beziehung zwischen den Phasen übergehen, sobald sie in ihrer Praxis sicherer werden.

Die folgende Erkenntnis einer Teilnehmerin während ihrer Arbeit mit dem Heilungssuchenden spricht für das Vorhandensein eines natürlichen menschlichen Potenzials und dafür, dass die TT-Praxis Therapeutinnen auf tiefere Ebenen der Selbsterkenntnis führt: „Durch diese Fragen hat sich für mich endlich ein Gesamtbild ergeben. Mir ist klar geworden, dass mein Solarplexus und mein Drittes Auge schon seit meiner Kindheit zusammenarbeiten, um einen Menschen zu beobachten und einzuschätzen. Es war ein Schutzmechanismus. Ich bin in einer Situation aufgewachsen, in der ich verwundbar war, und habe gemerkt, dass mir das geholfen hat. Als ich in die Krankenpflege ging, war es für mich ganz selbstverständlich, dass ich den Patienten einschätze und dabei über das Physische hinausgehe.

Ein Beispiel dafür, wie das bei mir vor TT ablief, fällt in die Zeit, als ich als frisch examinierte Krankenschwester nachts auf einer Station für medizinische Chirurgie [für Patienten mit medizinischen oder chirurgischen Komplikationen] arbeitete. Einer unserer Patienten war ein schwieriger Mann. Er war immer sehr laut und beleidigte das Personal. Eines Abends stand er nackt in seinem Zimmer und beschimpfte die Hilfs- und Pflegekräfte. Alle hatten Angst vor ihm. Ich ging zur Tür, und mein physisches Auge sowie mein Solarplexus schätzten die Situation ein. Ich sah keinen nackten Mann. Mein Drittes Auge teilte mir mit, dass ich einen verängstigten kleinen Jungen sah, und zwischen meinem Solarplexus und meinem Dritten Auge entstand eine Kommunikation mit seinem Herzen. Eine innere Stimme sagte mir, dass ich mich ihm gefahrlos nähern konnte, dass er aber wollte, dass ich mich ihm näherte und mit ihm kommunizierte, und das tat ich. Ich ging auf ihn zu und sandte ihm Liebe und Frieden. Ich fragte ihn, was er benötigte, und sprach mit ihm. Er beruhigte sich und wusste anscheinend Bescheid. Auf diese Weise steige ich oft in die Verbindung mit einem Heilungspartner ein."

Weitere Antworten von verschiedenen Studienteilnehmerinnen zur Such- und Einschätzungsphase lauteten:

- Mit den Händen zuhören und mit den Händen beobachten. Manchmal habe ich das Gefühl, ich mache das auch mit meinen Chakras.

- Ich prüfe das Gleichgewicht – Stellen, die sich bei der Einschätzung einfach nicht richtig anfühlen, und oft spüre ich das Ungleichgewicht auch in meinem Körper.
- Visuell, wie beim Dritten Auge, und sensorisch, wie bei der Herzensverbindung. Empfindungen werden auch in den Händen wahrgenommen, wie Nadelstiche oder Kühle.
- Meine Hand-Chakras werden lebendiger, wenn ich mit der Einschätzung beginne. Das passiert, wenn ich zentriert bin und ins Vitalenergie-Feld des Heilungspartners komme. Ich empfinde eine Schwingung in meinen Handflächen, die sich verändert, wenn meine Hand-Chakras die Vitalenergie und die psychodynamischen Felder spüren. Über die Jahre haben sie mich bei meinen TT-Behandlungen geleitet und mir geholfen, sowohl bei der Einschätzung als auch bei der Behandlung differenzierter zu werden.
- Meine Hand-Chakras übermitteln mir einen Teil der Informationen, aber auch mein gesamtes Feld nimmt Informationen auf. Ich nehme meine eigenen Emotionen wahr und spüre die Emotionen meiner Partnerin; meine Psyche spürt ihre Gemütslage. Ich erkenne auch ihre Stressmuster und ihr Nervensystem. Ich verstehe noch nicht alles, aber ich bekomme diese Informationen und öffne mich bewusst und gezielt für die Person und ihre Informationen. Ich merke auch, dass ich mich wirklich erde und langsam und tief atme, um ruhig zu sein, um mich in diesem inneren Ort der Ruhe zu zentrieren, damit ich zuhören kann.
- Es gibt mehrere Informationsschichten. Oberflächlich betrachtet denke ich, dass die Empfindungen, die ich wahrnehme, mit Schmerzen, schlechter Durchblutung – den physischen Funktionen ihres Körpers – zu tun haben. Es ist etwas im oberen Rücken, etwas Kühles um die Füße herum, etwas Großes in ihrem Kopf. Während ich mich durch diese Aufforderungen zur Veränderung hindurcharbeite, wird eine weitere Schicht freigelegt, und ich glaube, dass ich hier an die Emotionen herankomme, die dem körperlichen Ausdruck zugrunde liegen. Ich arbeite wie zuvor, vom Kopf bis zu den Füßen, erlaube mir aber, eine tiefere Verbin-

dung mit den Hinweisen einzugehen, und ich arbeite von vorne, um eine Störung an ihrem Rücken anzusprechen. Das emotionale Feld kann den Prana-Fluss offenbar direkter aufnehmen. Gibt es eine Reihenfolge? Ich nehme an, die Reihenfolge ist physisch, emotional, ätherisch. In der letzten TT-Runde bitte ich ihre Ahnen, weiter mit ihr zu arbeiten, und jetzt bewegen sich meine Hände, um zu ermutigen und zu unterstützen, anstatt Energien zu verschieben.

Meine Hände erfassen ihr dünnes, nervöses Feld. Ich wechsle von meiner mentalen „Das weiß nur Gott"-Haltung zu einer ruhigen, herzlichen Aufmerksamkeit, bewege mich im Feld über ihrem Brustkorb sowie mit der Intention hilfreicher Unterstützung über ihren Nebennieren. Ich benutze mein inneres Auge (sechstes Chakra), um ihr Herz zu betrachten. Während sie sich entspannt, entspanne auch ich mich – in der ruhigen Gewissheit, dass sich unsere inneren Selbste verbinden und etwas Gutes geschieht. Mit meinen Hand-Chakras spüre ich, wie sich ihr Feld füllt und in Richtung ihrer Füße fließt.

Die Informationen kommen nicht alle auf einmal. Offenbar werden zunächst Informationen gesammelt, die mir ein Gesamtbild vermitteln, aber auch einen Ausgangspunkt für die Wiederherstellung des Gleichgewichts bieten. Doch je weiter die Behandlung fortschreitet und je mehr die „oberflächlichen" Hinweise wieder ins Gleichgewicht gebracht werden, desto mehr ertappe ich mich dabei, wie ich erneut mit meinen Hand-Chakras suche, ihr Feld sondiere und von meinem inneren Selbst höre: „Was noch?" Dies ist der Moment, in dem ich die tieferen Ungleichgewichte und Rhythmusstörungen in ihrem Chakra-System entdecke und vor allem erkenne, wie sich das Gewohnheitsmuster ihres Nervensystems zeigt, das zu ihren Verdauungsstörungen führt. Auch hier höre ich von meinem inneren Selbst (Herz-Chakra) aus zu. Meine Hände wandern durch ihr Feld, und die Informationen werden dann durch mein Chakra-System übertragen … und ich höre von dieser lebendigen Erfahrung der natürlichen Ordnung aus zu, die ich mit meinem inneren Selbst in Verbindung bringen und mit der ich mich durch mein inneres Selbst verbinden kann.

Meine Hände fühlten sich warm an, als ich von der Seite aus eine schnelle TT-Einschätzung (Suche) durchführte und bemerkte, dass ihr Feld stark verengt war. Sobald sie mich einließ, oder mich besser erdete, bemerkte ich, dass sie eine heiße, entzündliche Schwellung entlang ihres linken Ischiasnervs hatte, im Bereich ihrer Schmerzen und in dem Bereich, den sie als geschwollen bezeichnet hatte. Mein linkes Hand-Chakra strich diesen Bereich aus („glättete" ihn), um das überschüssige „heiße Zeug" an ihrem Bein entlang zu ihrem Fuß zu leiten.

Es ist mir unangenehm, meine Chakras mit denen des Heilungspartners zu vergleichen. Ich habe das Gefühl, dass ich zu sensibel oder in mir selbst nicht klar genug bin, um mich beim Vergleich nicht in meinem Partner zu verlieren. Besonders wichtig erscheint mir, dass sich ein Teil von mir während des gesamten Scannens in diese lebendige Energie der Ganzheit, der Ordnung und des Mitgefühls (in die universelle Lebensenergie) hinein entspannt und dass ich dies durch mein inneres Selbst und mit ihm tue. In diesem anderen Bewusstsein zu sein, ändert wirklich alles. Früher musste ich mir Ordnung, Ganzheit und so weiter vorstellen. Jetzt – und das ist größtenteils auf meine Erkundungen des Deva-Bewusstseins in der Natur zurückzuführen – entspanne ich mich in ein pulsierendes, lebendiges Bewusstsein hinein. Ich habe gelernt, mir Zeit zu lassen und abzuwarten, bis der innere Prozess in Gang kommt. Intensiv und genau zuhören und dann die Informationen durch die Intelligenz meines Chakra-Systems laufen lassen, meine momentanen Bewusstseinsebenen innerhalb meiner Chakras. Das zeigt es mir. Ich habe das Gefühl, dass ich mit TT eine ganz neue Welt betreten habe. Ich habe das Gefühl, dass ich jetzt tatsächlich Menschen behandle, wo ich früher nur Pflästerchen verteilt habe.

Ich zentrierte mich weiter und verband mich mit ihrem Herz-Chakra. Sie hörte auf zu sprechen und verfiel ins Träumen, genau wie ich. Ihr Mann unterstützte sie schweigend vom anderen Ende des Zimmers aus. Sie atmete tief durch und entspannte sich unter meinen Händen. Ich legte meine Hände physisch an ihren unteren Rücken, in der Absicht, sie zu unterstützen. Ich legte meine Hände über ihre Nebennieren am Rücken. Ich schätzte ihr Feld ein und spürte, dass es dünn und unregelmäßig war, ungleichmäßig. Es hatte etwas Nervöses an sich. Mein Verstand bewertete diese seltsame Beschaffenheit als eine Folge des Adrenalins (das gegen Allergien ärztlich verordnet worden war). Ich bewegte meine Hände durch das Feld um ihr Gesicht herum, mit der Intention, dass die roten Schwellungen abklingen sollten.

Zwar ist das Schwingungsempfinden in meinen Hand-Chakras meine primäre Wahrnehmungsmethode, aber ich spüre auch oft Variationen von Hitze oder Kälte. Bei dieser Heilungspartnerin spürte ich bei der Behandlung ihres Nackens verschiedene Stärken von Hitze. Das deutete für mich auf eine Veränderung der Stauung an der Operationsstelle und der Vorrichtung an ihrem Nacken hin. Ich spürte auch eine unterschiedlich starke Wärme, die von ihren Handgelenken, Händen, Knöcheln und Füßen ausging. Diese Wärme fühlte sich weniger intensiv an, aber irgendwie tiefer, und sie umgab auch Gelenke und Gliedmaßen, als ob sie sie energetisch zusammenhielte.

Die Heilerin bewegt sich entschiedener in das persönliche Territorium des Heilungssuchenden, in sein vitalenergetisches und psychodynamisches Feld hinein, wenn sie sich in der Such-/Einschätzungsphase tiefer konzentriert. Gleichzeitig hält sie weiterhin einen zentrierten Bewusstseinszustand aufrecht, ein Medium, das eine günstige Atmosphäre für die Präsenz des inneren Selbst schafft. Es ist hochinteressant festzustellen, dass sie jetzt, wo sie mitten dabei ist, jemand anderem zu helfen oder ihn zu heilen, die außergewöhnliche Gelegenheit hat, sich bewusst und eng mit ihrem eigenen inneren Selbst zu verbünden und durch diese Erfahrung die „Muttersprache“ ihrer inneren Führung und Verbündeten besser zu verstehen.

In dem Maße, wie sich die Identifikation mit dem inneren Selbst vertieft, wächst auch die Sorge der Heilerin um das Wohlergehen ihres Heilungspartners. Fragen kommen auf: *Wer ist dieser Mensch, den ich da heile?* Diese Fragen schwingen oft unausgesprochen mit, wenn sie sich auf Hinweise konzentriert, auf energiebasierte Anzeichen dafür, dass etwas fehlt, oder darauf, dass Prana-Systeme nicht mehr fließen, sondern verstopft sind, so dass eine Blockade entstanden ist und der normale Fluss nun zum Erliegen kommt. Der Hinweis kann auch als ein Gefühl von Hitze oder Kälte wahrgenommen werden, das sich nicht als Temperatur im physischen Sinne ausdrückt, das heißt im Falle von Hitze ist das Gefühl nicht so, als würde man einer brennenden Kerze zu nahe kommen. Die „Hitze", die die TT-Therapeutin spürt, befindet sich nicht im Hautgewebe, wie es normalerweise der Fall wäre, sondern sie ist eine Energie oder ein intuitives Erkennen.

Einige weitere Antworten zur Suche-/Einschätzungsphase in unserer Studie offenbarten speziellere Arten der Erkundung:

- Ich benutze meine Hände als Scanner, das eröffnet mir den Zugang zu den Informationen. Ich achte zunächst auf ihre Hinweise und merke dann, dass mein Kopf, insbesondere die Ohren und manchmal auch der übrige Körper, insbesondere der Hals, Druckveränderungen spüren. Es ist sehr wichtig, dass ich mich nicht darauf einlasse, dies zu interpretieren oder in Bilder zu übersetzen. Wenn ich das tue, verliere ich Informationen und bin weniger feinfühlig, wenn ich von der Einschätzung zur Wiederherstellung des Gleichgewichts übergehe.
- Die Herausforderung besteht darin, mehrere Informationsströme zu verfolgen und zusammenzuführen, ohne in den Analysemodus zu verfallen. Der Atem, der von meinen Lungen in meine Beine fließt, hilft. Wenn ich ihn dorthin bekomme, zirkuliert der Atem automatisch auch durch meinen übrigen Körper. Ich gebe zu, dass ich manchmal beim ersten Durchgang nicht viele Informationen erhalte und darauf vertrauen muss, dass ich noch mehr bekomme. Dann beginne ich, von oben nach unten mit meinen Händen den

Prana-Fluss zu fördern, so dass das Feld mir zeigt, wann es sich zu verändern beginnt. Ich leite das Prana durch Handauflegen am Rücken des Heilungssuchenden nach unten.

- Re: Welche Chakras schalten sich ein? Beim momentanen Stand meiner Entwicklung bringt mich diese Frage zu sehr ins Grübeln, und zu viel Grübeln ist mein Untergang. Ich weiß, dass ich meine Hand-Chakras und meinen Atem so einsetze, dass jedes Chakra beteiligt sein kann. Ich merke, dass ich meinen Solarplexus und meinen Atem nutze, um mich zu stabilisieren. Wenn ich mich über mein Herz-Chakra tief mit meiner Quelle verbinde, erhalte ich die besten Informationen.
- Re: Gibt es eine Reihenfolge? Das kann ich nur vorläufig sagen. Die Zentrierung hilft, dass sich alle meine zentralen Chakras miteinander verbinden. Sie hilft mir vor allem, das Herz-Chakra und das Dritte Auge zu verbinden, und wenn sich alle zentralen Chakras miteinander verbinden, schließt das auch meine Hand-Chakras ein.
- Meine Hand-Chakras erfassen die Qualität seines eingefallenen Feldes. Mein Herz-Chakra sendet ihm Mitgefühl, Wohlbefinden und Zuwendung und spürt seine Traurigkeit, Einsamkeit und Entmutigung.
- Ich beginne mit den Händen auf ihren Schultern und zentriere mein Bewusstsein. Ich merke, dass ich langsamer bin oder dass sie sich dagegen wehrt, dass ich ihr Feld „erfühle“. Es dauert ein wenig, bis wir unsere inneren Selbste miteinander verbinden können. Ich habe nur Zugang zur Vorderseite ihres Körpers, da sie auf einem Stuhl sitzt und ich sie nicht auffordere, ihren Körper zu bewegen, sondern mich ihr dort zuwende und mich schließlich selbst auf den Boden setze. Ich spüre, wie eng sie ihr Feld am Körper hält und wie flach sie atmet. Ihre Entspannung ist kaum wahrnehmbar. Sie bewegt sich während unserer Sitzung nur wenig. Ich sende meine Intention durch mein Herz und spüre, wie sich ihr Feld füllt und „voll“ wird. Ich arbeite mit meinen Händen an ihren Beinen, um den Fluss nach unten zu lenken. Ich betrach-

te mit weichem Blick und dem sechsten Chakra ihre Herzgegend. Ich bin überrascht, wie hell sie funkelt und wie schön das goldene Licht aus ihrem Zentrum strahlt.

Interessanterweise sind während einer Therapeutic-Touch®-Sitzung und deren Nachwirkungen mehrere Faktoren zu beobachten, die im Alltag nicht ohne Weiteres wahrgenommen werden. Von größter Bedeutung ist – wie bereits erwähnt – die Stille, die sich auf die Beteiligten der TT-Sitzung überträgt. Diese Stille tritt mit verlässlicher Regelmäßigkeit ein. Sie ist bereits zu Beginn der Suchphase spürbar und wird bis zum Ende der Sitzung wahrgenommen. Die Präsenz der Stille ist so häufig, dass sie zu einem Leitmotiv der Praxis wird. Die Stille wird von einer physiologischen Entspannungsreaktion beim Empfänger begleitet, die laut kontrollierten Studien innerhalb der ersten vier Minuten nach Beginn der TT-Sitzung auftritt und während der gesamten Sitzung sowie manchmal auch danach noch anhält.

Wie bereits erwähnt, sind die Grenzen der uns bekannten Raumzeit für die Wirkungen der Therapeutic Touch®-Behandlung offenbar nicht sonderlich relevant; tatsächlich ist das Gefühl der Zeitlosigkeit eine der zuverlässigsten konstanten Erfahrungen während TT-Sitzungen. Veränderungen können beim Empfänger auch noch einige Zeit nach der Sitzung eintreten, wenn sich der Heilungspartner nicht mehr in der Gegenwart oder Nähe der Therapeutin befindet. Manchmal kann die Therapeutin den Heilungspartner visualisieren, wenn sich die beiden in einiger Entfernung voneinander befinden – und TT kann sogar auf diese Entfernung gespürt werden, mit nachweisbaren therapeutischen Resultaten. Auch kann es sein, dass die Therapeutin bei Visualisierungen, die bei ihr während einer Behandlung auftreten können, den Ursprung des Problems der betreffenden Person oder andere relevante Ereignisse oder Informationen aus deren Vergangenheit „sieht“.

Konsistente TT-Praxis über einen längeren Zeitraum scheint sich zuverlässig auf die Weiterentwicklung der höheren kognitiven Fähigkeiten zu übertragen. Offenbar verbessert sich auch die Kohärenz bei der Fähigkeit, Überlegungen und scheinbar disparate Ideen zu ordnen und aufkeimende konzeptionelle Modelle über die Dynamik des Heilens an sich zu klären.

Andere, sensiblere Facetten im Wesen der Heilerin treten hervor, wie Intuition und Klarheit der Wahrnehmung. Es kann sein und ist häufig auch der Fall, dass die engagierte TT-Therapeutin für die feinstofflichen Realitäten der Natur, und im Laufe der Zeit auch für deren Intelligenz, empfänglich wird. Möglicherweise verstärken sich bei ihr latente übersinnliche Fähigkeiten wie Hellsichtigkeit und mentale Kommunikation.

Phase der Wiederherstellung des Gleichgewichts

In der Phase der Wiederherstellung des Gleichgewichts interagiert die Heilerin sehr eng mit dem Heilungssuchenden, um die dysrhythmischen Energieflüsse in Richtung Gesundheit und Wiederherstellung des Gleichgewichts umzustrukturieren. Während dieser therapeutischen Interaktion haben die umgebenden feinstofflichen Energiefelder erheblichen Einfluss auf die TT-Interaktion, umgekehrt wirkt sich auch die Interaktion auf die Felder aus. Dies ist ein klares Bekenntnis zur intrinsischen integrierten Holobewegung, die die feinstoffliche Grundlage für diesen Prozess bildet.

Wie bereits erwähnt, ist eine tiefgreifende Entspannungsreaktion der zuverlässigste Effekt von Therapeutic Touch®. Es hat sich gezeigt, dass der Entspannungseffekt das Immunsystem signifikant stärkt. Er stimuliert die Produktion von Neuropeptiden, den sogenannten Endorphinen, die schmerzhemmend wirken. Aus diesem Grund schlafen sowohl Kinder als auch Erwachsene nach und häufig sogar noch während einer Therapeutic Touch®-Sitzung ein. Meist wachen sie erholt und neu belebt auf und sind zumindest vorübergehend gestärkt.

Um die Phase der Wiederherstellung des Gleichgewichts besser zu verstehen, wurden den Teilnehmerinnen eine Reihe von Fragen gestellt:

1. Woher wissen Sie, dass sich Ihr Bewusstsein verändert?
2. Setzen Sie bestimmte Chakras ein?

3. Nehmen Sie bestimmte Körperpositionen oder -haltungen ein?
4. Wie helfen Sie Ihrem Heilungspartner dabei, wieder ins Gleichgewicht zu kommen?
5. Beschreiben Sie eine Erfahrung beim Energieausgleich, die Ihnen am meisten Klarheit verschafft hat.

Woher wissen Sie, dass sich Ihr Bewusstsein verändert?

- Ich spüre die Veränderung in meinem physischen Körper, aber auch in meinem eigenen Feld. Es ist nicht so eindeutig wie eine physische Berührung, sondern eher ein Erkennen und ein Gefühl.
- Aus Erfahrung und weil ich dann den Bereich außerhalb meines Energiefeldes und des Energiefeldes meines Heilungspartners nicht mehr wahrnehme.
- Ich schalte sofort um und versetze mich dann während der Einschätzung tiefer in einen anderen Daseinszustand, in enger Verbindung mit dem Heilungspartner. Das Entscheidende ist, zentriert zu bleiben.
- Wenn ich einen Gang höher schalte und richtig loslege, wird alles kristallklar und strahlend. Ich fühle mich solide und ganz, und die Welt sieht neu, strahlend und freundlich aus. Ich erlebe einen Flow, in dem sich alles richtig anfühlt.
- Ich kann es spüren und komme dabei im Stehen fast aus dem Gleichgewicht – als ob ich in einen neuen Energiezustand eintreten würde.
- Ich merke nicht, dass Zeit vergangen ist.
- Ich merke, dass mein Feld zentriert und sehr präsent, energetisch angefüllt und ausladend ist und es den Heilungspartner in Licht einhüllt.
- Ich seufze und manchmal spüre ich, wie ein Strom der Entspannung durch meinen Körper bis zu meinen Füßen fließt. Zuweilen habe ich psychisch so ein Gefühl, wie wenn ein Deckel einrastet. Normalerweise bin ich so vertieft in mein Tun, dass ich es erst im Nachhinein bemerke.
- Ich konzentriere mich wieder auf die höhere Verbindung mit mei-

nem Partner – und dann wollen wir doch mal sehen, ob sein inneres Selbst nicht zurücklächelt.

- In der Zentrierung ist es, als ob die Welt still wird und ich nur noch hier bei meinem Heilungspartner bin. Die Schwingung um mich herum wird geschmeidiger, und ich spüre eine Verbindung mit meinem inneren Selbst, die sich fast wie eine Stimme anfühlt. Ich höre sie zwar nicht, aber ich spüre eine Präsenz, die anders ist.
- Wenn ich darüber nachdenke, bemerke ich zwei Anzeichen. Das eine ist eine immer tiefer werdende, profunde Stille, eine Stille, die wirklich schwer zu beschreiben ist. Der Heilungspartner und ich sind zwei, und doch eins, wenn das einen Sinn ergibt. Das andere Gefühl ist ein Leichterwerden – es ist immer noch eine Stille, aber sie ist leichter (das einzige Wort, das mir dazu einfällt).

Setzen Sie bestimmte Chakras ein?

- Ich sende Trost und Frieden durch Hand- und Herz-Chakra und spüre eine Ruhe in mir. Oft spüre ich in mir selbst (und in meinen Chakras) eine Veränderung an den Stellen, von denen ich glaube, die Veränderung auch beim Heilungspartner bemerkt zu haben.
- Ich weiß, dass ich meine Hand-Chakras und meinen Atem so einsetze, dass jedes Chakra einbezogen werden kann. Ich merke, dass ich meinen Solarplexus und meinen Atem benutze, um Menschen zu stabilisieren. Wenn ich mich über mein Herz-Chakra tief mit meiner Quelle verbinde, erhalte ich die besten Informationen.
- Ich setze mein Herz-Chakra absichtlich so viel wie möglich ein. Meine Hand-Chakras werden während der Wiederherstellung des Gleichgewichts normalerweise recht aktiv. Ich konzentriere mich nicht auf die Chakras meiner Heilungspartner, da ich glaube, dass dies zu sehr in ihre Heilungsprozesse eingreift. Ich ziehe es vor, ihre Energien auszurichten, sie zu überzeugen, anstatt sie zu drängen.
- Ich folge durchgängig der Führung durch das Dritte Auge, Herz und Solarplexus und nehme die Botschaften intuitiv sowohl im

Ohr als auch im Kopf wahr. Manchmal entsteht vor meinem inneren Auge ein Bild des Problems und ich beobachte, wie es wieder ins Gleichgewicht kommt. Energie fließt durchs Herz-Zentrum. Ich werde vom Drittem Auge, vom Kronen-Chakra sowie vom Herzen geleitet.

- Ich glaube, die Hand-Chakras strecken sich instinktiv aus, und wenn dann das Feld spürbar wird, schalten sich das Herz und das Dritte Auge fast gleichzeitig ein. Wenn ich meine Hand langsam bewege, spüre ich den Solarplexus am stärksten, und wenn ich den Fluss unterstütze, mein Herz-Chakra.
- Energie fließt durch meinen Kopf nach unten und durch meine Füße nach oben zum Herz-Chakra und durch meine Arme nach unten zu meinen Hand-Chakras; links zum Senden und rechts zum Wiederherstellen des Gleichgewichts.

Nehmen Sie bestimmte Körperpositionen oder -haltungen ein?
Viele erklärten, ihre eigene Position hinge von der des Heilungspartners ab. Viele gaben auch an, dass sie versuchen, ihre Wirbelsäule gerade zu halten oder irgendwie zu unterstützen. Einige sprachen davon, Yoga- oder Qi Gong-Stellungen einzubauen.

- Bei der Behandlung der Heilungspartnerin im Bett: Um an ihre rechte Seite heranzukommen, lege ich mich tatsächlich neben sie aufs Bett und krieche nach Bedarf auf dem Bett herum, um alle Bereiche erreichen zu können, und ich bitte sie auch, sich auf die Seite zu drehen, damit ich ihren Rücken einschätzen und klären kann. Sie mag es sehr, wenn ich sie am Rücken berühre und dann vom Scheitel über die Wirbelsäule nach unten streiche. Für sie fühlt sich das wie eine angenehme Rückenmassage an, aber meine Absicht ist es, das Nervensystem mit Heilenergie zu durchfluten – manchmal blau, manchmal klar – um Neuropathien durch die Chemotherapie vorzubeugen.
- Es ist die gleiche Haltung, die ich einnehme, wenn ich mich hinstelle und zum Qi Gong bereit mache. Selbst wenn ich mich bücke, fließt immer noch Energie durch meinen Körper, verwurzelt

mich im Boden und verbindet mich mit dem Himmel. Meine Bewegungen sind graziös und werden mit „Ping“ ausgeführt, wie eine meiner Lehrerinnen sagen würde, was so viel bedeutet wie konzentriert und entspannt zugleich.

- Ich versuche einfach, meinen Körper zu entspannen. Wenn ich mich nach innen wende, um mich in meinem tiefen Zentrum zu zentrieren, merke ich oft, dass meine Hände (oder eine Hand) an meinem Herz-Zentrum liegen – das ist mir eben erst klar geworden! Es hilft mir sehr, mich körperlich in meine Füße fallen zu lassen. Ich lerne gerade Tai Chi und stelle fest, dass es mir hilft, meine Füße besser wahrzunehmen und mich dadurch körperlich unterstützt zu fühlen.
- Im Allgemeinen ist mein Rücken gerade, und ich bewege mich in den Knien auf und ab. So fließt die Energie viel besser durch mich hindurch. Ich bin offener für den Empfang von Botschaften von Chakra zu Chakra.
- Es hängt von der Position des Klienten ab. Ich konnte mich hinknien und an einem Klienten arbeiten, der auf einer Couch lag, wobei ich meine linke Hand als Sender und die rechte zum Energieausgleich einsetzte. Ich tue mein Bestes, um meine Wirbelsäule immer in einer gesunden Ausrichtung zu halten. Wenn ich mich jedoch über jemanden beuge und nicht knien oder gerade stehen kann, bekomme ich Krämpfe im Kreuz, und der Fluss von meinem Herzen zu meinen Händen lässt nach.

Wie helfen Sie Ihrem Heilungspartner dabei, wieder ins Gleichgewicht zu kommen?

- Ich hülle den Partner energetisch in Liebe und Frieden ein und halte mir ein Bild von seiner Ganzheit vor Augen. Ich tue dies mit meinem gesamten Feld, während ich meine Hände durch sein Feld an die Stellen führe, die offenbar individuelle Aufmerksamkeit benötigen, sowie an alle Bereiche des Körpers: Kopf, Schultern, Arme, Rücken, Beine und Füße. Oft halte ich zum Abschluss seine Herzregion.

- Ich setze bewusst Farben, Bilder, Emotionen und Gedanken ein, um das Gleichgewicht wiederherzustellen. Ich projiziere eine entspannte, fürsorgliche Haltung und positioniere mich in einer entspannten, offenen Haltung dicht am spürbaren Innenrand des Energiefeldes des Partners, aber nicht so nah, dass ein Gefühl der Übergriffigkeit entsteht.
- Ich streichele das Energiefeld des Heilungspartners ganz behutsam in acht bis zehn Zentimetern Abstand und „halte“ dann sein Feld noch eine kleine Weile.
- Ich nehme meinen Atem und den allmählich einsetzenden gemeinsamen Rhythmus unserer Atmung wahr.
- Im Stillen bringe ich der Heilungspartnerin meine Absicht zum Ausdruck und bitte um die Erlaubnis zu helfen. Ich konzentriere mich auf meine Demut vor der Größe des Konzepts, einem anderen Menschen zur Gesundheit zu verhelfen, und auf mein aufrichtiges Mitgefühl für sie. Ich würde nicht behaupten, dass dies Telepathie ist, aber es scheint zu funktionieren.
- Durch eine erneute Einschätzung von Kopf bis Fuß, die weitere Bereiche aufzeigt, die ins Gleichgewicht gebracht werden müssen.
- Ich visualisiere ihren Knöchel in einem nicht geschwollenen, gesunden Zustand und bitte die Heilungspartnerin im Stillen, das Gleiche zu tun. Ich bewege die Hände in einer schwungvollen Bewegung nach unten und außen. Ich visualisiere „TT-Blau“* in und um ihr Feld, besonders um ihren Knöchel herum.
- Allgemeiner Energieausgleich, dann Arbeit an seinen Füßen und Glätten entlang seiner Beine. Ich durchflute das Nervensystem mit heilsamem Licht (manchmal TT-Blau, manchmal klar).
- Ich befinde mich am Rücken des Heilungspartners, unterstütze seine Wirbelsäule (Chakras). Dabei sende ich Energie durch das Herz-Chakra und moduliere Geschwindigkeit und Rhythmus. Beim Wiederherstellen des Gleichgewichts ist das Bild der ener-

* Eine Beschreibung des TT-Blaus finden Sie im Glossar. (Anm. d. Hrsg.)

getischen Mustervorlage in meinem Bewusstsein, mit der Absicht, dass sie vom Heilungspartner umgesetzt wird.

- Normalerweise bringe ich das Energiefeld wieder ins Gleichgewicht, halte die Füße, um die Erdung des Partners zu begünstigen, und gehe zurück zum Kopf, um noch während des Energieausgleichs eine evaluierende Neueinschätzung vorzunehmen.
- Ich habe das Gefühl, ich kann in den Körper hineinschauen und wie einen dicken Ast eine dichte, dicke Energie sowie einen Knoten am Knie sehen. Zur Auflösung spricht alles auf eine weiße, sternartige Energie an, dann auf beruhigende blau-weiße Energie.
- Um stagnierende Energie aufzulösen, wedele oder schnippe ich leise mit den Fingern. Ich führe meine Hände mit schwungvollen Bewegungen vom Kern weg und atme mit der Bewegung mit – ich schiebe sie weg und atme dann, um saubere, heilende Energie zuzuführen.
- Ich sende Energie in ihre Schultern, indem ich sie zunächst sanft mit Wärme umhülle. Dann sende ich Energie aus meinen Händen.
- Ich schließe sanft die Augen, und wenn ich mich während der Behandlung überhaupt auf irgendetwas konzentriere, dann auf die Wahrnehmung des Atems. Mein physischer Körper ist für meine Wahrnehmung zweitrangig. Wenn sich das Feld nicht leicht bewegen lässt, setze ich bei der Wiederherstellung des Gleichgewichts visuelle Bilder ein. In diesem Fall kommt aus dem Feld ein Bild, das uns zusammengebracht hat; Nägel, die rhythmisch eine Struktur aufbauen.
- Auch hier mit dem Atem. Ich finde die Resonanz des Partners, passe sie an und helfe ihr, ausgeglichener zu werden. Möglicherweise mache ich mit meinen Händen unwillkürlich schnellere Bewegungen und werde dann allmählich langsamer – oder umgekehrt. In der Art, wie ein guter Reiter und sein Pferd als eine Einheit zusammenarbeiten. Der Einsatz von Farbe ist für mich nicht so selbstverständlich, aber ich habe damit experimentiert. Auch wenn ich sie im Heilungssuchenden nicht gut visualisieren

kann, kommt sie gut an, zum Beispiel wenn ich TT-Tiefblau projiziert habe und die Entzündung abgeklungen ist. Ansonsten mache ich das, was die meisten tun: Ich lege die Hände auf, bewege die Energie, indem ich in einem der Felder arbeite, die dem Körper am nächsten sind, und benutze meine Hand, um Energie zu projizieren. Manchmal lasse ich gern meine Hände das eine tun, während mein Geist (Worte reichen hier nicht aus) eine Intuition anderswohin projiziert. Ich benutze meine anderen Chakras, um dem allem Raum zu geben. Das trifft es nicht ganz; ich habe noch nicht herausgefunden, wie ich es in Worte fassen kann. Ich habe nicht das Glück wie andere, den Heilungssuchenden ganz und gesund zu sehen oder mich bewusst mit dem inneren Selbst des Heilungssuchenden zu verbinden. Mein Geist kann sich so leicht in Gedanken, Ideen und Geplapper verfangen, dass mich diese Ansätze ablenken. Am besten gelingt es mir, wenn ich mich ganz auf die sensorischen und intuitiven Hinweise konzentriere, die ich wahrnehme. Ich glaube, dass ich mich dann automatisch mit dem inneren Selbst des Heilungssuchenden verbinde.

- Ich spüre in mir fast eine „Befreiung“. Meine Absicht ist es, Ruhe zu schenken. Mit sanften, weichen Bewegungen meiner linken Hand sende ich Ruhe. Meine rechte Hand liegt dabei auf ihrer linken Schulter. Ich nehme ein wunderschönes helles Cremerosa wahr, das sie umhüllt. Ich werde zu ihrem Solarplexus hingezogen, wo ich tatsächlich ein helles Licht sehe, das eigentlich farblos ist. Ich weiß, dass es an der Zeit ist, Energie zu ihren Nebennieren zu schicken. Ich mache Handbewegungen und streiche in geordneten und rhythmischen Schwüngen vom Scheitel bis zur Sohle. Ich weiß nicht, wie viele Minuten das so weitergeht.
- Ich stelle mein eigenes Gleichgewicht wieder her und zentriere mich (*Scaffolding*) und nutze dies als Vorbild für das Feld des Heilungspartners, dem es folgen und dadurch wieder ins Gleichgewicht kommen kann.
- Bei der Einschätzung der Bauchregion werde ich innerlich ruhiger. Ich kann die Anspannung und „Überdrehtheit“ des Ner-

vensystems spüren, aber dadurch, dass ich die Schichten des Ungleichgewichts fühlen will, werde ich innerlich ruhiger. Ich entspanne mich bewusst tiefer in mein Herz-Chakra hinein und verbinde mich mit meinem Kronen-Chakra und meinem inneren Selbst. Von dort aus weite ich mich aus und komme in Harmonie mit der universellen Ordnung und Ganzheit. Es ist eine andere Ebene der Stille und des Zuhörens, als wenn ich aus der Ganzheit heraus zuhöre.

- Ich führe meine Hand an ihrem linken Ischiasnerv entlang nach unten, um das heiße Entzündungsmaterial an ihrem Gesäß und ihrem Bein in der Verteilung ihres Schmerzmusters wieder ins Gleichgewicht zu bringen. Sie stand und ich stand neben ihr. Ich kniete auf dem Boden, als ich mit den Händen zu ihren Füßen glitt, um die Energie auf den Boden zu bringen. Ich schätzte ihr Feld ein und stellte fest, dass die Kontur voller war, sogar an ihrem Gesäß und ihren Beinen. Ich „spürte" mit meinem Hand-Chakra, dass ihre Energie in Richtung ihrer Füße floss.
- Heute liegen mir das Mitgefühl für seinen Schmerz, sein Herz, meine innere Verbindung zu meinem inneren Selbst und die Verbindung zu seinem inneren Selbst und durch diese Verbindung wiederum zu der universellen Heilenergie besonders am Herzen.

Beschreiben Sie eine Energieausgleichs-Erfahrung, die Ihnen am meisten Klarheit verschafft hat.

- Wenn ich einen leichten Widerstand aus dem Feld des Heilungspartners spüre, gibt mir das einen Hinweis darauf, wie viel ich senden muss. Wird diese Reaktion des Partners stärker, arbeite ich sanfter. Dieses Gespür dafür, wo sich der Heilungssuchende im Prozess befindet und wie es für ihn läuft, vermittelt mir die größte Klarheit.
- Das Folgende stammt aus einer Sitzung mit einer krebskranken Person. Ihre Energie fühlte sich kalt, schwer und tot an. Im Kopf machte ich mir Sorgen, wie ich diese Energie bewegen sollte, und ich fragte mich, ob ich es richtig machen und ob sie sich bewegen

würde. Ich arbeitete in kurzen Intervallen, um die Energie immer weiter nach oben und außen, aus dem Weg, fließen zu lassen, während mein besser fokussiertes Selbst tief auf das lauschte, was an die Oberfläche trieb. Warum Dinge nach oben und nicht nach unten treiben, weiß ich nicht. Manchmal fließen sie aus dem Körper heraus. In gewisser Weise beschreibt „fließen“ es besser als treiben. Treiben gehört dazu, denn es bedeutet eine leichte, manchmal kaum wahrnehmbare Bewegung, die auch Leerstellen enthalten kann, während „fließen“ eine stetige Bewegung bedeutet, in diesem Fall glatt und mühelos. Wenn mir eine exakte Richtung einfällt, fühle ich mich so wie Samanthas Gesichtsausdruck in der alten Fernsehserie „Verliebt in eine Hexe“, wenn sie eine Idee hatte und kurz davor war, irgendeine „Hexerei“ anzustellen. Es ist ein inneres „Aaaah“, wenn der richtige Schritt kommt und ein „Glücksgefühl“, ihn umsetzen zu können: nonverbal und oft somatisch spürbar. Es ist ein Gefühl tiefer Befriedigung. Das „Ah“ tritt nach einiger Zeit tiefen Zuhörens ein und kündigt einen Zustrom gesunder Energie in den blockierten Bereich an.

Natürlich findet bei der Wiederherstellung des Gleichgewichts eine kontinuierliche Einschätzung statt. Ich merke, dass ich mir jetzt Zeit lasse und versuche, die Reihenfolge zu erkennen, in der ich die Unausgewogenheit(en) auflösen sollte. Diese Reihenfolge ergibt sich aus meiner ständigen Verbindung durch mein inneres Selbst mit der universellen Heilenergie, die aus Ordnung, Ganzheit und Mitgefühl besteht. Oft habe ich das Gefühl, dass mir ein Teil des Bildes fehlt. Deshalb habe ich gelernt, mich in mein Herz-Chakra hinein zurückzulehnen, und aus diesem Bewusstsein heraus wieder auf das Feld des Partners zu hören. Ich rufe mir oft das „angeborene menschliche Heilungspotenzial“ in Erinnerung. Wenn ich mich auf die Energie des Potenzials konzentriere, werde ich in der Regel mit einer Erkenntnis belohnt, wie ich weitermachen kann (auch wenn das „Weitermachen“ darin besteht aufzuhören, weil ich meine Grenzen erreicht habe, oder weil der Partner seine Grenzen erreicht hat).

- Ich bewegte meine Hände, um vor allem seine Lunge von der Rückseite her glattzustreichen. Ich legte meine Hände über seine Nebennieren und seinen unteren Rücken, um ihn zu unterstützen. Ich ließ Energie zwischen meinen Händen in seine Brust fließen. Ich spürte, wie sich sein Feld weitete. Von seinen Füßen aus sah ich, dass sein Herz hell leuchtete, aber in der Mitte war Dunkelheit. Mein Kopf registrierte, dass sein Feld auf TT ansprach und voller wurde. Mir kam der Gedanke, dass er eine dunkle Energie aufgenommen hatte. Ich sah ein dunkles Etwas in der Nähe seiner linken Schulter und bat um Hilfe, damit es verschwindet, wenn es nicht zu seinem Besten ist.
- Ich führte meine Hände ein paar Zentimeter von ihrer Brust weg und hatte vor, von meinem Herz-Chakra aus bis ganz nach unten zu gehen. Ich führte meine Hände über ihre Beine, um die nervöse Energie nach unten und auf den Boden zu ziehen. Ich schaute mit weichem Blick auf und sah ein dunkles Zentrum in ihrem Herzen mit viel Licht darum herum. Das dunkle Etwas sprang herum, manchmal auch außerhalb ihres Körpers. (Später sagte mein Verstand: *Missbrauchsnarbe* auf ihrem Herzen; eine großzügige, einnehmende Persönlichkeit und auch echte Wärme). Ich hielt meine Hände zu beiden Seiten ihres Herzens, und allmählich füllte sich ihr Feld und wurde gleichmäßiger. Ich beobachtete, dass sich der Energiefluss in ihren Beinen verbesserte und ihr Feld voller wurde.
- Ich arbeite mit seiner entzündeten Leber, fühle in das Gewebe hinein, sende Blau, während ich weiter in das Gewebe hineinfühle, um es zu verstehen. Unter der Entzündung bestand eine energetische Verbindung zu seinem Herz-Chakra.
- Nach der Behandlung der körperlichen Probleme, die im Erstgespräch besprochen worden waren, arbeitete ich weiter an dem, was sich als Lungenstauung darstellte. (Eine Woche später erfuhr ich, dass bei einer Nachuntersuchung mehrere Flecken auf ihrer Lunge verschwunden waren.) Das andere Problem war eine verborgene Traurigkeit und der Verlust von Lebensmut und Le-

bensfreude. Dies wurde mit einem allgemeinen Energiestrom zu meiner Partnerin angegangen. Dabei hielt ich den Kontakt zu meinem inneren Selbst aufrecht, in der Absicht, mich auf den Wert und das Gute persönlicher und familiärer und freundschaftlicher Verbindungen im physischen Leben zu konzentrieren. (Später erfuhr ich, dass sie vor ein paar Jahren einen kleinen Sohn verloren hatte.)

Erfolgsaussichten

Es ist beeindruckend zu sehen, was für eine große Bandbreite an Funktionsstörungen auf Therapeutic Touch® ansprechen, insbesondere wenn man bedenkt, dass die meisten TT-Interventionen auf Erfahrungswissen beruhen.

Es ist belegt, dass das autonome Nervensystem das physiologische System ist, das am sensibelsten auf TT reagiert, was darauf schließen lässt, dass die Krankheiten, die am stärksten auf TT ansprechen, psychosomatischen Ursprungs sind. Das ist durchaus von Bedeutung, denn Gesundheitsstatistiken zeigen, dass etwa 70% der Krankheiten in unserer stressgeplagten Welt zunächst psychosomatisch sind.

Am zweitbesten sprechen meiner Erfahrung nach das Lymph- und das Kreislaufsystem auf die TT-Behandlung an, dicht gefolgt vom Urogenitalsystem. Außerdem habe ich festgestellt, dass der Magen-Darm-Trakt und der Bewegungsapparat, insbesondere bei Frakturen, gut auf die Behandlung mit Therapeutic Touch® ansprechen. Andere Pflegefachkräfte und Laien haben möglicherweise andere Erfahrungen gemacht.

Alle Vitalparameter – Körpertemperatur, Puls, Atemfrequenz, Blutdruck und Schmerzniveau – reagieren sehr sensibel auf Therapeutic Touch®. Schwellungen, Wunden, Blutkrankheiten (insbesondere Hämoglobin-Wert bedingt), Müdigkeit, Schwindel, Schock, Übelkeit und Erbrechen, Beklemmung, Unruhe, Angst und Furcht scheinen die Liste der besten Reaktionen auf eine TT-Behandlung anzuführen. Darüber hinaus gibt es ein breites Spektrum an Krankheiten, bei denen TT besonders wirksam ist, von der Behandlung schwerer Verbrennungen (insbesondere bei der erfolgreichen Einbettung von neu eingesetztem Gewebe) bis hin zur Einrenkung von Dislokationen des Bewegungsapparats, wie sie vor allem von Ersthelfern in abgelegenen Gebieten, bei Unfällen auf Skipisten und von Feuerwehrleuten in Notfällen durchgeführt werden. Es ist wichtig, darauf hinzuweisen, dass die Entspannungsreaktion, die der Heilungssuchende verspürt, auch dann helfen kann, wenn wir die Symptome der „Un-Ordnung“ und des „Un-Wohlseins“ offenbar nicht beseitigen können. Wir sollten immer daran denken, dass es bei TT nicht ums Kurieren geht, sondern um die intrinsische Bewegung hin zur Ordnung. TT hat eine umfangreiche und sehr zuverlässige Bilanz, wenn es darum geht, Menschen mit einer lebensverkürzenden Krankheit in allen Phasen ihres letzten Übergangs zu helfen. Wo es angebracht ist, lässt sich TT unkompliziert mit anderen Heilmethoden verknüpfen.

Wie bereits erwähnt, schlafen die Patienten häufig während oder nach einer TT-Behandlung ein und wachen dann oft mit einem Gefühl tiefen Friedens und Wohlbefindens auf. Dies erweckt den Eindruck, dass vieles, was während der TT-Sitzung geschieht, *sub rosa* abläuft – unterhalb der Wahrnehmungsebenen, derer wir uns normalerweise bewusst sind – und dass dies zu weiten Teilen wahrscheinlich noch beträchtliche Zeit ein Geheimnis bleiben wird, bis sich unser traditionelles Denken radikal ändert.

Erfahrungswissen ist für die Heilerin zur bevorzugten Methode des Wissenserwerbs geworden. Das liegt vor allem daran, dass es – mit Ausnahme der Eingliederung von Heilungsphänomenen in bestimmte religiöse Glaubensrichtungen – für viele Merkwürdigkeiten, die dem Heilungsprozess innewohnen, keine adäquaten objektiven Möglichkeiten gibt, sie zu lehren, zu lernen und zu erklären (Ereignisse, für die unsere Kultur keinen logischen Bezugsrahmen hat, wie zum Beispiel wenn Heilung ohne Berührungskontakt geschieht, wie es bei Therapeutic Touch® der Fall ist). Die Therapeutin stärkt ihre Selbstwahrnehmung, so dass sie sensibel für die Veränderungen wird, die während des Heilungsprozesses in ihrem Sensorium auftreten. Außerdem lernt sie, subtile Veränderungen zu erkennen, die während der Sitzung gleichzeitig beim Heilungspartner auftreten, und nutzt diese Beobachtungen therapeutisch in der Phase der Wiederherstellung des Gleichgewichts.

Erfahrungen dieser Art machen ihr bewusst, wie sich Interventionen auf einer Bewusstseinsebene auf Funktionen auf der körperlichen Ebene sowie auch auf der emotionalen, zwischenmenschlichen, mentalen und spirituellen Ebene auswirken. In diesem Zustand der Ruhe und des Selbststudiums, in dem sie dem Heilungssuchenden gleichzeitig ihre Unterstützung zukommen lässt, perfektioniert sie ihre Fähigkeit, die Muster ihrer eigenen feinstofflichen Energie durch eine Technik namens „Scaffolding" als Vorlage anzubieten. Diese Technik kann die geschwächte Feldstruktur des Heilungspartners durch das Prinzip der Resonanz verstärken. Die Dynamik dieses Rapports ist vergleichbar mit dem, was auf der emotionalen Bewusstseinsebene geschieht, wenn sich die Therapeutin in einem Zustand des Mitgefühls befindet und sich zu einem hilfsbedürftigen Menschen hingezogen fühlt. Wie einige Studienteilnehmerinnen zum Ausdruck gebracht haben, hat die Therapeutin während der TT-Interaktion das Gefühl, dass sie und der Heilungspartner eins sind, und im Fall von Erfahrungswissen sind die Wissenden und das Gewusste eng miteinander verbunden. Sobald die Absicht zu handeln fokussiert ist, ist die Umsetzung dieser Absicht in beiden Fällen mühelos, was eine Therapeutin als „ein ruhiges und unbewegtes Gefühl der Ausdehnung" bezeichnet hat.

Abschlussphase

Abgeschlossen meint im TT-Kontext keinen absoluten Zustand. Der Zustand der Felder des Heilungspartners verhält sich relativ zu vielen Dingen und „abgeschlossen" bedeutet in Wirklichkeit abgeschlossen in diesem Moment. Als *ein* Aspekt von TT-Sitzungen haben wir gelernt, dass sich die Energie auch nach dem Ende der formellen Sitzung weiter in das Feld des Heilungspartners integriert. Im Unterricht ermutigen wir die Schülerinnen manchmal, die Sitzung dann zu beenden, wenn der Gedanke aufkommt: „Ich frage mich, ob wir fertig sind."

Bevor die Therapeutin den Heilungspartner verlässt, nimmt sie in der Regel eine Neueinschätzung vor, um herauszufinden, ob sich sein

Zustand gebessert hat, ob sie eine Überweisung an eine andere Therapeutin empfehlen sollte, die ihm vielleicht andere Therapien anbieten kann, und wie sie den Partner beim nächsten Mal behandeln könnte, falls die TT-Sitzungen fortgesetzt werden sollen. Zu erkennen, wann ein Heilungssuchender fertig ist, erfordert ein feines Urteilsvermögen, denn wenn sie diese Anzeichen übersieht und die Behandlung fortsetzt, kann der Heilungssuchende in den Zustand der Überladung mit Energie geraten. Folglich achtet die Therapeutin weiterhin auf Anzeichen von Unruhe, Müdigkeit, Schmerzen, Angst oder Panik.

Wie Dora und ich von Anfang an gelehrt haben, ist es besser, zu wenig Energie zu senden, als zu viel. Wir können immer noch einmal ansetzen und mehr tun, nachdem wir beobachtet haben, wie die Heilenergie von den Prana-Systemen des Heilungssuchenden assimiliert wird. Wenn die Therapeutin feststellt, dass der Heilungssuchende fertig ist, ruht der Heilungspartner üblicherweise 15 bis 20 Minuten, um die Energie zu erden und so Zeit für die Integration zu haben.

Diese Bewusstseinsveränderung erleben TT-Therapeutinnen unterschiedlich:

- Ich weiß, dass die Behandlung beendet ist, wenn sich meine Hände durch alle Bereiche des Feldes des Heilungspartners bewegen und dabei mit meinem eigenen Feld in Resonanz sind. Ich empfinde eine tiefe Befriedigung und das Gefühl, dass wir unseren „Tanz" abgeschlossen haben.
- Im Allgemeinen schaltet meine Aufmerksamkeit ab. Ich habe das Gefühl, dass ich im Moment genug getan habe. Der Energiefluss ist gleichmäßiger. Üblicherweise klopfen (pulsieren) meine Hände regelmäßig. Ich habe einfach das Gefühl, dass ich fertig bin.
- Ich empfange die stumme Botschaft, dass wir vorerst fertig sind.
- Wenn der Moment zu vergehen beginnt, glätte ich schnell … erde … glätte … erde, streiche das Feld des Heilungssuchenden aus, und löse mich.
- Es ist ein intuitiver Geistesblitz, ein tiefes Erkennen. Ein Erkennen, wann der Heilungspartner die Erfahrung mit dem Tempo

und dem Rhythmus seines Energiefeldes modulieren muss. Ein Erkennen – ein Gefühl der Ganzheit.

Ich bin mir nicht sicher, wann sich das Bewusstsein verändert, aber wenn ich fertig bin, merke ich, dass etwas passiert ist, und ich bekomme nicht mit, wie die Zeit vergeht.

Normalerweise komme ich zum Ende, wenn ich spüre, dass aus meinen Händen keine Energie mehr aufgenommen wird.

Wenn ich spüre, dass der andere in einen entspannten und offenen Zustand gekommen ist.

Ich merke oft, dass es vorbei ist, oder höre *Es ist fertig.*

Das kommt darauf an. Oft habe ich einfach das Gefühl, dass es Zeit ist, die Sitzung zu beenden, weil ich weiß, dass es der Person guttut, wenn sie zu weiteren Sitzungen wiederkommt. Es entwickelt sich ein Gefühl, zum Abschluss zu kommen, auch wenn sich das Feld vielleicht nicht so ausgeglichen anfühlt, wie es sein könnte. Dann kommt die Botschaft: „Es ist besser, zu wenig zu tun, als zu viel."

Meistens weiß ich es einfach – ich merke es daran, wie sich mein Wesen anfühlt. Es ist eine andere Form der Stille. Ich würde es fast als Frieden und Vollendung im Moment bezeichnen.

Das ist ein Bereich, an dem ich arbeiten muss. Ich möchte immer sicher sein, dass alle Regionen im Gleichgewicht sind und im Feld des Heilungssuchenden kein trübes Prana mehr lauert. Manchmal ist es offensichtlich, weil der Heilungspartner seufzt oder sich von einer Seite auf die andere dreht oder aus der „TT-Trance" aufwacht. Manchmal ist die Person so freundlich, dass sie ihr ganzes Feld ins Gleichgewicht bringen lässt und dieses hält. Wenn jemand gerade erst eine Operation hinter sich hat, lange unter schrecklichen Schmerzen litt oder sehr krank ist, kann es natürlich sein, dass wir diesen Punkt nur vorübergehend oder annähernd erreichen, aber nicht halten können. Ich nehme eine evaluierende Einschätzung vor und frage den Heilungssuchenden manchmal, was er wahrnimmt. Oft fühlt er sich recht gut, obwohl ich einige Bereiche entdecke, an denen noch weiter gearbeitet werden muss. Wenn ich mich dabei ertappe, dass ich dieselben Bereiche noch einmal auf dieselbe Art und Weise behandle, ist das oft ein guter Zeitpunkt zum Aufhören. Manchmal schweift mein Geist ab, und bei der Zentrierung entsteht das Gefühl, dass ich mich um etwas anderes kümmern muss. Manchmal beginne ich zu lächeln.

Sie sah sehr friedlich aus und brauchte sehr sanfte, kurze, leichte Energie. Da wusste ich einfach, es war genug – alles andere hätte sich womöglich nachteilig ausgewirkt.

Ich frage immer, ob der Klient das Gefühl hat, dass noch etwas anderes bearbeitet werden muss. Manchmal bin ich an diesem Punkt schon fertig, manchmal gibt es tatsächlich noch etwas. Es kann sein, dass der Klient darum bittet, ein oder zwei weiteren Bereichen zusätzliche Aufmerksamkeit zu schenken. Meine Heilungssuchenden sind meist onkologische Patienten, und ich habe immer das Gefühl, dass ich ewig an ihnen arbeiten könnte. Normalerweise komme ich zum Ende, wenn ich mit meinen Händen spüre, dass aus ihnen keine Energie mehr aufgenommen wird, oder wenn ich, wie bei den Nebennieren, intuitiv spüre, dass der Bereich genug Energie erhalten hat, um sich selbst wieder ins Gleichgewicht zu bringen.

Ich war mir nicht sicher, ob die Sitzung auf der Behandlungsliege beendet war. Wir beendeten sie auf meine Initiative hin, als sein Feld gefüllt war und weiter in seine Füße floss, und nahmen unser Gespräch wieder auf. Ich hörte ihm mit offenerem Herzen zu als vorher, und mir kam der Gedanke, dass er die Krankheit in mehreren Organsystemen möglicherweise als Metapher für seine Lebensaufgabe übernommen hatte, da er sich abgekoppelt fühlte und gegen sich selbst und die Krankheit in seinem Körper kämpfte. Ich fragte ihn, ob er den Schmerz anderer Menschen auf sich genommen habe. „Oh ja“, sagte er. „Mein Herz ist sehr groß, und ich nehme die Sorgen anderer Menschen auf mich.“ Ich sprach laut aus meinem Herzen heraus und riet ihm: „Bitte lassen Sie sie durch sich hindurch in den Boden fließen. Lieben Sie Ihren

Körper.“ „Alles, auch den Schmerz?“, fragte er. „Ja. Alles. Dagegen anzukämpfen ist nicht die Lösung. Finden Sie Mitgefühl für sich selbst und hören Sie auf, die Schuld für Ihre Krankheiten bei sich selbst zu suchen.“ Als er ging, sagte er, dass kein Arzt ihn jemals auf etwas jenseits seiner Symptome angesprochen habe. „Sie haben mir immer nur noch mehr Pillen gegeben.“ (Ich hatte ihn ermutigt, mit der exzessiven Einnahme von Vitamin C aufzuhören, in die Sonne zu gehen, eine Möglichkeit zu finden, wie er seinen Geburtstag feiern kann, und etwas zu unternehmen, was ihm Spaß macht.)

- Es entsteht Frieden und Fülle. Der Heilungspartner mag entspannter wirken, aber das Gefühl des Friedens ist in mir. Ich schließe die Augen, und vor meinem geistigen Auge erscheint mit hoher Wahrscheinlichkeit ein goldenes Licht. Wenn ich meine Hände auf die Füße des Heilungspartners lege, spüre ich ein leichtes und friedliches Gefühl in meinen Händen. Wenn ich die Füße loslasse, spüre ich eine Leichtigkeit – es fühlt sich an wie große weiße Wolken – im Umfeld des Heilungspartners.
- Ich merkte, dass ich in dem Raum hellwach und präsent wurde. Der Übergang in die Abschlussphase kam bei mir offenbar ganz plötzlich. Rückblickend konnte ich sehen, dass er stattgefunden hatte. Sie sagte: „Es hat sich so angefühlt, als hätten Sie etwas aus meiner Brust herausgeholt. Mir ist leichter ums Herz.“ Sie lachte über sich selbst, das erste Lachen, das ich in dieser Sitzung gehört hatte.

Vertiefung der Sensibilität

Folgendes hat sich gezeigt: Je länger die Heilerin und der Heilungssuchende während der TT-Sitzung miteinander interagieren (innerhalb des Richtwerts von 20 bis 30 Minuten), desto tiefer können sie gegenseitig in ihr feinstoffliches Feld eintauchen. Sie werden sensibler füreinander. Interessanterweise gilt dies unabhängig davon, ob sie TT in unmittelbarer Nähe oder aus der Ferne ausüben. Raum und Zeit, wie wir sie kennen, sind für die Heilungsinteraktion offenbar nicht sonderlich ausschlaggebend. Außerdem integriert sich die an der Heilung beteiligte Energie weiterhin und beschleunigt manchmal sogar nach der formellen Sitzung den Heilungsprozess. Ruhen oder Schlafen nach einer TT-Sitzung verstärkt diesen anhaltenden geordneten Heilungsprozess beim Empfänger anscheinend noch.

Dass das Eintauchen in die feinstofflichen Felder, wie oben erwähnt, zunehmend leichter wird, vertieft offenbar das bewusste empathische Verständnis der Therapeutin für den Heilungspartner. Dagegen kann die Fähigkeit des Partners, die Felder der Therapeutin zu spüren, bewusst oder unbewusst sein. Im besten Fall spürt er eher einen Anflug von Vertrauen zur Fähigkeit der Therapeutin zu helfen oder zu heilen. In beiden Fällen ist jedoch unabhängig von der Tiefe seiner Wahrnehmung eine Veränderung eingetreten, die sich in den nachfolgenden Sitzungen in einer deutlichen Zunahme der Sensibilität äußert, die von der Therapeutin und möglicherweise auch vom Partner erlebt wird. Diese Erhöhung der Sensibilität, insbesondere bei der Therapeutin, sollte gefördert werden, aber es ist besonders darauf zu achten, dass ihre Gesundheit dabei erhalten bleibt (indem sie auf jegliche Symptome von Müdigkeit oder Ängsten bei sich achtet), da diese erhöhte Sensibilität auch Verletzlichkeit zur Folge hat. Aus diesem Grund sollte sich die Therapeutin am Ende einer TT-Sitzung eine Zeit stiller Ruhe gönnen oder eine einfache Meditation von 10 bis 20 Minuten Dauer durchführen, bevor sie ihren nächsten Klienten empfängt oder sich anderen Alltagsaufgaben zuwendet.

Nachhallphase

Die Therapeutinnen wurden gefragt: Haben Sie nach der TT-Sitzung Träume, Fantasien oder eine wie auch immer geartete Interaktion aus der Ferne mit Ihrem Heilungspartner? Welche, und wie oft?

Träume und Fantasien

- Ich erhalte regelmäßig Botschaften oder Eingebungen (manchmal wie aus dem Nichts oder kurz vor dem Einschlafen oder Aufstehen am Morgen). Ich verbinde mich mit dem Heilungspartner aus der Ferne, um Frieden und Liebe zu senden und das Feld bis zur nächsten Sitzung in Ordnung zu halten. Manchmal träume ich und erhalte eine Botschaft, mich auf einen bestimmten Bereich zu konzentrieren. Auch wenn er schon gegangen ist, spüre ich die Gegenwart des Heilungspartners und die Verbindung zu ihm noch immer – manchmal auch bei Menschen, die schon von uns gegangen sind.

- Ich hatte oft Träume, Visionen von meinen Hospizpatienten, nachdem sie gestorben waren. Alle sagten mir, es ginge ihnen gut. In einem Traum war mir, als wäre ich der Verstorbene, als spürte ich, wie sich sein Körper anfühlt, als fühlte ich sein Leiden. Es kann sein, dass ich nach einer Sitzung einen Hinweis oder eine Erkenntnis darüber erhalte, warum der Patient das erlebt, was er in der physischen oder mentalen Welt ist.
- Ich träume von Menschen, die ich aus der Ferne heile, als würden sie mir sagen, wie es ihnen geht, als würden sie mir erscheinen.
- Ich habe Träume von der Person, die ich behandelt habe. Die Träume sind klar, und wir sind beieinander. Wenn ich diese Träume habe, rufe ich oft an oder schreibe.
- Wenn ich kurz vor dem Einschlafen eine Fern-TT-Sitzung gemacht habe, wache ich oft in der Nacht auf und stelle fest, dass ich sie immer noch behandle. Ich setze die Behandlung vor meinem geistigen Auge fort und schlafe dann wieder ein. Ansonsten habe ich keine Verbindung zu ihnen. Ich finde das merkwürdig, da ich ja eine tiefe Verbindung habe, wenn ich mit ihnen arbeite. Manchmal bekomme ich einen Impuls, jemandem eine TT-Sitzung zu geben. Ich versuche immer, diesen Eingebungen nachzugehen und Feedback einzuholen. In der Regel gibt es einen guten Grund für eine TT-Sitzung.
- Ich weiß, dass meine Traumwelt tiefgründig ist – wirklich wunderbar – und ich freue mich immer auf das, was sich mir zeigt. Ich habe großes Vertrauen zu meinen Träumen. Sie sind reale Bewusstseinszustände, die ich auch nach über 50 Jahren immer noch erst ansatzweise wahrnehme. Ich achte auf sie.
- Ich denke oft an Menschen, mit denen ich durch TT verbunden

war, obwohl ich sonst nichts über sie weiß. Ich habe das Gefühl, dass wir auf irgendeiner feinstofflichen Ebene für immer miteinander verbunden sind.

- In 20 bis 40% der Fälle mache ich aus der Ferne eine Nachuntersuchung. Das kann eine einfache gedankliche Begegnung sein, bei der ich mich vergewissere, dass mein Heilungspartner auf dem Weg der Besserung ist, oder eine TT-Fernsitzung, wenn ich das für notwendig erachte.
- Behutsames Reflektieren über den Nachhall ist ziemlich erstaunlich. Mir wird klar, dass es Momente gibt, in denen ich mir Heilungspartner ins Bewusstsein rufe, und es gibt andere Momente, in denen sie erscheinen.

Nachhall-Informationen für die Therapeutin

- Gelegentlich denke ich an Heilungssuchende, manchmal setze ich dabei Fernheilung ein, um mich mit dem inneren Selbst eines Menschen zu verbinden, oder ich sende einen Strom von heilenden, mitfühlenden Gedanken als Brücke von meinem Herzen zu seinem.
- Mein Fokus lag darauf, dass der Heilungspartner eine Arbeit findet, die seinen Bedürfnissen entspricht, und auf einer Vision von ihm als ganzem und gesundem Menschen. Während des konzentrierten Sendens spürte ich einen leichten Druck in meinem Herz-Chakra.
- Ich denke auf unterschiedliche Weise an meinen Heilungspartner, unterstützend sende ich Energien des Friedens und der Gegenwart des Heiligen Geistes.
- Manchmal träume ich von einer Sitzung und erhalte die Botschaft, mich in der nächsten Sitzung auf einen bestimmten Bereich zu konzentrieren. Meistens kommen die Botschaften aus heiterem Himmel zu mir: *Dieser und jener braucht mehr von dem oder dem*. Das hilft bei der nächsten Sitzung. Oft arbeite ich weiterhin mit jemandem, wenn er bereits gegangen ist. Ich sehe und fühle immer noch seine Präsenz und die Verbindung zu ihm.

Mitteilungen können auch kommen, während ich Auto fahre oder etwas anderes mache, wie Wäschewaschen oder Ausruhen.

- Kann im Nachhall von TT das Bewusstsein verändern, atemporal und nicht-räumlich. Anscheinend werden TT-Erinnerungen abrufbar, wenn man gerade ähnliche oder parallele Erfahrungen macht oder erinnert.
- Heilungspartner sind häufiger in meinen Gedanken; ich denke an sie in ihrer Ganzheit und sende Energie.
- Nach der Behandlung habe ich eine energetische Schablone des Heilungssuchenden. Ich stelle fest, dass ich die Sitzung noch einmal aufrufen und die Erlebnisse dieses Moments wieder hervorholen kann. Ich merke, dass ich Situationen wahrnehme, die dem Heilungspartner nach der Behandlung widerfahren sind. Zum Beispiel habe ich eines Morgens, als ich gerade zur Arbeit wollte, Rauch gerochen. Ich habe mich im ganzen Haus umgesehen. Es gab keinen Rauch, aber ich wurde den Rauchgeruch einfach nicht los. Als ich an diesem Morgen zur Arbeit kam, erfuhr ich, dass es in der Wohnung eines Angestellten, den ich in dieser Woche behandelt hatte, gebrannt hatte. Das meine ich mit der energetischen Schablone oder der Verbundenheit.
- Manchmal kommen Träume vom Heilungspartner in lebhaften Farben. Die Träume weisen mich vielleicht auf etwas hin, das noch getan werden muss, also biete ich gelegentlich Fern-TT an, visualisiere ihn und sehe vor mir, wie eine Sitzung stattfindet. Manchmal habe ich mehr als Träume, ich sehe etwas oder habe ein Gefühl in meinem Inneren, das mich auf etwas hinweist, was für einen Heilungssuchenden getan werden könnte. Vor meinem geistigen Auge sehe ich eine Sitzung für diese Person. Normalerweise schließe ich die Augen und sehe ihn. Das passiert, wenn ich gerade aus der Sitzung komme, oder einen Tag danach.
- Nach der TT-Sitzung war ich enorm erleichtert, denn wir hatten die Krise durch die allergische Reaktion auf die Biene und das Adrenalin, die ihre anderen Symptome überdeckte, überwunden. Sie war emotional am Ende, was sie dafür öffnete, dass die kör-

perlichen Probleme (chronische Bronchitis, übermäßiges Rauchen und so weiter) ihre allergischen Symptome (eine schwere Mittelohrentzündung, die zu Schwindel und Stürzen führte) noch verschlimmerten und ihre Angst verstärkten. Danke, inneres Selbst, rein rational hätte ich das alles nicht lösen können. Ohne die wohltuende Wirkung von TT auf mich selbst wäre ich an diesem Tag außerdem völlig erschöpft gewesen.

Während der Behandlung in unserer Praktikumssitzung „sah" eine der Heilerinnen einen goldenen Lichtstrahl. Als die Heilungssuchende Z den goldenen Strahl ebenfalls „sah", beschloss sie, ihn, wie angewiesen, in ihren Hals und ihr Herz zu leiten. Ich beobachtete, wie sich die Farbe ihres Feldes plötzlich von Blau zu einem diffusen Gold veränderte. Andere spürten ein Sausen. Z „fühlte", wie das Licht durch ihren ganzen Körper strömte. Sie spürte, wie ihre Kopfschmerzen nachließen und die verkrampften Muskeln an ihrem Rücken sich lockerten. Diejenigen von uns, die das Geschehen beobachteten und ihm Raum gaben, konnten spüren, wie sich die Energie glättete und gleichmäßig in ihre Beine floss. Am nächsten Tag rief mich Z an und bedankte sich dafür, dass ich sie in die TT-Gruppe eingeladen hatte und dass ich all die Monate „an ihr drangeblieben" war. Sie begriff nicht, was passiert war, aber sie war sehr dankbar und fühlte sich, als ob sie wichtige alte Dinge losgelassen hätte. Sie war nach Hause gegangen und hatte nach der Heilung gut geschlafen. Am nächsten Morgen kamen ihre Kopfschmerzen, die sie vor der TT-Sitzung seit drei Monaten gehabt hatte, in leichter Form wieder. Mit etwas Mühe gelang es ihr, das goldene Licht zu finden, und die Schmerzen verschwanden. Lachend meinte sie, als sechs von uns [die Mitglieder der TT-Praktikumsgruppe] bei der Behandlung geholfen hätten, sei es viel leichter zu finden gewesen.

Schlussfolgerungen

Im Folgenden finden Sie eine Zusammenstellung der wichtigsten Schlussfolgerungen dieser Studie. Einige Ergebnisse waren zugegebenermaßen zufällig, aber alle stehen im Kontext des eigentlichen Ziels dieser ersten explorativen Studie: Eine Untersuchung der Idee vom heilerischen Erfahrungswissen aus der Sicht der Therapeutic Touch®-Therapeutin. Es ist zu hoffen, dass diese Untersuchung wegweisend für andere wirkt, die dem nachgehen werden, was sich schon jetzt als fruchtbares Feld für weitere vertiefte Studien abzeichnet.

Therapeutic Touch® ist eine individuelle Heilungsbegegnung, die folgende Elemente umfasst:

1. Sie berücksichtigt die Bedürfnisse des Heilungspartners ebenso wie die Ziele, Erfahrungen, Lerngewohnheiten, Kultur, persönlichen Rituale und Glaubensvorstellungen der Therapeutin.
2. Die bewusste Eigenwahrnehmung der Therapeutin nimmt während des TT-Prozesses signifikant zu, verbunden mit tiefen Erkenntnissen über die Bedeutung der persönlichen Beziehung der Therapeutin zu ihrem inneren Selbst.
3. Im Laufe der Zeit kommt es zu einem Mentoring/einer Begleitung der Therapeutin durch ihr inneres Selbst als Mentor. Dies ist besonders wichtig für das Zukunftsbewusstsein des TT-Prozesses.
4. Ruhe ist ein charakteristisches Motiv und eine Begleiterscheinung des TT Prozesses. Die tiefe Ruhe, die zu Beginn der TT-Heilungssitzung eintritt und über deren gesamte Dauer hinweg anhält, steht in signifikantem Zusammenhang mit der Erfahrung der Gegenwart des inneren Selbst durch die Therapeutin.
5. Sehr häufig stößt die Heilungserfahrung an die Grenzen des verbalen Ausdrucks. Doch welche Metapher die Therapeutin auch verwendet, sie wird zu einer bildlichen Darstellung ihrer Realität in diesem Moment.
6. Es gibt eine Erkenntnis, wonach in der Annäherungsphase von

TT eine übersinnliche Brücke zwischen der Therapeutin und dem Heilungspartner entstehen kann.

7. Die regelmäßige Praxis von Therapeutic Touch® verleiht den höheren kognitiven Fähigkeiten der Therapeutin Muster und Struktur und potenziert die Funktionalität von Fähigkeiten wie Hellsichtigkeit, geistige Kommunikation, Intuition und Klarheit.
8. In der Suchphase von TT kann die erfahrene Therapeutin die Probleme des Heilungspartners klar visualisieren, und zwar sowohl bei der Fernheilung als auch bei der Behandlung vor Ort. Diese lebhafte Visualisierung ist offenbar an die Intuition gekoppelt.
9. In der Nachhallphase kann die Therapeutin ein tieferes Verständnis für die Probleme des Heilungssuchenden erlangen.
10. Die Therapeutic Touch®-Erfahrung wird sowohl bei der Therapeutin als auch beim Heilungspartner auf der transpersonalen Ebene verstanden.

Eine interessante nachgeordnete Erkenntnis lautet, dass Raum und Zeit auf die Ergebnisse der Heilungssitzung nicht den gleichen Einfluss zu haben scheinen wie auf anderes menschliches Verhalten. Hierauf kann ein Zukunftsbewusstsein des Therapeutic Touch®-Prozesses aufbauen.

„Über meine Schulter geschaut“: Fallstudien

Die folgenden Fallberichte schildern die Erfahrungen von ausgebildeten Therapeutinnen mit drei oder mehr Jahren Erfahrung, die sich bereit erklärt haben, an der Forschung über den Heilungsprozess bei persönlichen Therapeutic Touch®-Sitzungen teilzunehmen.

Fall 1

Ruhe und Frieden im Leben mit Krebs

Krebs stellt uns vor körperliche, emotionale und geistige Herausforderungen.

Annäherung

Wir gehen gemeinsam in den Behandlungsraum. Es ist angenehm dunkel, und durch die großen Fenster fällt das Licht des Sonnenuntergangs. In der Ferne sehen wir die Skyline, die Schatten zeichnen die Umrisse des „Stadtlebens“ nach, wie sie und ich es nennen. Wir lächeln, setzen uns einander gegenüber und unterhalten uns ein wenig. Ich spüre, wie Ruhe den Raum erfüllt. … Ich bin ganz bei ihr und dem Klang ihrer Stimme. Sie erzählt mir ein wenig von ihrer Geschichte, und während sie spricht, kullern zu einem mutigen Lächeln die Tränen. In meinem Inneren bin ich ruhig, zutiefst ruhig, und mich umgibt ein Gefühl, das ich als gemeinsame Verbindung in diesem Raum bezeichnen möchte … wir sind eins, wir sind zwei … unser Selbst steht in Verbindung mit dem anderen. Ich habe ein Gefühl, wie wenn ich im Sonnenlicht unter einem blauen Himmel stehe, ein Gefühlszustand der Ruhe, der Ohren hat … und Herz … und des Offenseins für Entdeckungen.

Hinwendung

Beim Gehen halten wir uns an den Händen. Offenbar ist dies eine Art der Verbindung, auf die sie anspricht, und auch während wir uns unterhalten, halten wir uns immer noch an den Händen. Als ich die Behandlung beginne, lege ich meine Hände auf ihre Schultern.

Suche/Einschätzung

Ich bin offen für die Art und Weise, wie Hinweise auftauchen, für die Art und Weise, wie mir Informationen offenbart werden. Insgesamt spüre ich eine tiefe Müdigkeit, die über die körperlichen Herausforderungen eines Lebens mit Krebs hinausgeht. Es ist auch das, aber noch mehr – ein Loch, eine Leere – eine Leere, die von ihrem Herzen ausgeht. Ich glaube, dass sie … so seltsam sich das jetzt anhört und im Moment anfühlt … um den Willen kämpft, weiterzumachen – nicht nur mit der Behandlung, sondern auch *in ihrem Leben weiterzumachen.*

Woher ich das weiß? Ich kann es vor meinem geistigen Auge sehen. Im weiteren Verlauf spüre ich tatsächlich die Leere … ja, ich bin zentriert … ja, natürlich überprüfe ich das … ja.

Wiederherstellen des Gleichgewichts

Ich beginne mit sanften, weichen Bewegungen vom Scheitel bis zur Sohle, mit der Absicht zu entspannen und so offen zu sein, wie es angenehm ist – und das ist es, hinten und vorne … unterbrochen von einem „Moment“ (nicht linear), in dem ich meine Hand sanft über ihr Herz halte und tatsächlich den Rhythmus spüre, der sich dort zeigt. Die Ruhe wird tiefer … es ist eine angenehme und tiefe Ruhe, wir sind einfach … Ich halte ihre Schultern und sehe uns gemeinsam in der freien Natur. Ich weiß, dass es an der Zeit ist, also beginne ich mit lebhafteren Bewegungen in der Absicht, sie zu energetisieren, geradezu zu stärken.

Aus dieser Tiefe heraus wird mir plötzlich bewusst, wie schwer es ihr fällt loszulassen, und ich sende Gedanken des Friedens – eines wunderschönen blauen Friedens – in ihr Herz … keine Erwartungen … nur Frieden. Mir ist klar, dass ihre Müdigkeit nachlassen wird, wenn sie loslassen kann. Ich bin mir darüber im Klaren, dass dies ein Prozess ist, bei dem sie sich Zeit lassen muss, und ich weiß, dass ich in diesem Moment hier bin, um sie durch sanfte, friedliche Absicht zu unterstützen, um den Strom zu glätten und sie dazu einzuladen, sich verwurzelt zu fühlen. Ich benutze meine Hände, nicht langsam, aber auch nicht zügig, vom Scheitel bis zur Sohle – mit der Intention von Ordnung … Fließen … Rhythmus … Frieden.

Ich berühre ihre Füße, um sie zu erden, und als wir unsere Behandlung beenden, ruht sie noch zehn Minuten. Ich bemerke Tränen. Ich bleibe ruhig sitzen.

Welches Chakra setze ich ein? Ich würde sagen, dass mein Kronen- und mein Herz-Chakra meine Hände lenken. Mein Stirn-Chakra ist in diesem Moment lebhaft aktiv und verschafft mir eine gewisse Klarheit über die unzähligen Hinweise. Ich merke auch ganz deutlich, dass mein Wurzel-Chakra ein Bedürfnis nach einem starken Fundament anzeigt.

Meine Körperhaltung ist flexibel und entspannt.

Abschluss

Meistens weiß ich es einfach, ich merke es an der Art, wie sich mein Wesen anfühlt. Es ist eine andere Form der Ruhe … fast würde ich sagen, ein Frieden und eine Vollendung in diesem Moment.

Nachhall

Ich habe sie weiterhin aus der Ferne behandelt. Zunächst vereinbarten wir wöchentliche Sitzungen. Wir hatten darüber gesprochen, aber bald festgestellt, dass es mühsam wäre, einen festen Tag und eine feste Uhrzeit zu finden, also beschlossen wir gemeinsam, dass ich ihr jede Woche TT geben würde und sie, wenn sie das Bedürfnis danach hätte, sich ruhig hinsetzen und konzentriert an mich denken würde.

Zu meinen Fernbehandlungen gehört, dass ich mich gedanklich zu ihr hin versetze und ihr TT gebe. Ein behutsames Reflektieren über den Nachhall … interessantes Wort … ist ziemlich erstaunlich. Mir wird klar, dass es Momente gibt, in denen ich mir Patienten ins Bewusstsein rufe, und andere Momente, in denen sie erscheinen. Ich weiß auch, dass meine Traumwelt tiefgründig ist – wirklich wunderbar – und ich freue mich immer auf das, was sich mir zeigt. Ich habe großes Vertrauen zu meinen Träumen. Sie sind reale Bewusstseinszustände, die ich auch nach über fünfzig Jahren immer noch erst ansatzweise erfasse. Ich achte auf sie.

Fall 2

Chronische Schmerzen und tiefe Trauer

Krankheit und eine widersprüchliche Medikation stellten sowohl für die Therapeutin als auch für den Heilungssuchenden eine Herausforderung dar.

Annäherung

Ich bat C in mein Sprechzimmer. Schon als sie hereinkam, fiel mir auf, wie müde und traurig sie wirkte. Ich fragte sie, wie ihr Leben in den vergangenen Wochen verlaufen sei, seit ich sie zum letzten Mal gesehen hatte. Ich spürte, wie meine Hände warm wurden, als wären sie bereit für die Arbeit mit TT, also fragte ich „innerlich“, ob ich TT anbieten sollte, und erhielt ein großes, stummes *Ja*. Ich wusste nicht, ob C TT empfangen wollte, aber sie stimmte sofort zu und ging zum Untersuchungstisch hinüber. Die Wärme in meinen Händen verstärkte sich, als ich zu ihr hinüberging um anzufangen.

Hinwendung

Ich hielt meine Hände über ihre Nebennieren und legte sie an ihren unteren Rücken, um ihr Halt zu geben. (Ich wusste von ihrer tiefen Trauer – ihre guten Freundinnen sind beide im letzten Jahr gestorben, so dass sie nur wenig weibliche Unterstützung hat. In ihrem großen

Familienunternehmen arbeitet ihre ganze Familie mit, was für sie und ihren Mann viel Stress bedeutet). Ich bewegte meine Hände durch ihr Feld und spürte ein Zittern in meiner rechten Handfläche. (Sie hat Multiple Sklerose, und ich habe dieses seltsame elektrische Zittern schon einmal bei einem anderen MS-Patienten gespürt.) Ich führte meine Hände dicht an ihrem Körper entlang und merkte, wie „eingeschlossen“ ihr Feld war. Ich hielt eine Hand auf einer Seite ihres Brustkorbs und die andere Hand auf der anderen Seite. Ihr Feld begann sich zu füllen, und ich konnte spüren, dass ihr Feld gleichmäßiger wurde.

Suche/Einschätzung

Ich begann, indem ich meine Hände schwer und beruhigend auf ihren physischen Schultern ruhen ließ. Danach stützte ich sie physisch an den Nebennieren und dann am unteren Rücken. Ich streichelte ihr Feld um den Oberkörper herum mit dem Herzen durch meine Hände und spürte, wie sich ihr Feld füllte. Ich ging zu ihren Füßen und streichelte mit meinen Händen physisch an ihren Beinen entlang. Ich schätzte den Fluss im Bereich ihrer Knöchel mit meinen Händen ein und schaute mit „weichem Blick“ und dem sechsten (Ajna-)Chakra auf ihr Herz. Ich sah, wie es dort brodelte, und beobachtete die schönen, langsamen Wirbel der grau-weißen Energieströme in ihrem Oberkörper und im Herzen. Gegen Ende bemerkte ich ein sanftes Rosa-Blau in ihrem Feld. Im Kopf wusste ich, dass sie chronische Schmerzen und körperliche Beschwerden hatte, aber an diesem Tag arbeitete ich anscheinend hauptsächlich mit ihrem emotionalen Feld.

Wiederherstellen des Gleichgewichts

Ich führte meine Hände an ihren Beinen entlang nach unten und berührte ihre Haut, um das Feld zu stimulieren, sich über ihre Brust und ihrem Rumpf hinaus auszuweiten. Ich ließ meine Hände auf ihren Füßen ruhen. Ich schloss sanft meine Augen und sah viel Licht um ihren Oberkörper sowie einige dunkle Flecken in der Nähe ihres Herzens. Ich führte meine Hände vorne und hinten über ihren Brustkorb, um alles zu entfernen, was aus ihr heraus musste, und bot dabei Energie aus dem universellen Feld durch das Feld von C an. Ich nahm die Einschätzung vor und setzte so weit wie möglich mein Herz-Chakra ein, ebenso mein sechstes Chakra – das innere Auge. Ich beabsichtigte Liebe und Unterstützung für sie. Ich bemerkte, dass ihr Feld in der Nähe ihrer Füße gleichmäßiger und voller geworden war. Dadurch wusste ich, sie befand sich wieder im Gleichgewicht. Sie blieb tief in Träumereien versunken, auch nachdem ich die Sitzung beendet hatte und mit meinen Notizen begann.

Abschluss

Ich bemerkte, dass sich meine Augen geöffnet hatten und dass ich wieder wach und mit meinem Bewusstsein im Raum war. Ich schloss TT mit meinen Händen ab und trat beiseite, um auf einem Stuhl in ihrer Nähe meine Notizen zu erstellen. Sie blieb tief in Träumereien versunken. Schließlich bot ich ihr vorsichtig ein Glas Wasser an. Ich lobte sie dafür, wie gut ihr Körper auf unsere Arbeit angesprochen hatte.

Nachhall

Sie hatte mit einer Tendenz zu Abhängigkeit und Überdosierung ihrer angstlösenden Medikamente zu kämpfen und musste kürzlich die Apotheke wechseln. Sie bemühte sich, gesund zu werden, dennoch war es für mich manchmal eine Herausforderung. Ihr Gedächtnisverlust und ihre Bedürftigkeit in Verbindung mit dem impulsiven Absetzen ihrer Medikamente – und den darauf folgenden Entzugserscheinungen – waren für mich manchmal sehr belastend. Unsere heutige TT-Sitzung hat viel von diesem Stress für mich geheilt. Ich habe echte Liebe für sie empfunden und freute mich zu spüren, wie sie unter meinen Händen darauf ansprach.

Fall 3

Innere Unruhe während einer Demonstration im Unterricht

Die betroffene TT-Therapeutin und Lehrerin bietet einer Gruppe, die ihren ersten Therapeutic Touch®-Kurs besucht, zur Demonstration eine Behandlung an. Bei Behandlungen zuzusehen, gehört zu unseren klassischen Lehrmethoden.

Annäherung

Unser Kurs besteht aus fünfundzwanzig Teilnehmerinnen. B stellt sich freiwillig als Versuchskaninchen zur Verfügung und erhält eine Behandlung zur Demonstration vor der Gruppe. Sie kommt zum Stuhl. Ich lade die vierundzwanzig zuschauenden Schülerinnen ein, sowohl B als auch mir zu helfen, indem sie einen Raum um uns herum erschaffen, präsent und still sind. B und ich unterhalten uns kurz, und ich versichere ihr, dass ihr nichts geschehen wird und es, auch wenn gerade alle Augen auf uns gerichtet sind, um nichts anderes geht als um sie und mich gemeinsam im TT-Raum. Mir wird klar, dass ich schon sehr oft an diesem Punkt war und sehr viel über diesen Teil des TT-Grundlagenkurses, den ich unterrichte, gelernt habe. Ich weiß, dass vieles eine Feuerprobe war – im wahrsten Sinne – und ich weiß, dass im TT, das wir miteinander erleben, alles sicher und klar sein wird und dass wir uns verbinden werden. Ich bleibe einen Moment ruhig stehen und atme tief durch. Wenn ich die wunderbare Ruhe spüre, weiß ich, dass ich bereit bin, und wir beginnen.

Hinwendung

Während des Gesprächs knie ich vor B. Ich halte ihre Hände, solange wir reden. Dann verfahre ich wie oben beschrieben.

Suche/Einschätzung

Zur Demonstration für diese neuen TTlerinnen bewege ich meine Hände ganz behutsam. Ich gehe vom Kopf bis zu den Füßen und halte mich an den Prozess, wie wir ihn lehren und lernen.

Ich spüre, dass der Energiefluss in den Armen einen deutlichen Unterschied zwischen links und rechts aufweist. Außerdem nehme ich sofort etwas wahr, was ich als innere Unruhe bezeichnen würde. Ich bemerke etwas, das ich als stacheligen, hyperdynamischen Fluss bezeichnen würde – ich spüre deutlich, dass sie im Moment nicht geerdet ist. Ich habe das Gefühl, dass sie in ihrem Leben mal dieses, mal jenes tut, aber nichts wirklich zu Ende bringt. Offenbar gibt es in diesem „ersten Durchgang" viel zu entdecken, aber ich atme tief durch, besinne mich auf mich selbst und weiß, dass diese Hinweise richtig sind.

Wiederherstellen des Gleichgewichts

Ich führe meine Hände sanft vom Kopf zu den Füßen. Ich gehe zur Phase des Glattstreichens über und meine Absicht ist Entspannung. Ich unterrichte einen Kurs … Ich bin klar und achtsam bei der Demonstration der Bewegungen für neue Schülerinnen.

Ich stehe hinter ihrem Rücken, lege meine Hände auf ihre Schultern, stelle mir strahlenden Sonnenschein vor und sende genau dieses Gefühl ruhiger Lebendigkeit. Ich lasse meine Hände von ihrer Schulter zu ihrer Hand gleiten, in der Absicht, den Fluss zu glätten.

Ich fühle hinein … nehme dann eine erste Erdung vor … und sehe, wie sich ihre Füße in die Erde schmiegen. Ich lasse meine Hände weiter vom Scheitel bis zur Sohle gleiten, mit der Intention von Rhythmus … Frieden … eigentlich einem Gefühl wohltuender Ordnung. Ich sehe und integriere eine blau-grüne Farbe, einen hellen Farbton … fast eine luftige Bewegung.

Ihr Kopf ist nach vorne geneigt. Sie hat ihre Augen während der Behandlung geschlossen, und ihr Atem geht langsam. Ich merke, dass wir in diesem Moment fertig sind … die Umgebung wird jetzt für mich lebendiger. Ich glaube, das liegt daran, dass ich sie irgendwie anders wahrnehme … die Lichter, die Geräusche, die Anwesenheit der anderen. B ruht sich fünf Minuten aus, und ich sitze ruhig da.

Welche Chakras setze ich ein? Ich würde sagen, mein Kronen- und mein Herz-Chakra lenken meine Hände – mein Stirn-Chakra schenkt mir klare erste Einblicke. Und meine Körperhaltung? Empfänglich, aber auch einsatzbereit, da ich weiß, dass es sich hier um einen Kurs handelt.

Abschluss

In dieser besonderen Situation, in der alle Augen auf uns gerichtet sind, halte ich die Behandlung absichtlich kurz und leicht. Ich bin mir nicht sicher, ob „leicht“ das richtige Wort ist, aber ich weiß, was ich meine. In meinem Unterricht habe ich im Laufe der Jahre gelernt – und zwar sowohl aus eigener Anschauung als auch aus Gesprächen mit meinen Lehrerinnen –, dass ich im Kurs auf die potenzielle Verletzlichkeit der Schülerinnen achten muss. Das Spektrum der Teilnehmerinnen ist breit, und die möglichen Reaktionen sind vielfältig.

Nachhall

Diese TT-Interaktion fand erst vor Kurzem statt, und zweimal habe ich die Anwesenheit von B gespürt und ihr glättende Gedanken geschickt. Diese Gedanken kamen als Farbe zum Ausdruck, und die Farbe ist ein Rosarot, durchtränkt von einem tiefen Blau … keine Farbe, die ich mir ausgedacht habe, sondern eine, die während unserer TT-Sitzung entstanden ist, als ich B bewusst wahrnahm.

Fall 4

TT aus der Ferne an einem verletzten Knöchel

Diese Sitzung bietet ein beeindruckendes Beispiel für eine lebendige Visualisierung.

Annäherung

Ich hatte eine E-Mail von einer TT-Kollegin erhalten, in der sie mich um Fern-TT für ihren Knöchel bat, da sie gerade die Kellertreppe hinuntergefallen sei und er anschwoll und schmerzte. Sofort nahm ich auf meinem Stuhl Platz und versetzte mich in Deep Dee, wodurch meine Kollegin L in den Vordergrund meines Bewusstseins rückte. Plötzlich konnte ich mich in ihrem Haus sehen. Ich konnte sehen, wie ich auf sie zuging, während sie in einem großen, weichen Sessel saß und die Füße auf einem Polsterhocker abgelegt hatte. Sie wirkte ein bisschen „unter Schock", und ich sah, wie ich zu ihr ging, ihr die Hand auf die Schulter legte und sie anwies, den Mund zu öffnen und die Zunge zu heben, damit ich ihr ein paar Tropfen Rescue Remedy [ein Bachblüten-Mittel] geben konnte. Ich habe schon sehr viele TT-Sitzungen aus der Ferne gemacht, doch dies war die klarste und lebendigste Erfahrung mit einer Heilungssuchenden, die ich je erlebt habe.

Hinwendung

Als ich in meinem Stuhl saß und mich in Ls Haus beobachtete, bewegten sich meine Hände in beiden Realitäten, falls das einen Sinn ergibt. Ich habe keine besondere Erinnerung an meine Hand-Chakras, aber im Allgemeinen sind sie hellwach.

Suche/Einschätzung

Dann sah ich mir selber dabei zu, wie ich ihr Feld behutsam klärte und glattstrich. Ziemlich schnell ging ich hinunter zu ihrem Knöchel, und in meinem Deep-Dee-Bewusstsein nahm ich dabei die Schwingung meines Dritten Auges wahr. Der Knöchel war geschwollen und begann sich zu verfärben und strahlte viel Hitze und elektrische Spannung aus. Einen Moment lang konnte ich ihren Schmerz und ihre Angst (in meinem Solarplexus) spüren.

Wiederherstellen des Gleichgewichts

An diesem Punkt visualisierte ich Ls Knöchel in einem nicht geschwollenen und gesunden Zustand und bat sie, dasselbe zu tun. Meine Hände bewegten sich mit ziemlich schnellen, schwungvollen Bewegungen nach unten und außen. Ich brachte „Blau" in und um ihr Feld ein, insbesondere um ihren Knöchel.

Abschluss

Als sie sich entspannte, tief und gleichmäßig atmete und die Energie im Knöchel besser floss, beendete ich die Behandlung und ermahnte sie, den Knöchel zu kühlen und sich zu schonen. Dann kehrte mein Bewusstsein auf den Stuhl in meinem Haus zurück, und ich öffnete die Augen. Ich habe keine Ahnung, wie lange ich gearbeitet hatte, aber ich hatte das Gefühl, aus großer Tiefe zurückzukommen. An L oder ihren Knöchel dachte ich erst zwei Wochen später wieder, als unsere TT-Gruppe ihr monatliches Praktikum abhielt.

Zwei Wochen später

Während die Teilnehmerinnen plauderten, fragte mich L, ob ich an ihrem Knöchel Fern-TT gemacht hätte, denn sie habe mich dort so deutlich gespürt. Sie sagte, ihr Knöchel sei innerhalb weniger Stunden deutlich besser geworden, Schwellung und Schmerzen hätten stark nachgelassen. Als sie das erzählte, stand mir die Sitzung wieder vor Augen, aber ich glaubte, sie hätte sich vor unserem letzten Praktikum am Knöchel verletzt, und ich wäre physisch vor Ort gewesen, um sie zu behandeln. Tatsächlich meinte ich, ihre Erinnerung hätte sie getäuscht, und korrigierte sie mit den Worten: „Nein, in Wirklichkeit waren wir doch hier, gleich nachdem es passiert ist.“ Sie legte den Kopf schief und schaute mich verdutzt an, und plötzlich wurde mir klar, dass ich mich geirrt hatte. Es war tatsächlich eine TT-Fernbehandlung gewesen. Also erzählte ich der Gruppe, dass das Erlebnis so lebendig und klar war, dass ich in meiner Erinnerung bei der Behandlung physisch anwesend gewesen war.

Fall 5, Teil I

Ein bellender Hund wird zum Verbündeten

Dies war die erste von zwei Sitzungen an aufeinanderfolgenden Tagen. Ein Bericht über die zweite Sitzung folgt in Fall 5, Teil II.

Annäherung

Ich war nervös, als ich zu Fs Haus fuhr. Ich fragte mich, ob ich ihr wohl helfen könnte. Als sie mich anrief und einen Termin für eine TT-Sitzung bei sich zu Hause vereinbaren wollte, wusste ich, dass sie in einer akuten Notlage war; normalerweise ist sie bereit, in meine Praxis zu kommen. Sie leidet schon seit einiger Zeit unter Depressionen und lähmenden Angstzuständen, aber sie sagte, diesmal sei es viel schlimmer als sonst. Als ich in ihren Garten kam, bellte ihr nervöser Terrier und zog an seiner Leine. Er wollte mich dort nicht haben. Ich versuchte, mich zu zentrieren, was mir nur bedingt gelang. F lud mich zum TT in ihr Schlafzimmer ein. Auf dem Weg durch die Küche fiel mir auf, dass die Spüle voll schmutzigem Geschirr stand. F legte sich auf ihr großes Bett und ich versuchte, eine bequeme Möglichkeit zu finden, TT mit ihr zu machen. Mir fiel auf, dass sie blass und erschöpft aussah.

Hinwendung

Meine Hände wurden leicht warm (der klimatisierte Raum war kühl). Meine Hand-Chakras verbanden sich mit ihrem Arm, während ich einen langen Moment abwartete, um mich mit ihrer Energie zu verbinden und mich zu erden. „Gut", sagte ich, als ich spürte, dass sie tief einatmete. Da sie auf dem Bett lag, musste ich mich strecken, um an sie heranzukommen. Als ich meine Hände nahe an ihren Körper heranführte, konnte ich das eng anliegende Feld ihres Körpers physisch spüren. In ihren Beinen war so gut wie kein Fluss, und das wurde meine erste Intervention. Ich strich immer wieder physisch von oben nach unten über ihre Beine, um den Fluss in Gang zu bringen. Ihr Körper sprach schnell darauf an. Von meinem Standpunkt bei ihren Füßen aus sah ich mit meinem inneren Auge ein wirbelndes Blau und Schwarz in ihrem Rumpf und im oberen Brustbereich.

Suche/Einschätzung

Abfolge der Informationen: Ich nehme meine Gestalt in ihrem Haus wahr (draußen bellt ein gereizter, leicht unangenehmer, lauter Hund, der etwas gegen meine Anwesenheit hat). Ich verbinde mich mit meinen Händen und spüre/weiß, dass sie sich unter deren Gewicht entspannt. Während der Berührung zentriere ich mich tiefer. Ich bewege meine Hand-Chakras, um ihr Feld wahrzunehmen und stelle fest, dass es sehr eng und dünn ist. Kein Fluss in ihren Beinen. Im Laufe unserer Arbeit werden meine Hände wärmer und ich spüre, wie ihr Feld daraufhin fließt. Es ist „dicker“ und in ihren Beinen spürbar vorhanden, dort wo meine Hand sie berührt, in der Nähe ihrer Füße. Ich benutze mein Drittes Auge um zu visualisieren, und sehe wirbelnde Farben in ihrem Rumpf. Ich lenke die Energie absichtlich mit meinen Händen in die Nähe ihrer Brust und ihres Bauchraums. Wenn ich die Hände neben ihren Beinen habe, spüre ich, wie ihr Feld in ihre Beinen hinunterfließt.

Ich visualisiere ihr Feld erneut und „denke Blau“ und sehe dann ein tiefes Blau um ihren Hals und ihre Brust. Überrascht von der Intensität, vergleiche ich es gedanklich mit dem sehr tiefen Blau, das ich (beim TT) um den Hals eines Sterbenden gesehen habe und komme zu dem Schluss, dass es sich hier um einen helleren Farbton handelt. Um den übrigen Teil ihres Oberkörpers herum ist ein blasses Türkisblau. Ich verbinde mich tief mit meinen Händen „auf“ ihren Nebennieren und fühle mich unruhig und mir wird ein wenig übel, da die Energie mich tief, sehr tief hinunterzieht und dann vollständiger erdet. Ich empfinde körperliches Mitgefühl für sie und frage mich, ob dies ein winziger Teil des Unwohlseins und des Krankheitsgefühls ist, das sie regelmäßig verspürt. Ich bin erleichtert, als ich tief einatme und weiß/„höre“, dass ich zu einer nächsten Behandlungsphase übergehen soll.

Wiederherstellen des Gleichgewichts

Sobald der Fluss in ihren Beinen in Gang gekommen ist, führe ich meine Hände zu ihren Nebennieren und lege sie an ihren Körper. Sie sagt: „Dort habe ich am meisten Rückenschmerzen.“ Ich kläre ihren Rumpf und führe meine Hände nach unten, damit der Fluss durch ihre Beine strömt. Ich schaue wieder nach oben zu der Stelle, an der sich zuvor Blau und Schwarz vermischt hatten, denke „Blau“ und sehe nach wenigen Augenblicken, wie eine schöne tiefblaue Farbe erscheint, vor allem um ihren Hals und den oberen Brustkorb herum. Ich lege meine Hände noch einmal auf ihre Nebennieren und spüre, wie ich tiefer gehe. Ich erde mich mehr, denn die Energie ist sehr stark und fast beunruhigend, da ich mich tief mit ihr verbinde. Ich verstehe in meinem

Körper, wie sie sich so krank fühlen kann, ganz egal, woran das liegt. Ich empfinde starkes Mitgefühl für sie.

In der seltsamen Position, in der ich mich über sie beuge, um ihre Nebennieren zu erreichen, verliere ich fast das Gleichgewicht, bin aber durch meine Füße bewusst geerdet. Es ist eine Erleichterung, dass ich vorerst mit diesem Bereich fertig bin. Ich schätze ihren Fluss erneut ein und stelle fest, dass er voller und glatter ist als vorher. Sie scheint tief entspannt zu sein. Ich nehme auch ihren bellenden Hund in der Ferne wahr. (Er ist ein Terrier, ziemlich hyperaktiv und sehr verbunden mit meiner Patientin. Er weiß, dass ich im Haus fremd bin, und er ist blöderweise draußen.) Manchmal ist er still, während wir arbeiten. Ich frage mich, ob er sich auf ihren entspannteren Zustand einstellt. Auf jeden Fall war das Bellen kaum wahrnehmbar, verglichen mit der großen Ablenkung, die es zu Beginn unserer Arbeit darstellte.

Abschluss

Ich tastete ihr Feld ab und fand es glatt, gleichmäßig und voll. Ich stellte fest, dass sie ruhig und tief atmete und dass sich ihre Gesichtsfarbe verbessert hatte. Ich merkte, dass meine Aufmerksamkeit im Abschlussmodus war und nach letzten Details suchte, die ich möglicherweise übersehen hatte. Ich war „wieder im Zimmer“, nahm das Bellen des Hundes wahr, die Farbe der Wände und der Bettwäsche. Mein Geist war nicht mehr in ihrem Feld. Ich trat zurück, betete und bat um letzte Anweisungen von meinem inneren Selbst, wobei meine Hand-Chakras etwas weiter von ihrem Körper entfernt waren als zuvor. Abgeschlossen.

Fall 5, Teil II

Tag Zwei mit einer verletzten Klientin und ihrem Hund

Dies war die zweite von zwei Sitzungen an aufeinanderfolgenden Tagen. Die erste Sitzung ist oben beschrieben.

Annäherung

F begrüßte mich entspannt bei sich zu Hause. Gleich beim Betreten des Hauses begann ich mich zu erden und zu zentrieren. Heute war auch der Hund im Haus und durfte mit ins Schlafzimmer, wo wir arbeiteten. Die Atmosphäre im Haus war angenehmer, weniger gereizt und angestaubt als am Tag zuvor. Ich konnte mir vorstellen, mich hier wohl zu fühlen. Der Hund lag bei der Schlafzimmertür ruhig auf dem Boden und kam unsicher aufs Bett, als er dazu aufgefordert wurde. Er leckte ihr sanft die Hand und legte sich hin, die Nase an ihrem Bein und die Pfote an ihrer Seite. Während der Sitzung lag er ganz still und „half mit“. Ich ließ meine Hände einen langen Moment auf ihren Armen ruhen, während ich mich noch tiefer zentrierte. Sie atmete tief. Ihr Feld war voller als gestern.

Hinwendung

Ich gehe auf F zu und lege meine Hände auf ihren Arm. Meine Hände ertasten die weiterhin vorhandene Verdickung und achten auf die Qualität ihres Feldes. Ich spüre die Unebenheit ihres Feldes um die Brust herum, aber ich stelle fest, dass es sich gehalten hat und um ihren Rumpf herum voller ist als gestern sowie in ihren Beinen jetzt gut fließt. Ich arbeite mit dem dünnen Feld neben ihren Beinen.

Suche/Einschätzung

Meine Hand-Chakras tasten ihr Feld ab und stellen fest, dass es zwar um ihren Rumpf herum Fülle gibt, ihre Beine aber in ihrem Feld nicht viel Fülle haben. Von meinem Platz an ihren Füßen aus „schaue“ ich mit dem inneren Auge und sehe wirbelndes Blau und Schwarz über ihrer Brust, allerdings weniger ausgeprägt als gestern. Ich kläre das Feld und lege meine Hände auf ihre Nebennieren. Dort besteht ein guter Fluss, aber nicht der beunruhigende kranke Sog, wie es gestern der Fall war. Mit meinen Hand-Chakras spüre ich eine vermehrte Fülle um ihre Brust und arbeite daran, den Bereich erneut zu klären. Ich streiche ihre Beine nach unten aus. Wenn ich nach oben zu ihrem

Rumpf schaue, „sehe“ ich grüne Streifen, die sich vor einem bräunlichen Hintergrund abheben, als würden sich Ranken bilden, wachsen. Ich sehe fließendes Wasser, während ich dastehe und meine Hände über ihre Brust halte. Es fließt nicht schwallartig wie gestern, sondern es ist wie ein zusammenhängender Bach, der in einen größeren See fließt.

Ich spüre die gleichmäßige Fülle des Feldes bei ihren Füßen und lade alles nach unten ein, was herunterkommen muss. Ich sehe goldenes Licht um ihre Brust und ihren Bauchraum (drittes Chakra). Ich lade mein inneres Selbst ein, mich wissen zu lassen, ob noch etwas zu tun ist. Ich danke ihren Engeln für deren heutige Hilfe. Wieder präsenter und mehr im Raum, bemerke ich den ruhigen Hund. Er liegt bequem da, behält seine Position bei und berührt sie sanft.

Wiederherstellen des Gleichgewichts

Ihr Feld sprach schnell auf meine Anwesenheit und meine Handbewegungen an, die den Fluss in ihren Beinen abwärts anregten. (Ich konnte den Fluss erkennen, bevor sie behauptete, den Fluss in ihren Händen zu spüren.) Ich berührte physisch ihre Körperseiten und hielt meine Hände über ihre Nebennieren. Ich klärte vor allem ihre Brust und ihren Bauchraum. Mit weichem Blick sah ich, wie sich die Farben um sie herum während meiner Arbeit in ein rosa-blaues Magenta verwandelten. Von ihren Füßen aus nahm ich wahr, wie sich die blau-schwarzen Wirbel in grüne Ranken über ihrer Brust und später in ein leuchtendes Goldgelb verwandelten. Ich sah einen fließenden Strom. Am Ende der Sitzung war ich traurig und hätte beinahe eine Träne vergossen.

Abschluss

Ich war wieder vollständig im Raum und nahm die Farbe der Wände und der Bettwäsche sowie die Position des Hundes wahr. Ich „schlug“ das Ende ihres Feldes an ihren Füßen „ein“ und glättete sanft die Oberfläche ihres Feldes in einem Abstand von etwa einem halben Meter zu ihrem Körper. Ich bemerkte meine Traurigkeit und dankte meinem inneren Selbst und den Engeln für ihre Hilfe.

Nachhall

F rief mich am Nachmittag nach dieser Behandlung an. Sie hatte sich stark genug gefühlt, um kurz in ihre Arztpraxis zu gehen, was eine Verbesserung gegenüber dem Vortag darstellte. Sie erzählte mir, dass sie zu ihrer Überraschung plötzlich lange und heftig geweint hatte, nachdem ich ihr Haus verlassen hatte. Ihr war gar nicht bewusst gewesen, dass sie traurig war, und eigentlich „gab es nichts zum Weinen“. Ich sagte ihr, wie erfreut ich sei, dass sie diese (blockierten) Emotionen zulasse. Sie gab zu, dass sie sehr lange „am seidenen Faden“ gehangen habe. Sie sagte, es sei eine Erleichterung gewesen, endlich loszulassen und die nährende „Liebe“ zuzulassen, die sie während der Sitzung gespürt habe. Wir vereinbarten, uns bald zu einer weiteren Sitzung zu treffen.

Fall 6

Beruhigung einer gesprächigen Freundin mit einer Verletzung

Eine Therapeutin erlebt eine Vertiefung ihres Vertrauens zum TT-Prozess.

Annäherung

Die erste Erfahrung bei der Annäherung an die Heilungspartnerin war schwierig. Sie war eine Freundin, redete unaufhörlich und hatte sich gerade am Knie verletzt; es war blockiert.

Hinwendung

Meine Hand-Chakras waren „an“ und wenn sie sich in dieser Phase befinden, spüre ich sie als kleine Schalen.

Suche/Einschätzung

Meine Hände nahmen die Informationen als „Hitze-/Wärme-Sensoren“ auf. Die beteiligten Chakras waren Hand und Herz. Die Reihenfolge war so, dass ich meine Hände von ihrem Kopf abwärts durch ihr

Feld führte. Sie war wieder sehr gesprächig, hörte schließlich auf zu plappern, und ich erkannte, dass ihr verletztes Knie Energie abzog; sie war sehr ausgelaugt.

Wiederherstellen des Gleichgewichts

Ich schickte Energie zu ihrem Knie, indem ich eine Hand hinter das Knie legte und die vordere Hand nach unten führte.

Die Heilungssuchende lag, also legte ich zeitweise eine Hand unter sie. Da ich groß bin, nahm ich dazu eine Art L-förmige Yoga-Stellung ein, um meinen unteren Rücken zu schützen, streckte meinen Hintern heraus und verankerte meine Füße und Beine.

Verwendete Chakras: Herz-Chakra und Hand-Chakras, und ich stelle mir vor, dass durch die Liebe, die ich projiziere, mein Kronen-Chakra aktiviert wird. Ich weiß, dass sich mein Bewusstsein verlagert, sobald ich anfange, Veränderungen wahrzunehmen, die Veränderungen, zu denen ich beigetragen habe. Es ist, als ob dies für mich der Beweis dafür wäre, dass die Energiebehandlung etwas bewirkt. Ich bin immer noch relativ neu auf diesem Gebiet, obwohl ich TT schon seit vier Jahren praktiziere. Wirklich neu ist, wie ich mich in diesem Jahr gefühlt habe. Das Erlebnis beim Wiederherstellen des Gleichgewichts, das mir am meisten bedeutet, ist in der Regel, wenn ich feststelle, dass der Stau nach unten und außen gelenkt wurde und aus dem Feld des Heilungssuchenden verschwunden ist. Darüber staune ich immer wieder.

Abschluss

Ich weiß, dass ich fertig bin, wenn sich offenbar nichts verändert. Mir ist klar, dass eine Sitzung nicht länger als höchstens zwanzig Minuten dauern sollte.

Nachhall

Ich behandle gerne Freunde und Bekannte, denn in der Regel bekomme ich von diesen Menschen eine Rückmeldung. Vielleicht nicht sofort, aber später kommt ein Anruf, in dem es heißt: „Ich bin die Treppe hinuntergegangen und konnte beide Beine benutzen!“ oder „Meine

Hüftschmerzen sind weg; ich konnte die ganze Nacht schlafen und bin noch nicht einmal aufgewacht.“ Ehrlich gesagt, war die TT-Reise für mich eine Reise zu vollkommenem Vertrauen. Vertrauen darauf, dass wirklich etwas passiert. Für mich ist das sehr faszinierend.

Fall 7

Der „Klang“ eines verletzten Feldes

Die tiefe Zentrierung im unpersönlichen Raum ist bei der Arbeit mit Freunden und geliebten Menschen unerlässlich.

Zentrierung/Annäherung

Die Annäherung bestand bei H darin, dass wir vom Plaudern am Esstisch dazu übergingen, sie auf ein Doppelbett in einem Gästezimmer zu legen. H war vor sieben Monaten gestürzt und hatte sich die Unterschenkelknochen gebrochen, was eine Operation erforderlich machte, bei der ihr Stifte und Platten eingesetzt wurden. Vor etwa vier Monaten wurde festgestellt, dass das Metall in ihren Beinen teilweise gebrochen war, was eine weitere Operation erforderte. Vergangene Woche hörte H dann erneut ein Knacken in ihrem linken Bein, das Geräusch von brechendem Metall. Am Tag darauf wurde der Unterschenkel in der Notaufnahme geschient und vorübergehend eingegipst. Heute ist Samstag; am Montag wird sie in die Praxis ihres regulären Chirurgen gehen, dort aber den Assistenzarzt aufsuchen müssen. Sie ist eine Freundin, die ich sehr gern habe. Deshalb war es besonders wichtig, mich zu zentrieren, im unpersönlichen Raum zu bleiben und meine eigenen Gefühle beiseite zu lassen.

Hinwendung

Nachdem sie mithilfe ihres orthopädischen Knierollers ins Schlafzimmer gegangen war, legte sich H aufs Bett. Wir stellten fest, dass ein einzelnes Kissen unter ihrem Kopf als Stütze ausreichte. Ich habe nicht bemerkt, dass bestimmte Chakras beteiligt gewesen wären. Ich konzentrierte mich auf die Realität von H und mir als Felder. Ich nahm uns tatsächlich als Felder wahr, wie Wolken aus sanftem Nebel. Wenn ich mich jetzt an die Sitzung zurückerinnere, habe ich das Gefühl, dass mein Herz-Chakra auf das Feld von H lauschte, ohne dass ich dies damals bewusst wahrnahm.

Suche/Einschätzung

Meine Handflächen bewegten sich von Kopf bis Fuß durch Hs Feld. Ich schätzte erst ihre linke Körperseite ein (sie lag auf dem Rücken), dann die rechte. Außerdem schätzte ich geistig ihre Körperrückseite ein, wo ich die Energie der Erschöpfung spürte. In ihrem rechten Arm war der Energiefluss unterbrochen. Und auf der gesamten rechten Seite wirkte das Feld kummervoll – sogar mit einem „Stöhnlaut". Natürlich musste die rechte Seite aufgrund der neuen Verletzung am linken Bein mehr arbeiten.

Wiederherstellen des Gleichgewichts

Da ich wahrnahm, dass die Energie sich durch den gesamten Körper und das Feld zog, nahm ich zunächst eine allgemeine Klärung vor und spürte, wie allmählich Schwung ins Feld kam. Dee spricht oft von „klarem Licht", und genau so fühlte sich die Qualität der Energie an, die ich durch ihr Feld leitete. Als ich meine Hände auf der rechten Seite durchs Feld führte, verspürte ich den Impuls, die Eigenschaften „Frieden, Ganzheit, Ordnung" hineinzuleiten – Worte, die ich im Stillen sprach, während ich meine Hände bewegte.

Ich legte eine Hand an ihren Rücken – erst an die eine, dann an die andere Seite – und leitete Blau von hinten durch das Feld, während ich mit der anderen Hand auf der Vorderseite vom Kopf zu den Füßen hin durch das Feld strich. Zur Schmerzlinderung (sie nimmt Schmerzmittel) leitete ich erst Blau durch das linke Bein und dann Grün zur Heilung der Knochenzellen. Eine Hand im Nacken leitete ein sanftes Blau ein, während die andere Hand an der Vorderseite klärend wirkte.

Abschluss

Die Neueinschätzung zeigte, dass der Fluss überall gleichmäßiger und ausgewogener war. Auf der rechten Seite empfing ich ein Bild, dass das Feld auf dieser ganzen Seite „zusammengestrickt“ worden war. „Abgeschlossen“ kam mir in den Sinn, als mir ein Gedanke an mein eigenes Leben durch den Kopf ging.

Nachhall

Wir sind weiterhin fast täglich in Kontakt. Sie versucht auch einen orthopädischen Fuß- und Knöchelchirurgen zu finden. Wenn ich an sie denke, kann ich ganz einfach spüren, wie die Energie durch ihren Körper und Geist fließt. Sie hat die positive Einstellung beibehalten, die sie schon die ganze Zeit seit ihrem Unfall hatte.

Fall 8

Hospizpatientin wacht überraschend auf

Anhaltende Zentrierung half der Therapeutin, bei der Arbeit mit einer bisher nicht ansprechbaren Heilungspartnerin gewogen zu bleiben.

Annäherung

Dies ist mein erster Besuch bei dieser jungen Frau im Hospiz, die seit vielen Jahren an Muskelschwund leidet und immer mehr verfällt. Wie man mir bereits gesagt hatte, war sie vollkommen unansprechbar. Reglos und leblos lag sie da, in Decken gehüllt – das Gesicht teilweise verdeckt, die Augen fest geschlossen, ausdruckslos.

Hinwendung

Ich spürte keine Verbindung zu ihrem inneren Selbst, aber ich zentrierte mich und verband mich mit meinem eigenen inneren Selbst und erhielt den Impuls, nicht in die Nähe ihres Kopfes zu gehen. Ich platzierte meine Hand-Chakras etwa fünfundzwanzig Zentimeter über ihrem Körper auf Höhe ihres Halses und führte meine Hände ein Mal ganz langsam und leicht hinunter zu ihren Füßen.

Suche/Einschätzung

Ich behalte einen Zustand anhaltender Zentrierung bei, der die Verbindung zu meinem inneren Selbst aufrechthält. Ich folge ganz klar der Führung meiner inneren Stimme – und je zentrierter ich bin, desto mehr habe ich das Gefühl, dass ich mit dem inneren Selbst meiner Heilungspartnerin verbunden bin, desto mehr Informationen erhalte ich, was ich tun soll. Und bei der Behandlung schätze ich ständig neu ein – ich glaube, manchmal behandelt meine rechte Hand und meine linke Hand schätzt ein oder erhält Informationen und ich folge einfach mit mühelosem Bemühen und weiß, dass ich es nicht *mache*, sondern im Fluss des universellen Energiefeldes bleibe. Je tiefer ich zentriert bin, desto tiefer ist die Verbindung mit meiner Heilungspartnerin.

Wiederherstellen des Gleichgewichts

Normalerweise arbeite ich im Stehen und gehe während der Einschätzung um das Bett oder den Stuhl herum, wobei ich meist bei den Füßen stehen bleibe. Ich beginne oft mit einer leichten Fußmassage, um meinem Heilungspartner zur Entspannung zu verhelfen. Dabei beobachte ich auch den Körper und schätze ihn ein. In dieser Sitzung nahm ich Informationen aus ihren Fuß- und meinen Hand-Chakras auf (wie bei der Hand-Fuß-Verbindung). Ich wusste genau, dass eine Bewusstseinsveränderung eingetreten war – sie wachte auf! Ihre Augen öffneten sich! Sie sah mich an! Ich verspürte den Impuls, sanfte, fröhliche Harfenmusik zu spielen und dann eine Hand-Herz-Verbindung herzustellen.* Ihre rechte Hand war krampfhaft geschlossen (ihre linke Hand ist gelähmt), also ließ ich meinen Finger in ihre Hand gleiten und spürte ein Zittern, und dann spürte ich, dass sie meinen Finger hielt.

---

* Cathleen Fanslow, *Using the Power of Hope to Cope with Dying: The Four Stages of Hope*, Quill Driver Books 2008, S. 104. Die Technik der Hand-Herz-Verbindung wurde entwickelt, „um Familien und anderen direkten Pflegepersonen zu helfen, den notwendigen Kontakt aufrechtzuerhalten und das Gefühl der Hilflosigkeit und des Schmerzes zu verringern".

Ich saß mehrere Minuten lang neben ihr. Ich fragte sie, ob ich wiederkommen solle. Sie formte mit den Lippen ein „Ja“. Zum Abschied formte sie mit den Lippen ein „Bye“. Als ich sah, dass sie aufwachte, war mir klar, dass sie ausgeglichener geworden war. Man hatte mir gesagt, sie könne nicht sprechen.

Abschluss

Sie sah sehr friedlich aus und brauchte eine sehr behutsame, kurze, leichte Energie, und ich wusste einfach, dass es genug war – alles andere hätte vielleicht einen negativen Effekt gehabt.

Fall 9

Nach Hüftgelenkersatz

Eine Therapeutin fühlt durch die verschiedenen Schichten des Feldes, um das Gleichgewicht wiederherzustellen.

Annäherung

Bei J war ich entspannt. Ich hatte gekocht, und wir hatten gemeinsam zu Abend gegessen. Ich hatte sie gebeten, sich zu entspannen und zuzulassen, dass ich bei ihr TT mache. Sie hatte gerade eine Operation zum beidseitigen Ersatz der Hüftgelenke hinter sich.

Hinwendung

Dieses Mal brauchte ich ein bisschen länger, um mich zu zentrieren. Unsere Gespräche beim Abendessen waren tiefgründig gewesen, und als wir beide in Position waren – J auf ihrem Bett und ich neben ihr kniend –, wollten meine Hände unbedingt loslegen. Ich atmete noch dreimal tief durch und zentrierte mich in aller Ruhe. Schließlich ließ ich meine Hände von Kopf bis Fuß gleiten, und sie waren lebendig, gewillt und bereit, jeden Hinweis, jede Empfindung aufzunehmen. Sie waren mit meinem Gehirn in gerader Linie verbunden, und ich erhielt die Botschaft: „Vergiss ihre Arme nicht“.

Suche/Einschätzung

Es gibt mehrere Informationsschichten. Oberflächlich denke ich, dass die Empfindungen, die ich spüre, mit Schmerzen, dem Kreislauf und den physischen Funktionen von Js Körper zu tun haben. Es gibt etwas im oberen Rücken, etwas Kühles um die Füße herum und etwas Großes in ihrem Kopf. Während ich mich durch diese Bitten um Veränderung hindurcharbeite, wird eine weitere Schicht freigelegt, und ich glaube, hier berühre ich nun die Gefühle, die dem körperlichen Ausdruck zugrunde liegen. Ich arbeite wie zuvor vom Kopf bis zu den Füßen, erlaube mir aber, eine tiefere Verbindung mit den Hinweisen einzugehen und arbeite von vorne, um eine Störung auf Js Rücken anzugehen. Das emotionale Feld kann anscheinend nicht so direkt empfangen. Gibt es eine Reihenfolge? Ich vermute, die Reihenfolge lautet körperlich, emotional, ätherisch. In der letzten TT-Runde bitte ich Js Ahnen, weiter mit ihr zu arbeiten, dabei bewegen sich meine Hände eher um zu ermutigen und zu unterstützen, als um Energie zu verschieben.

Wiederherstellen des Gleichgewichts

Gestern hatte J das Gefühl einer wundersamen Heilung in den Hüften, aber sie war noch nicht bereit, die Energie vollständig in ihre Beine fließen zu lassen. Heute ging ich von den regelmäßigen fließenden Bewegungen im TT dazu über, ihre Füße zu halten. Da sie im Bett lag und ich neben ihr stand, war es schwierig, ihre Füße symmetrisch zu halten, auch wenn ich es zunächst versuchte. Also arbeitete ich jeweils nur an einem Fuß. Ich wusste, dass ich den Fluss durch Js Füße unterstützen musste, und das tat ich, indem ich sie körperlich berührte und Bewegung … Lebendigkeit … Bewusstsein förderte. Meine Hand-Chakras waren das Hauptsächliche, aber ich glaube, auch mein Wurzel-Chakra nahm genau wahr, was vor sich ging. Sanftes Halten … kaum Bewegung … ein Fuß nach dem anderen. Ich arbeitete durch Js Fuß-Chakras, aber auch bis in ihre Zehen hinein. Ich beobachtete, wie sich die Energie veränderte und zu fließen begann. Zufrieden deckte ich ihre Füße zu und ging wieder zu berührungslosem TT über.

Abschluss

Bei der Neueinschätzung stellte ich fest, dass die ursprünglichen Hinweise nicht mehr vorhanden waren. Über Js Kopf war Helligkeit, die Energie floss gleichmäßig ihren Rücken hinunter, es gab keine Stauung oder Störung um ihre Hüften herum, und die Energie floss sowohl in ihre Arme als auch in ihre Beine. Ihre Füße, die kühl gewesen waren, waren warm. Ich deckte J im Bett gut zu und spürte, dass die menschliche Verbindung für die Heilung ebenso wichtig war wie TT.

Nachhall

Vielleicht ist es noch zu früh für Träumereien über J, jedenfalls bin ich heute Morgen mit dem Bewusstsein aufgewacht, dass drei andere Menschen in meiner Umgebung TT brauchen – sie haben mit metastasiertem Darmkrebs, Rückenschmerzen und einem gebrochenen Herzen zu kämpfen. Ich werde meditieren und TT zu ihnen und ins Universum schicken, von wo es dorthin geleitet wird, wo es gebraucht wird.

Fall 10

Tiefe Verbindung mit einem Heilungspartner mit gebrochenen Halswirbeln

Einer Therapeutin gelingt der Übergang von Überraschung und Besorgnis zu einer Verbindung von innerem Selbst zu innerem Selbst.

Annäherung

Um Ihnen ein Bild von meiner Erfahrung zu vermitteln, muss ich beschreiben, welche Situation ich vorgefunden habe. K hatte sich einen Genickbruch zugezogen. Vor ein paar Tagen hatte er sich beim Trampolinspringen mit seinen Kindern zwei Halswirbel gebrochen. Als ich zu ihm nach Hause kam, trug er eine schwere Halskrause aus Plastik, lief herum und schleppte zwei kleine Hunde, die er nach draußen bringen musste, sowie den Stuhl, auf dem er saß, während ich TT machte. Ich war zunächst überrascht, denn ich hatte nicht erwartet, dass er mit einem gebrochenen Genick so aktiv sein würde. Ich merkte, dass ich schon begann, sein Energiefeld einzuschätzen, während er noch umherging. Sofort spürte ich Angst und Wut. Als er auf dem Stuhl saß, spürte ich, dass sein Verhalten von Verleugnung und Auflehnung geprägt war und dass er die Schwere seiner Verletzung nicht akzeptierte.

Hinwendung

Es kribbelt in den Händen. Ich spüre ein erratisches Feld. Sonst noch etwas? Ich kann es kaum erwarten, die Behandlung mit TT zu beginnen.

Suche/Einschätzung

Ich begann mit meinem Dritten Auge und meinem Kronen-Chakra, dann schalteten sich mein Herzsinn und mein Solarplexus ein und versuchten, diesen Mann zu verstehen, der herumlief, als ob er keinen Genickbruch hätte. Mein Herz spürte den körperlichen und emotionalen Schmerz. Mein Drittes Auge ging tiefer, um irgendeine Kommunikation aus seinem Feld wahrzunehmen, von Geist zu Geist, von innerem Selbst zu innerem Selbst. Anmerkung: Bei diesem Heilungspartner spürte ich tief in meiner Seele eine starke Verbindung zu seiner Seele. Alle meine Energiezentren waren mit seinen verbunden; es war, als ob unsere Seelen alte Freunde wären, die wieder zusammengefunden hatten. Das ist mir früher auch schon passiert, aber selten. In jeder Sequenz beginne ich in der Regel mit dem Dritten Auge, dem Solarplexus und dem Kronen-Chakra, und oft auch mit dem Herz-Zentrum. Manchmal und je nach Partner können auch andere Chakras beteiligt sein.

Wiederherstellen des Gleichgewichts

Ich habe den Schulterbereich stark geglättet, um ihm bei der Entspannung zu helfen. Er war angespannt und hatte die Angewohnheit, sich alles aufzuladen. Er nahm wegen der kürzlich gebrochenen Wirbel im Schulterbereich eine Schutzhaltung ein, die ihn sehr verspannte. Ich erkannte das an und ließ ihn tief durchatmen, während ich seine

Schultern glättete und den Bereich um den Schmerz in seinem Nacken herum klärte.

Woher weiß ich, wann sich mein Bewusstseinszustand verändert? Mein Bewusstseinszustand verändert sich sofort, sobald ich im Begriff bin, mit einem Heilungspartner zu arbeiten. Ich zentriere mich von dem Moment an, in dem ich beginne, mit ihm zu interagieren, von dem Zeitpunkt an, in dem sich unsere Felder verbinden, von der ersten Begrüßung an. Wenn ich dann beginne, das Feld einzuschätzen – und auch im gesamten weiteren Verlauf des Prozesses –, erlebe ich eine erneute Vertiefung des Bewusstseins. Ich kann es nicht als andere Bewusstseinsebene bezeichnen; ich bin in einem anderen Daseinszustand. Mein Wesen und das Wesen des Heilungssuchenden sind miteinander verbunden und kommunizieren auf feinstoffliche Weise. Bei K hatte ich das Gefühl, dass eine Seelenverbindung wiederhergestellt worden war. Die Kommunikation war in diesem Fall ganz einfach und tiefgreifend.

Mein Erleben bei der Wiederherstellung des Gleichgewichts hängt davon ab, was ich bei der Einschätzung des Energiefeldes und der Verbindung mit den Chakras sowie zwischen innerem Selbst und innerem Selbst spüre. Bei K spürte ich, dass die Schmerzen im Nacken und im Arm gelindert werden mussten, bevor er sich entspannen konnte. Ich glättete und klärte die Bereiche. Er hatte einen Knochensplitter im Nacken, der starke Schmerzen und eine Schwäche in seinem linken Arm auslöste. Ich sandte Energie in den Nacken- und Halsbereich und arbeitete dann an den Nerven, um das Gleichgewicht wiederherzustellen und die Schmerzen in seinem Arm zu lindern, indem ich liebevolle und friedliche Energie in Nackenbereich und Arm bis in die Finger hinein sandte. Für mich ist das wie ein Arbeiten in Schichten. Für K war es in erster Linie die Entspannung und die teilweise Schmerzlinderung. Als die Schmerzen nachließen, fühlte ich mich zu seiner Herzgegend hingezogen, um ihm Energie zu schicken, damit sein Herz-Zentrum wieder ins Gleichgewicht kommt und sich beruhigt. Er war voller Wut und Angst. Ich verspürte den Impuls, ruhige, bedingungslose Liebe durch seine Herzgegend und sein ganzes Wesen zu leiten. Alle schmerzenden und verletzten Bereiche, sein Herz und sein Hals, verlangten nach Aufmerksamkeit. Danach verspürte ich wieder den Impuls, mich auf die Hilfe zur Entspannung zu konzentrieren, und zwar durch Glätten von Schultern, Gesicht und Nackenbereich – behutsames Glätten, wieder mit der Absicht, ausgleichende, entspannende, liebevolle und friedliche blau-violette Energie zu senden.

Wenn ich arbeite, ist mein Rücken in der Regel gerade und ich bewege mich in den Knien auf und ab. Auf diese Weise fließt die Energie viel besser durch mich hindurch. Ich bin offener für Botschaften von Chakra zu Chakra. Meine Chakras setze ich von dem Moment an ein, in dem ich meinem Heilungssuchenden begegne. Für mich war das immer eine Selbstverständlichkeit, denn ich merke, dass ich das schon als kleines Kind gemacht habe. Bei der ersten Begegnung sind mein Drittes Auge und mein Solarplexus damit beschäftigt, die Energie in den Chakras des Heilungspartners auf eine mögliche Verbindung hin einzuschätzen. Ich bin von Anfang an sowohl kognitiv als auch energetisch/intuitiv darauf eingestimmt. Wenn ich dann sozusagen mit der eigentlichen Heilungssitzung beginne, habe ich mich bereits energetisch und intuitiv mit dem Heilungspartner verbunden. Während der gesamten Sitzung folge ich der Führung durch mein Drittes Auge, mein Herz und meinen Solarplexus. Ich nehme Botschaften sowohl intuitiv als auch durch eine Stimme in meinem Ohr oder Kopf auf. Manchmal entsteht vor meinem geistigen Auge ein Bild des Problems, und ich schaue zu, wie es wieder ins Gleichgewicht gebracht wird.

Zentriertheit ist das Ausschlaggebende. Es ist so einfach, darin zu verweilen, und genau das musste K von mir erfahren – herzzentrierte, bedingungslose Liebe und Frieden. Botschaften erhalte ich durch die Verbindung von Geist zu Geist, mit anderen Worten, von innerem Selbst zu innerem Selbst. Von hier aus gestalte ich die Sitzung. Bei diesem Menschen stelle ich fest, dass ihn ein behutsames Glattstreichen seiner Schultern im Feld bei leichter Berührung entspannt und dafür öffnet, die Heilung und die Wiederherstellung des Gleichgewichts durch TT zu akzeptieren. Ich folge den Anweisungen des inneren Selbst. Abwechselndes Berühren und Nichtberühren wirkt bei ihm am besten, um ihn wieder ins Gleichgewicht zu bringen.

Abschluss

Ich entschied, dass die Sitzung abgeschlossen war, als ich merkte, dass sich seine Energie wieder im Gleichgewicht befand und freier floss. Auch wenn es noch Bereiche mit einem gewissen Ungleichgewicht gab, nahm das Feld nicht ohne Weiteres noch mehr Energie auf. Er musste die Sitzung verarbeiten und die Energie einsickern und wirken lassen. Er war sichtlich entspannt und erleichtert.

Nachhall

Ich träume nicht, aber ich erhalte nach der Sitzung regelmäßig Botschaften oder Erkenntnisse. So beispielsweise, wenn ich mit dem Auto unterwegs bin, kommt aus dem Nichts eine Botschaft, oder wenn ich meditiere, manchmal kurz vor dem Einschlafen oder beim Aufstehen am Morgen. Bei K kam am Tag nach dieser Sitzung eine Botschaft, als ich gerade beim Putzen war, dass sein spirituelles Wesen Schmerzen leidet und ich mich in der nächsten Sitzung auf einer tieferen Ebene mit diesem Teil von ihm verbinden sollte.

Fall 11

Das weiche Herz eines skeptischen Patienten spüren

Wenn die Therapeutin bei einem skeptischen Patienten präsent bleibt, erleben wir wieder einmal, dass das Feld der Person für Veränderungen offen sein kann, selbst wenn das Bewusstsein sich dagegen sträubt.

Annäherung

Ich beobachtete Ls Körperhaltung, wie er ging und sich bewegte, wo er steif war und wie er in seinem Körper atmete. Als ich in seine Felder hineinfühlte, bemerkte ich einige gewohnheitsmäßige Verhaltensmuster. Insbesondere ging es um Glaubenssysteme, eine gewisse Härte, die ich als seine *wahren* Überzeugungen interpretiere. Insgesamt hatte die Energie, die von seinen Feldern ausging, etwas

Starres, aber auch ein weiches Herz – ein fürsorglicher Mensch, der streng an sich und seinen Überzeugungen festhält und nicht loslassen oder sich verändern will.

Suche/Einschätzung

Ich nehme Informationen mit meinen Hand-Chakras auf, und für mein Empfinden senden sie die Informationen in mein ganzes System. Dann lasse ich die Informationen gewissermaßen durch meine Chakras laufen. Die Suche geschieht vor dem Hintergrund, dass ich zentriert bin und mich entspannt auf die Intelligenz meiner Chakras und meines inneren Selbst einlasse – auf die Erfahrung meiner Ganzheit. Dann vergleiche ich das, was ich von L aufnehme, mit diesem Hintergrund der zentrierten Ganzheit meines inneren Selbst.

Anscheinend höre ich fast gleichzeitig mit meinen Händen und meinen Chakras zu, mit Herz-, Kronen- und Stirn-Chakra. Meine Hände übermitteln die Informationen an mein Herz- und mein Wurzel-Chakra, dann normalerweise an das Kronen- und das Stirn-Chakra. Aber gleichzeitig nehmen meine Chakras auch Informationen auf. Das Kronen-Chakra ist für mich sehr hilfreich für „Ordnung". Das Wurzel-Chakra ist wichtig für meine eigene Erdung. Das Herz-Chakra ist wichtig, um mich einfach mit dem universellen Frieden und meinem inneren Selbst zu verbinden. Das Stirn-Chakra zeigt mir Bilder, und ich sehe auch einen Teil der Energiefelder.

Sobald ich die Informationen erhalte, lasse ich sie durch die Intelligenz meiner Chakras und die Lebensenergie von Ganzheit, Ordnung und Mitgefühl im Hintergrund laufen. Ich warte und höre auf mein inneres Selbst und lasse es zu mir „sprechen".

Wiederherstellen des Gleichgewichts

Ich entspanne mich gezielt in meinem Körper und in meinen Feldern, damit er spürt, dass „Entspannung in der Luft liegt". Ich sorge dafür, dass er es körperlich bequem hat. Er hat sich verbal bei mir gemeldet, und nun werde ich still und setze im Raum sozusagen einen Energiestandard für eine Zeit der Stille. Ich verbinde mich absichtlich mit der

Ordnung aus meinem Kronen-Chakra und dem Mitgefühl aus meinem Herz-Chakra.

In meiner Körperhaltung entspanne ich mich einfach; in jeder Position, die ich einnehme, habe ich die richtige Ausrichtung meiner physischen Struktur. Ich nutze Herz-, Kronen-, Stirn- und Wurzel-Chakra, insbesondere das Herz-Chakra zur Integration.

Ich weiß, dass sich mein Bewusstsein verändert, sobald ich mich integriert fühle. Ich mache mir keine Sorgen wegen des Ergebnisses, ich fühle mich im Einklang mit meinem inneren Selbst und der Energie von Ganzheit, Ordnung und Mitgefühl. Ich bin entspannt.

Die Erfahrung, die mir bei der Wiederherstellung des Gleichgewichts am meisten Klarheit bringt, tritt ein, wenn ich mit seiner entzündeten Leber arbeite. Ich fühle in das Gewebe hinein und sende dann Blau. Dabei fühle ich ständig weiter in das Gewebe hinein, um es zu verstehen: Unter der Entzündung liegt eine energetische Verbindung zu seinem Herz-Chakra. Aha! Eine Erkenntnis, dass die Leberentzündung damit zusammenhängt, wie die Energie durch sein Solarplexus-Chakra fließt. (Später wurde mir klar, dass sein Herz-Chakra beteiligt war, nicht sein Solarplexus-Chakra.)

Natürlich findet beim Energieausgleich eine kontinuierliche Einschätzung des Energiefeldes statt. Ich merke, dass ich mir jetzt Zeit lasse und zu erkennen versuche, in welcher Reihenfolge ich die Unausgewogenheit(en) auflösen sollte. Diese Reihenfolge ergibt sich dadurch, dass ich über mein inneres Selbst ständig mit der universellen Heilenergie verbunden bin, die aus Ordnung, Ganzheit und Mitgefühl besteht. Ich habe oft das Gefühl, dass ich etwas übersehe. Deshalb habe ich gelernt, mich in mein Herz-Chakra zu versetzen und aus diesem Bewusstseinszustand heraus wieder auf das Feld des Heilungspartners zu lauschen. Ich rufe mir oft das „natürliche menschliche Heilungspotenzial" in Erinnerung. Wenn ich mich auf die Energie des Potenzials konzentriere, werde ich in der Regel mit einer Einsicht belohnt, wie ich weitermachen soll (auch wenn das „Weitermachen" Aufhören bedeutet, entweder weil ich meine Grenze erreicht habe oder weil der Partner seine Grenze erreicht hat).

Abschluss

Die Dinge haben sich mehr in Richtung Ordnung bewegt. Ich kann es in seinen Feldern spüren; er ist entspannt und es entwickelt sich das Gefühl, dass er und seine Felder im Moment zu mehr nicht in der Lage sind. Es ist das Gefühl einer gesunden Sättigung. Es ist interessant zu sehen, wie er nicht nur körperlich weicher wird, sondern wie sich auch sein Geist öffnet. Er ist jetzt durchgängig empfänglicher für TT, während er es früher verächtlich abgetan hat.

Nachhall

Erst zwei Tage später, während der Meditation, wurde mir klar, dass es bei meinem Aha-Erlebnis eigentlich um sein Herz-Chakra ging. Ich erinnere mich, dass ich damals das Ungleichgewicht sofort mit seinem Solarplexus-Chakra in Verbindung gebracht habe, da dieses Chakra bei ihm stark gestört ist. Dies gibt mir Aufschluss darüber, worauf ich achten muss, wenn ich das nächste Mal zu ihm komme.

Fall 12

Verbindung mit Eiche hilft, Ganzheit zu vertiefen

Nachdem eine Operation eine physische Blockade im Dünndarm beseitigt hatte, sorgte TT für Heilung auf der Ebene der feinstofflichen Energien.

Annäherung

M hatte offensichtlich die Nase voll von diesem Leiden. Sie hatte vor Kurzem eine Operation wegen eines Darmverschlusses, und ein Teil ihres Dünndarms musste entfernt werden. Es fiel ihr schwer, die Ernährung mit Flüssignahrung durchzuhalten und sie wollte wie gewohnt essen, landete dann aber jedes Mal wieder mit Schmerzen im Krankenhaus. Bei der Begrüßung waren sowohl Frustration als auch Tränen im Spiel.

Hinwendung

Meine Hand-Chakras versuchten, ein Gefühl dafür zu bekommen, was in ihrem System vor sich geht, und auch, was mental und emotional mit ihr los ist. Meine Hände glitten durch ihr Feld und lernten ihr Feld kennen, so wie es heute war. Heute habe ich auch versucht, mit meinen Händen mehr zu „hören“, sie eine Weile in ihrem Feld zu belassen, ohne gleich einen Energieausgleich vornehmen zu wollen …, um mehr von den Rhythmen ihres Feldes zu hören. Die Rhythmen kommen mir heute verworren vor … es kommen viele widersprüchliche Informationen, und jetzt sind meine Hände einfach bei dieser Energie und versuchen, ihnen eine Ordnung oder einen Sinn zu geben.

Rückblickend erkenne ich, dass meine Hände sehr wohl etwas getan haben: Erstens das Feld einfach spüren, das Feld kennenlernen, das Feld bitten, sich mir zu zeigen; zweitens Informationen sammeln, die von meinen Hand-Chakras an mein Herz-, Kronen-, Wurzel- und Stirn-Chakra übermittelt wurden; und drittens das Feld ein wenig öffnen, damit ich diese Informationen erhalten konnte.

Suche/Einschätzung

Wie nehme ich Informationen auf? Meine Hand-Chakras übermitteln mir einen Teil der Informationen, aber auch mein ganzes Feld nimmt Informationen auf. Ich merke, dass meine Emotionen ihre Emotionen spüren; mein Gemüt spürt ihren Gemütszustand. Ich nehme auch ihre Stressmuster und ihr Nervensystem wahr. Ich verstehe das alles noch nicht, aber ich bekomme diese Informationen und öffne mich bewusst und absichtlich für meine Klientin und ihre Informationen. Ich merke auch, dass ich mich wirklich erde und langsam und tief atme, um ruhig zu sein, um mich in dieser inneren Ruhe zu zentrieren, damit ich zuhören kann.

Welche Chakras werden aktiviert? Mein Kronen-, Herz-, Hand-, Solarplexus-, Stirn- und Wurzel-Chakra.

Gibt es eine Reihenfolge? Kann ich sie beschreiben? Ich habe M in den letzten Wochen mit Unterbrechungen mehrmals behandelt. Für mich zeichnet sich ab, dass ihre anhaltenden Schwierigkeiten zum Teil darauf zurückzuführen sind, dass sie sich dagegen wehrt, diese Krankheit zu haben. Wenn ich ihr helfen soll, muss ich hinter die Symptome blicken und sie auf einer tieferen Ebene dabei unterstützen, wie sie bewusst oder unbewusst mit Alltagssituationen umgeht. Ich muss ihr helfen, ihre Muster leichter und klarer zu erkennen und zu entscheiden, ob sie für sie hilfreich sind oder nicht. Aber diese Einsichten müssen aus ihr heraus kommen, nicht daher, dass ich sie ihr beibringe; das geht nur bis zu einem gewissen Grad.

Deshalb wende ich mich heute ganz bewusst meinem inneren Selbst zu und verbinde mich mit der Ganzheit und der universellen Lebens- und Heilenergie. Mein Herz-Chakra ist die Tür dazu. Die Reihenfolge wäre, dass ich mich über mein Herz-Chakra in mein eigenes inneres Selbst zentriere und dann meine Hand-Chakras einsetze und sie durch ihr Feld führe; dann werden die Informationen an mein Herz-, Kronen-, Wurzel- und Stirn-Chakra weitergeleitet. Ich horche auf die Informationen, die ich von jedem Chakra erhalte. Es fühlt sich so an, als ob die Informationen an meinen Bewusstseinszentren vorbei- und durch sie hindurchfließen und aus dem Hintergrund meines inneren Selbst ein Verständnis dafür entsteht, wie ich mit ihr in Verbindung treten und vorgehen soll.

Die Informationen kommen nicht alle auf einmal. Am Anfang werden anscheinend Informationen gesammelt, die mir ein Gesamtbild vermitteln und einen Ausgangspunkt für die Wiederherstellung des Gleichgewichts bieten. Aber je weiter die Behandlung fortschreitet und je mehr die „oberflächlichen" Hinweise wieder ins Gleichgewicht gebracht worden sind, desto mehr stelle ich fest, dass ich mit meinen Hand-Chakras erneut in ihrem Feld und bei meinem inneren Selbst suche und frage: *Was noch?* Dabei entdecke ich die tieferen Rhythmusstörungen in ihrem Chakra-System, und vor allem kommt dabei das Gewohnheitsmuster ihres Nervensystems ans Licht, das ihre Verdauung stört. Auch hier höre ich von meinem inneren Selbst (Herz-Chakra) aus zu, während meine Hände durch ihr Feld gleiten und diese Informationen dann durch mein Chakra-System übertragen werden. Ich höre von der lebendigen Erfahrung der natürlichen Ordnung aus zu, mit der ich mich durch mein inneres Selbst verbinden kann.

Wiederherstellen des Gleichgewichts

Woher weiß ich, wann sich mein Bewusstseinszustand verändert? Im Nachhinein betrachtet, habe ich normalerweise eine Einsicht, wie ich mit der Behandlung weitermachen soll. Während ich Informationen sammle, herrscht ein gewisses kreatives Chaos. Alles scheint in meinem Bewusstsein herumzuwirbeln (die Intelligenz meiner Chakras und meine Verbindung zur universellen Heilenergie). Wenn ich darüber meditiere, fließen die Informationen offenbar zusammen und ich erkenne, wie ich weitermachen soll. Das fühlt sich in der Regel richtig an, ein Gefühl von *Okay ... aha, ja, so geht's weiter.*

Setze ich bestimmte Chakras ein? Meine Hände und mein Herz übernehmen heute ganz offensichtlich die Führung, aber als ich im weiteren Verlauf der Behandlung mehr über die zugrunde liegende Anspannung herausfinden wollte, ging ich auch immer wieder zu meinem Kronen-Chakra und spähte sozusagen von dort aus und hörte zu. Dann musste ich mich wieder in die Verbindung mit der natürlichen Ordnung, der Ganzheit und dem Mitgefühl hinein entspannen, um die Informationen durch diese Energie fließen zu lassen und erneut zuzuhören, denn daraus entstanden in meinem Inneren offenbar sinnvolle Hinweise, wie ich weiter vorgehen sollte.

Nehme ich bestimmte Körperpositionen oder Haltungen ein? Ich versuche einfach nur, meinen Körper zu entspannen. Wenn ich mich nach innen wende, um mich in meine tiefe Mitte zu zentrieren, stelle ich oft fest, dass sich meine Hände (oder eine Hand) an meinem Herz-Zentrum befinden. ... Das ist mir gerade erst klar geworden. Es hilft mir sehr, mich körperlich in meine Füße fallen zu lassen. Ich lerne gerade Tai-Chi und stelle fest, dass es mir hilft, leichter in meine Füße zu kommen und mich dadurch körperlich unterstützt zu fühlen.

Wie helfe ich meiner Heilungspartnerin dabei, wieder ins Gleichgewicht zu kommen? Zunächst sprechen wir ein paar Minuten miteinander, und ich erkenne an, wie sehr sie diese Situation frustriert. Dann gehen wir nach oben und sie legt sich auf ihr Bett. Ich frage, ob sie es bequem hat. Sobald sie sich bequem hingelegt hat, mache ich weiter. Für M war es heute wichtig, eine Weile über ihre Krankheit und ihre Frustration zu sprechen und das Gefühl zu haben, dass man ihr zuhört; weniger, dass man ihr antwortet, sondern dass man ihr einfach zuhört.

Es war sehr hilfreich, ihre Füße zu halten und sie in ihrem Körper zur Ruhe kommen zu lassen, sie zu ermutigen, tief in ihren ganzen Körper ein- und aus ihren Füßen auszuatmen. Ich gab ihr einfache Anleitungen, da ihr Reizpegel sehr hoch war und ich das Gefühl hatte, dass zu viele Anweisungen nicht hilfreich wären. Ich selbst zog mich einen Moment bewusst energetisch zurück, richtete mich auf mein tiefes Zentrum aus und entspannte mich in meinen Körper und mein Herz-Zentrum hinein. Ich nutzte mein Feld als Spiegel für ihr Feld, damit sie Entspannung spüren konnte, und entspannte mich daher ganz bewusst – körperlich, geistig und emotional.

Gegen Ende der Behandlung hatten sich die körperlichen Schmerzen verringert und die oberflächlichen Symptome bis zu einem gewissen Grad gelegt, aber sie hatte sich nicht tief entspannt und ich hatte das Gefühl, dass eine tiefe Heilung, eine wirklich verändernde Heilung, nicht stattgefunden hatte. Ich spürte, dass es eine echte Hilfe wäre, wenn sie sich so tief entspannen könnte, dass ich unterhalb der Gewohnheitsmuster, mit denen sie ihr Nervensystem steuert, an sie herankommen könnte. Vielleicht könnte ich dann auch an das gestörte Muster herankommen, aufgrund dessen ihr Sakral-Chakra und ihr Verdauungssystem nicht zusammenarbeiten und von ihrer Angst beeinträchtigt werden. Es fühlte sich auch so an, als stünde ihr Herz-Chakra irgendwie außen vor (das stelle ich zur Zeit bei vielen Menschen fest), die gesunde Integration des natürlichen und ganzheitlichen Flusses war nicht vorhanden. An diesen Punkt wollte ich herankommen.

Wie soll das gehen? Ich schloss meine Augen und versetzte mich noch tiefer in mein inneres Selbst. In ihrem Garten steht eine große, prächtige Eiche, die ich vom Fenster aus sehen konnte, also verband ich mich mit dem Baum und bat ihn, mir zu helfen. Ich musste mich sehr beruhigen und tief in mein Herz-Chakra hinein entspannen und mich mit meinem inneren Selbst verbinden. Als ich diese Entspannung, die tiefe Ruhe und die Verbindung mit der universellen Weisheit (so erlebe ich das innere Selbst) erfuhr und mich in dieser Verbindung gefestigt fühlte, dehnte ich mich von meinem inneren Selbst zu ihrem inneren Selbst aus und wandte mich ihm mit der Absicht zu, mich mit ihrer ureigenen Ganzheit zu verbinden. Das schien mir wichtig, um die Veränderung, die ich anstrebte, auch zu bewirken, um mich mit ihrer ureigenen Ganzheit, der Ganzheit ihres inneren Selbst, zu verbinden. Noch währenddessen schien sich ihre Energie zu verändern. Sie fiel in einen tiefen Schlaf, und ich spürte, dass ich Zugang zu den zugrunde liegenden unausgewogenen Mustern hatte. Ich musste nichts weiter „tun", als bei dieser Ganzheit zu sein und meine Hände in diesen Energiefluss einzubringen und ihn auf seinem Weg um und durch ihre verschiedenen Organe und Chakras zu unterstützen. Es war allerdings eher so, dass ich mich auf dieser tiefen Kernebene auf den Tanz einließ und in gewissem Sinne ihre ureigene Ganzheit darin unterstütze und zuließ, dass sie ihre Arbeit tat, die sie allein nicht tun konnte, da M ihr im Wege stand.

Dies fühlte sich wie ein Heilungsmoment an – ein Moment, in dem die zugrunde liegenden Puzzleteile sich in ihre ureigene Ganzheit fügten. Ihr Feld war so klar wie ich es noch nie gespürt hatte. Integration fand statt. Ein ungehinderter Fluss war im Gange; und dies erreichte ich nur durch mein inneres Selbst.

Abschluss

Woher wusste ich, dass die TT-Behandlung abgeschlossen war? Was blieb noch zu tun? Wir waren eindeutig fertig. Ich blieb so lange in ihrem Feld, bis ich das Gefühl hatte, dass die Umstrukturierung abgeschlossen war (ich musste nichts weiter tun, als verbunden und präsent zu bleiben, und die Heilenergie machte die Arbeit) und ein wunderschönes Leuchten einsetzte. Sie schlief tief und fest, also waren wir fertig.

Nachhall

Ich habe oft über diese Behandlung nachgedacht und mich an die Verbindung mit der Ganzheit erinnert und daran, wie es sich anfühlte, diese Tiefe/Stufe zu erreichen und die daraus resultierende mühelose Wiederherstellung des Gleichgewichts/Heilung – wahrhaft ein Heilungsmoment – zu erleben. Ich bin für diese Erfahrung sehr dankbar.

Fall 13

Phantomschmerzen: Zwei Sitzungen

P hatte vor 28 Jahren eine traumatische Amputation des linken Beins oberhalb des Knies. Seit 18 Jahren leidet er an Phantomschmerzen im amputierten Bein, die mit Schmerztabletten nicht zu lindern sind. Die Therapeutin behandelt ihn seit einem Jahr zweimal im Monat.

Annäherung

Erste Woche: Er lächelte, und in seinem Feld lag Akzeptanz.
Zweite Woche: Akzeptanz und Warten darauf, dass ich mit TT beginne.

Hinwendung

Erste Woche: Ich gehe vom Kopf abwärts und schätze die Unterschiede im Feld und den Grad der Unterschiede zum physischen Körper ein.
Zweite Woche: Ich gehe vom Kopf nach unten zu den Füßen und schätze mit meinen Hand-Chakras die Unterschiede zwischen der einen und der anderen Seite ein. In der Einschätzungsphase konzentrierte ich mich auf die Klärung der Energien über seinem Bauch und dem linken Oberschenkelstumpf.

Suche/Einschätzung

Erste Woche: Ich empfing Informationen von meinen Händen, die sich dann in mein Feld zu integrieren schienen und einen intuitiven Gedanken (sechstes Chakra?) über den Heilungspartner auslösten. Meine

Hand-Chakras spürten ein Energiefeld etwa dreißig Zentimeter über seinen Stumpf hinaus. Er sagte, dass er spüren konnte, wie ich sein Bein berührte, von dem jetzt ein Teil fehlt. Mein intuitiver Gedanke während der Behandlung war, dass dies ein emotionaler Schmerz war, ein Gefühl, dass er an der Erfahrung festhielt.

Zweite Woche: Nachdem ich mit meinen Hand-Chakras die erste Einschätzung vorgenommen hatte, ging ich zu seinem Stumpf, um die Entfernung der Energien vom Stumpf einzuschätzen und stellte fest, dass die Energien am physischen Stumpf endeten. P spürte dies im selben Moment, in dem ich es im Feld wahrnahm. Wir waren beide angenehm überrascht. Ich atmete tief ein, um mich wieder zu zentrieren, und setzte die Behandlung fort.

Wiederherstellen des Gleichgewichts

Erste Woche: P liegt immer auf einem Liegestuhl, so dass ich mich normalerweise hinknie oder über ihn beuge. Ich begann, das Gleichgewicht wiederherzustellen, indem ich mich in aufrechter Haltung zu seinem Kopf bewegte. Nach der Neueinschätzung spürte ich eine Verschiebung in meinem Herz-Chakra, als ich an seinen Schultern und Füßen die Erdung unterstützte.

Zweite Woche: Ich kniete zunächst an seiner linken Seite und ging dann zu seinen Schultern. Dort stand ich aufrecht hinter seinem Liegestuhl. Ich sandte Energie aus meinen Hand-Chakras und Frieden und Trost aus meinem Herzen. Ich spürte die Verschiebung in den Energiezentren im physischen Körper, aber auch in meinem eigenen Feld – was nicht so eindeutig ist wie eine physische Berührung, sondern eher ein Erkennen und ein Gefühl.

Abschluss

Erste Woche: Er wirkt sehr entspannt, und das Feld ist nahezu ausgeglichen.

Zweite Woche: Bei der erneuten Einschätzung weist sein Feld in der Regel leichte Unausgewogenheiten auf. Aber wenn ich 20 bis 25 Minuten bei ihm war und er entspannt wirkt oder einnickt, beende ich die

Behandlung und schließe mit der Absicht, ihn an den unteren Extremitäten zu erden.

Nachhall

Erste Woche: Ich denke oft darüber nach, wie ich meinen Gedanken über die emotionalen Aspekte seines Traumas auf den Grund gehen kann. Dies ist seine erste Erfahrung mit Energiearbeit und er ist von Skepsis zu Akzeptanz gekommen. Ich habe ihm mehrmals das Visualisieren nähergebracht, aber er macht es nicht.
Zweite Woche: Ich denke öfters an ihn. Er hat innerhalb weniger Monate einen Sohn und einen älteren Bruder verloren. Ich sende ihm Frieden und die Gegenwart des Heiligen Geistes.

Fall 14

Heilung bei anhaltenden Ängsten

In einer über Jahre gewachsenen Beziehung ermöglicht das Vertrauen zur Therapeutin der Heilungssuchenden, sich zu entspannen.

Annäherung

R und ich haben einen entspannten Morgen verbracht. Wir haben gefrühstückt, geplaudert und uns über unsere Träume ausgetauscht, sowohl über die persönlichen als auch über die beruflichen – besteht da wirklich ein Unterschied? Wir gehen in unseren schönen Raum mit Blick über die Gärten und den Wald. Als ich mit TT beginne, schaue ich R erst tief an und blicke dann einen Moment aus dem Fenster. Es herrscht eine tiefe Stille. Ich kann sie in jedem Winkel meines Wesens spüren und ich kann sie hören – die Musik der Stille.

Hinwendung

Ich lege meine Hände auf ihre Schultern, während wir gemeinsam ein paar Mal tief durchatmen und aus dem Fenster schauen. Nach einer gewissen Zeit (ich weiß nicht genau, wie lange) atme ich erneut ein paar Mal durch und habe dabei die Hand auf meinem Herzen. Dann berühre ich die Stelle zwischen ihren Schulterblättern am Rücken und gleichzeitig mein Herz.

Suche/Einschätzung

Ich nehme Informationen über unzählige Sinne auf, über die, die wir als physisch bezeichnen und über die, die ich intuitiv nenne … Erkenntnis. Ich bin zutiefst kinästhetisch – eine Art der Wahrnehmung, die ich schon lange besitze. Bei dieser Behandlung bin ich sofort mit ihrer Kehle und ihrem Herzen verbunden. Mein Herz spürt ein Flattern, das ich als Angst oder Furcht wahrnehme, die R tagtäglich erlebt. Ich erkenne, dass sie Angst vor den Konsequenzen hat, wenn sie sagt, was sie wirklich denkt, und ich weiß, dass dies mit ihrer wissenschaftlichen Arbeit zusammenhängt.

Die Einschätzung erfolgt in geordneter Weise. Ich bewege mich vom Scheitel bis zur Sohle und komme noch einmal zu den Bereichen zurück, über die ich mehr wissen möchte. An diesem Tag zieht es mich erneut in den Bereich von Rs Solarplexus. Ich würde ihn als schlafend bezeichnen. Ich weiß, das hört sich seltsam an, aber so ist es. Ich beginne mich zu fragen, ob es eine gewisse Trennung zwischen dem oberen und dem unteren Chakras gibt … irgendwie verknüpft mit dieser Kehlkopf-Herz-Angst. Es zieht mich auch zu ihren Schultern und ich sehe sofort einen Stein vor mir.

Wiederherstellen des Gleichgewichts

Ich beginne mit der Absicht einer allgemeinen Entspannung … Weichheit … Öffnung …, damit sie besser „befähigt“ wird, die Energie zu empfangen, die durch mein Wesen – meine Hände – fließt und ihr angeboten wird. Ich arbeite mit ausladenden Bewegungen, sozusagen generalisiert … Ich stelle mir die Worte „entspannen“ und „geborgen“ vor und spreche sie im Stillen vor mich hin. Ich setze meine Hände ein, um ihre steinharten Schultern sanft zu „massieren“ und kann tatsächlich zuschauen, wie sie weicher werden.

Ich spüre in meinem Wesen eine Befreiung – so würde ich es beschreiben, fast wie ein reinigender Atem – und ich weiß, dass ich mich „verändere" (obwohl ich mir das nie im Sinne einer Bewusstseinsveränderung gedacht habe). Ich gehe zu ihrem Herz-Raum und habe die Absicht, ihr Ruhe zu schenken und ihre Ängste zu lindern, denn je länger ich arbeite, desto klarer wird mir, dass die Ängste ihr echt im Weg stehen, sie tatsächlich blockieren. Mit sanften, weichen Bewegungen meiner linken Hand sende ich Ruhe, während meine rechte auf ihrer linken Schulter liegt. Ich lasse zu, dass meine Handbewegungen ihren Rhythmus aufnehmen, und während sie anfangs schneller sind, werden sie mit der Zeit immer langsamer. Währenddessen bemerke ich, dass R ein wunderschönes helles, cremefarbenes Rosa umgibt.

Wieder spüre ich dieses Gefühl der Bereitschaft … der Befreiung … und weiß, dass es Zeit ist weiterzumachen. Wir sind tiefer in unsere gemeinsame Erfahrung eingetaucht, mit der Absicht, uns wieder zu verbinden. Ich fange an, werde aber gestoppt und zum Bereich ihres Solarplexus hingezogen, wo ich tatsächlich ein helles Licht sehe, das eigentlich keine Farbe hat, aber auch nicht farblos ist. Ich weiß, dass es an der Zeit ist, Energie durch ihre Nebennieren zu schicken. Das tue ich, indem ich ihr das Gefühl weitergebe, das ich vom Aufenthalt in der Natur her kenne – es entspricht nicht unbedingt der Sonne, für mich ist es eher die Energie der Welt der Natur.

Als Nächstes beginne ich damit, die Verbindung und das Gleichgewicht im Fluss zwischen Rs höheren Zentren wiederherzustellen … vom Kronen- zum Stirn- zum Hals- und zum Herz-Chakra … ein strömender Fluss, ein sanfter, kontinuierlicher Bewegungsstrom. Ich setze Handbewegungen ein und gleite in geordneten und rhythmischen Schwüngen vom Scheitel bis zur Sohle. Ich weiß nicht, wie viele Minuten das so geht, aber irgendwann merke ich, dass R noch tiefer atmet und wortwörtlich loslässt – ihr Kopf fällt nach vorne … Ich weiß, dass der Fluss jetzt besser verbunden ist. Es zieht mich zu ihrem Rücken und ich bleibe dort stehen. Ich lehne sie gegen meinen Unterleib und meine Oberschenkel und sie verweilt dort ganz friedlich. Ich halte ihre Schultern, gehe ein wenig über ihre „Brust" und unterstütze ihre Ruhe. Ich schließe TT ab … schätze noch einmal ein und erde sie.

Abschluss

Es gibt eine gemeinsame Veränderung. Wir wissen beide, dass wir fertig sind. Sie ruht zwanzig Minuten lang tief. Ich bleibe ruhig sitzen.

Welches Chakra benutze ich? Ich würde sagen, mein Scheitel- und mein Herz-Chakra lenken meine Hände, meine Haltung ist flexibel und entspannt.

Dass wir fertig sind, merke ich daran, wie sich mein Wesen anfühlt. Es ist eine andere Form der Ruhe … fast würde ich sagen, ein Frieden und eine Vollendung im Moment.

Nachhall

Ich habe Träume von der Person. Ich kann nicht sagen, dass sie mit einer bestimmten Häufigkeit auftreten, aber es scheint, dass sie immer genau dann kommen, wenn sie kommen sollen. Die Träume sind klar und wir sind zusammen. Ich spüre, dass dies eine echte Verbindung ist … wirklich.

Wenn ich diese Träume habe, rufe ich sie oft an oder schreibe ihr. In letzter Zeit (in den letzten paar Jahren) tauchen sie immer dann auf, wenn ihr Einsichten kommen … nicht immer mit Ängsten verbunden, sondern auf eine Art und Weise, die ich als kontemplativ bezeichnen würde.

Fall 15

Verarbeitung von Erlebnissen aus dem Zweiten Weltkrieg

Ein älterer Weltkriegsveteran ringt darum, Frieden mit seiner Vergangenheit zu schließen.

Annäherung

T lächelte, und in seinem Feld lag Akzeptanz.

Hinwendung

Ich lasse meine Hände hin und her gleiten und dabei schätzen meine Hand-Chakras das Feld ein.

Suche/Einschätzung

Ich spüre Unterschiede im Energiefeld, während ich, beginnend am Kopf und bis hinunter zu den Füßen, die Einschätzung vornehme.

Wiederherstellen des Gleichgewichts

Er liegt immer auf der Liege im Wohnzimmer der Familie, deshalb setze ich mich auf einen Stuhl am Kopfende der Liege und gehe zu seinen Schultern und sende Trost aus meinem Herz-Chakra. Dann stehe ich auf, schätze das Feld neu ein und schließe mit der Erdung an den Füßen ab. Der 85-jährige T war während des Zweiten Weltkriegs als Marineinfanterist auf Iwojima. Er sagte, fünfundvierzig Jahre habe er nicht über seine Erlebnisse sprechen können, und jetzt kann er gar nicht mehr aufhören, darüber zu reden. Während der Behandlung erzählt er ständig in sehr anschaulichen Details. Das macht es für mich schwierig, bei der Behandlung zentriert zu bleiben. Ich habe den Eindruck, dass er reden muss, und TT scheint ihm die Erlaubnis dazu zu geben. In den Redefluss mischen sich immer wieder Schluchzer.

Abschluss

Ich spüre Gelassenheit und Entspannung, und er scheint am Ende seiner Geschichten angekommen zu sein. Am Ende der Sitzung nimmt T meine Hände, um nachzusehen, ob sie kalt sind; denn während ich mit ihm gearbeitet habe, hat er einen kühlen Luftzug über seinem Körper gespürt.

Nachhall

Ich denke über seine TT-Behandlungen nach. Auch wenn sein Sohn sagt, dass er eine große Veränderung bei seinem Vater wahrgenommen habe, weil er viel ruhiger geworden sei, frage ich mich, ob seine Behandlungen nicht erfolgreicher wären, wenn ich mich nicht so sehr darauf konzentrieren müsste, mich immer wieder zu zentrieren, während ich mit ihm arbeite. Ich behandle ihn seit zwei Jahren zwei- bis dreimal im Monat.

Fall 16

Notizen vom inneren Selbst: Rückblick auf eine Sitzung

Eine Therapeutin berichtet über ihren Prozess bei der Nachbesprechung einer Sitzung mit ihrem inneren Selbst.

Ich setze mich hin, in der Hand Stift und Papier, und schließe die Augen, um mich mit meinem inneren Selbst zu besprechen. Wie üblich hat sie eine ordentliche Datei mit ihren Beobachtungen angelegt, einschließlich „Videoclips“. Allerdings sind ihre Notizen nicht in einer linearen, logischen Reihenfolge verfasst. Ich muss sie entziffern. Manchmal ist sie wegen mir ganz frustriert. Meinem inneren Selbst muss ich wirklich begriffsstutzig vorkommen.

Sie beginnt mit einem Videoclip, und die Zeit verlangsamt sich auf ein Abspulen Bild für Bild, während ich die Behandlungen durch ihre Augen sehe. Ich beobachte, dass die Zentrierung, die mir früher sehr schwerfiel, jetzt sofort da ist. In Zeitlupe sehe ich eine Schwingungsveränderung in meinem physischen Körper, eine Harmonisierung und Belebung meiner Chakras. Diese Harmonisierung dehnt sich dann aus und verbindet sich mit den universellen Heilenergien – von oben, aus der Umgebung und bis tief in die Erde hinein. Ich bitte darum, ein Kanal für diese Energien zu sein, für alles, was dem größten und höchsten Wohl des Heilungssuchenden dient.

Annäherung

Als ich mich der Heilungssuchenden, die eine Freundin von mir ist, nähere, werden wir von einem weiß-goldenen Licht umhüllt. Meine Hand-Chakras beginnen leicht zu kribbeln und werden hellwach. In ihrem Notizbuch schlägt mir mein inneres Selbst Analogien dafür vor – wie ein Drogenspürhund kurz bevor er von der Leine gelassen wird, um mit einer Durchsuchung zu beginnen, oder ein Rennpferd in der Startbox. (Mein inneres Selbst hat einen ausgeprägten Sinn für Humor, denke ich. Interessante Analogien!) Meine Hände beginnen.

Hinwendung

Ich nehme Kontakt mit den Schultern der Heilungssuchenden auf und mein Herz-Chakra sowie meine Hand-Chakras grüßen ihr inneres Selbst und senden Liebe und Frieden. Es gibt nur diesen Moment.

Suche/Einschätzung

Die Suche beginnt und meine Hand-Chakras sind eingeschaltet! (In den Notizen meines inneren Selbst heißt es: „Wie wenn ein Hund die Ohren spitzt, sobald er etwas hört"). Hinweise kommen in vielen Formen über die Hände, den Solarplexus und das Herz. Die Heilungssuchende atmet tief durch, und sofort kommt mehr Fluss in ihr Feld. Schmerz hier, Blockade da, Stagnation dort. Die Bluthund-Spürnase in meinem Inneren liefert die Informationen. Ich nehme einen Geschmack wahr, der mir sagt, dass sich die Heilungssuchende einer Chemotherapie unterzieht, und vieles davon kann aus dem Feld entfernt werden.

Wiederherstellen des Gleichgewichts

Als die Wiederherstellung des Gleichgewichts beginnt, zeigt mir mein inneres Selbst einen kurzen Film. Die physischen Körper sind in diesem Clip praktisch nicht sichtbar, die feinstofflichen Energien jedoch deutlich zu erkennen. Die Farben in den beiden Feldern bewegen sich unter der Behandlung – ein schöner, ätherischer Tanz. Doch zurück zu den Notizen.

In der Herzgegend der Heilungssuchenden ist Traurigkeit und Kummer. Das innere Selbst hat meine Hände behutsam dorthin geführt. (Natürlich kann sie an zwei Orten gleichzeitig sein!) Ich glätte die Gegend und sende Liebe und die Farbe Blau. Behutsam werden meine Hände weiterhin von meinem Dritten Auge, meinem eigenen inneren Selbst sowie dem inneren Selbst der Heilungssuchenden gelenkt. Blockaden werden gelöst, der Fluss setzt sich bis in ihre Beine fort, und was ihr nicht mehr dient, fließt aus ihren Fußsohlen in Mutter Erde, wo es umgewandelt wird, damit es anderen von Nutzen sein kann. Wieder macht die Heilungssuchende einen tiefen, reinigenden Atemzug und stößt einen Seufzer aus. Eine Träne kullert ihr langsam über die Wange. Es ist ein Geschenk, diesen Weg mit dieser mutigen Frau zu gehen. Ich fühle mich zutiefst geehrt.

Der Tanz zwischen Suche und Wiederherstellung des Gleichgewichts geht weiter. Bald halte ich ihre Füße. Wie passend, dass ich zu Füßen der Heilungssuchenden sitze. Meine Hände lösen sich behutsam von ihren Füßen und gleiten etwas zur Seite, wobei die Handflächen ihr in einem leichten Aufwärtswinkel zugewandt sind. *Noch etwas?* erkundigt sich mein inneres Selbst bei ihrem inneren Selbst. Ah, die beiden inneren Selbste stimmen überein.

Abschluss

In gegenseitigem Einvernehmen ist die Sitzung beendet. Ich gehe behutsam weiter aus ihrem Feld heraus und bleibe bei ihr sitzen, bis sie die Augen öffnet. Sie lächelt. Ich biete ihr Wasser, eine Couch und eine Decke an.

Während mein inneres Selbst und ich weiter ihre Akten durchsehen, wird mir klar, dass es sich bei der oben beschriebenen Phase der Suche und Wiederherstellung des Gleichgewichts um eine Sammlung von Informationen aus mehreren Behandlungen innerhalb einer Woche bei meiner Freundin handelt, bei der kürzlich ein Gallengangkarzinom diagnostiziert wurde. Andere Aspekte sind vielen Behandlungen aus der Zeit zwischen September und Dezember 2011 entnommen. Insgesamt sind 18 Behandlungen in diesen Text eingeflossen.

Ich mache mir eine Tasse Tee und setze mich an den Computer, um dies zu schreiben. Bei der Durchsicht der Originaldokumente stelle ich fest, dass ich einen Bereich übersehen habe: „Nachhall“. Dafür, so sagt mir mein inneres Selbst, bin ich auf mich allein gestellt. Nun also … der letzte Bereich, der angesprochen werden muss:

Nachhall

In meiner TT-Praxis behandle ich regelmäßig Menschen mit Krebs. Da ich sie über einen längeren Zeitraum hinweg häufig sehe, habe ich oft Träume, die sich um die jeweilige Person drehen. Manchmal sind die Informationen ziemlich klar, etwa wenn ich aufgefordert werde, die Person anzurufen oder ihr eine bestimmte CD zu empfehlen. Vielleicht erhalte ich auch die eindeutige Information (und die kommt oft noch während der Behandlung), dass der Heilungssuchende etwas Bestimmtes braucht, dass er zum Beispiel mehr Wasser trinken soll. Oder dass er ein bestimmtes Nahrungsergänzungsmittel einnehmen oder öfter ein bestimmtes Lebensmittel essen soll. Manchmal muss ich den Traum mit in die Meditation nehmen, um herauszufinden, ob sich eine Bedeutung zeigt. Und wenn es eine Bedeutung gibt, kann es sein, dass sie für mich in dieser Form zu obskur ist. Das kann nicht nur während eines Traums im Schlaf passieren, sondern auch während der Meditation oder manchmal einfach in einem ruhigen Moment.

Einmal empfing ich für einen Heilungssuchenden, der Krebs hatte, ständig „Dates"*. Dates, Dates, Dates. Hmmm. Ein Terminkalender? Eine neue Beziehung? Nein – das Obst! Ich las nach und entdeckte, dass diese Datteln nachweislich Krebstumore schrumpfen lassen. Aha.

Mein inneres Selbst schläft nur selten – wie ich wohl auch.

Fall 17

Resonanz mit Bewohnerinnen und Bewohnern im Pflegeheim

Dieser Fall spielte sich in einem Pflegeheim mit fünfundsiebzig Plätzen ab, in dem viele Bewohnerinnen und Bewohner an Demenz erkrankt sind. TT wird hier seit über zwanzig Jahren angeboten und wurde in die Richtlinien und Verfahren sowohl für die Pflege als auch zur Verbesserung der Lebensqualität aufgenommen. Das Personal hat bei den Bewohnerinnen und Bewohnern nach TT-„Momenten" sowohl eine Beruhigung der Agitiertheit als auch eine Verbesserung des Schlafs festgestellt. Und wenn das Personal TT erhält, berichtet es von weniger Stress und Muskelschmerzen.

* Das englische Wort „date" oder im Plural „dates" kann Datum, Termin, Verabredung oder auch Dattel bedeuten. (Anm. d. Ü.)

Annäherung

Ich beginne jede Sitzung, indem ich mich zunächst vergewissere, dass ich „verwurzelt“ bin, wie Dora es ausdrückt. Daran ist mein Wurzel-Chakra beteiligt – das Empfinden, dass ich zu einem irdischen Zweck hier auf Erden bin und „den Kopf nicht so weit im Himmel habe, dass ich auf Erden zu nichts tauge“, wie meine Mutter zu sagen pflegte. Sobald ich geerdet bin und die Sitzung beginne, spüre ich die Beteiligung des Wurzel-Chakras nicht mehr; es summt unbemerkt im Hintergrund mit. Ich spüre auch mein Solarplexus-Chakra, und zwar in dem Sinne, dass ich weiß, dass dies meine Lebensaufgabe ist, dass ich das Wissen und die Fähigkeit habe zu heilen. Ich gehe zuversichtlich an die Sitzung heran, und ich glaube, das kommt von meinem Solarplexus. Auch das Solarplexus-Chakra summt im Hintergrund mit, ich spüre seine Beteiligung nicht so stark wie die der höheren Chakras.

Wenn ich die Person nicht kenne, nehme ich immer eine Hand und stelle mich vor. Mein Herz-Chakra spricht sofort auf diesen Kontakt an, und in der Regel kann ich eine Entspannung im ganzen Körper des Heilungssuchenden feststellen. Oft erhalte ich Eindrücke von den Emotionen des Heilungssuchenden – Angst, Traurigkeit und so weiter. Ich spreche leise und führe behutsam in das Konzept von Therapeutic Touch® ein. An diesem Punkt ist offenbar auch mein Kehlkopf-Chakra beteiligt – vielleicht, weil ich die Verbindung über mein Herz spüre.

Dann zentriere ich mich. Für mich bedeutet Zentrierung, dass ich durch meine Hand-Chakras den Rhythmus meines eigenen Feldes wahrnehme. Dabei kommt es zu einer Bewusstseinsveränderung, und sofort ist das Kronen-Chakra beteiligt, gefolgt vom Hals-Chakra. An diesem Punkt spüre ich meine Verbindung zu meinem inneren Selbst. Diese Verbindung bleibt bestehen, solange ich tief zentriert bin. Wenn ich die tiefe Zentrierung verliere, kann ich sie schnell wiederherstellen, indem ich mir den Rhythmus des Feldes bewusst mache. Wenn ich mich zentriere, die Resonanz zwischen meinen Händen spüre und die Absicht habe, das Feld meines Heilungspartners wieder in Ordnung zu bringen, stelle ich oft fest, dass der Patient genau in diesem Moment eine Entspannungsreaktion zeigt.

Hinwendung

Jede Sitzung ist einzigartig. In jedem Fall lasse ich mich vom Feld meines Heilungspartners leiten und unterstütze ihn bei seiner Heilung. Die Sitzung entwickelt sich, wie sie will. Da ich mich durch meine Hand-Chakras zentriere, spüren sie den Rhythmus meines Feldes. Wenn ich zur Einschätzung übergehe, führe ich das klassische Scannen des Feldes durch – meine Hände spüren intensiv und nehmen Unterschiede im Feld wahr, wie etwa Wärme, Kälte, Textur und Ungleichgewicht. Dies ist meine rituelle Phase. Ich spüre, wie mein Herz-Chakra mit dem meines Heilungspartners verbunden wird und sich mein Kronen-Chakra einschaltet. In diesem Moment beginnen meine Hände bereits mit der Einschätzung, und wenn bisher noch keine Entspannungsreaktion spürbar war, dann spätestens jetzt.

Suche und Wiederherstellen des Gleichgewichts

Von diesem Punkt an gehe ich bewusst tiefer und arbeite mit dem Rhythmus des Feldes. Sofort spüre ich ein stärkeres Pulsieren in meinem Kronen-Chakra, es scheint sich in meinem Kopf mit dem Dritten Auge zu verbinden. Gleichzeitig ist auch mein Herz-Chakra beteiligt. Oft spüre ich an diesem Punkt ein Gefühl der Einheit mit dem Heilungspartner, dem inneren Selbst und dem universellen Heilungsfeld. Dann ist auch mein Kehlkopf-Chakra beteiligt.

Ich schätze den Rhythmus des Feldes nach einem Muster ein. Meine rechte Hand (normalerweise befinde ich mich auf der linken Seite der Person, aber wenn der Platz es erfordert, funktioniert es mit meiner linken Hand genauso gut) beginnt oberhalb des Kopfes und gleitet an der Wirbelsäule entlang, wobei sie mit dem Feld des Heilungspartners in Resonanz geht. Wo der Rhythmus unterbrochen ist, hält meine Hand in der Regel inne und pulsiert sanft, bis das Feld des Heilungspartners mit ihr in Resonanz geht. Dies kann mehrere Minuten dauern und mehrere Durchgänge durch das Feld erfordern. Wenn es schwierig ist, Resonanz herzustellen, höre ich auf, glätte den Bereich und mache dann mit den Resonanz-Durchgängen weiter, bis unsere Felder dort vollständig in Resonanz sind. Dabei platziere ich meine linke Hand unmittelbar unter den Füßen des Heilungssuchenden [der Patient liegt auf dem Rücken] und prüfe, ob die Energie fließt oder nicht.

Bei der Arbeit mit dem Rhythmus „lausche“ ich auch und höre oft Töne (Seelentöne?), die ich zur Unterstützung der Resonanz einsetze. Wenn ich irgendwo bin, wo ich singen kann, ohne dass man mich für sonderbar oder verrückt hält, dann singe ich den Ton laut. Manchmal erhalte ich den Impuls, eine Tonfolge mit verschiedenen Vokallauten zu singen. Im Pflegeheim singe ich vielleicht ein altes Kirchenlied, das die Resonanz offenbar begünstigt. In solchen Momenten arbeitet und pulsiert das Kehlkopf-Chakra aktiv. Wenn ich nicht laut singe, dann normalerweise im Kopf, um die Resonanz zu fördern.

Ich schätze das Feld weiter ein und bringe es ins Gleichgewicht, indem ich meine Hand auf jeder Seite der Wirbelsäule und dann an jedem Arm entlangführe, um wie oben beschrieben Resonanz zu erzeugen. Während der Arbeit mit dem Rhythmus nehme ich oft vorübergehend keine Trennung zwischen mir, dem Heilungspartner, dem inneren Selbst und dem universellen Heilungsfeld wahr. Ich werde zur Schwingung und baue ein Feld auf, das sich mit dem meines Heilungspartners in Resonanz befindet. Ich meine, dass dies auf die Ordnung des Heilungsfeldes und meine Verbindung zu diesem Feld durch das innere Selbst zurückzuführen ist. Dort treffe ich das innere Selbst meines Heilungspartners und zusammen „tanzen“ wir zu den Schwingungen des universellen Heilungsfeldes und bewegen uns dabei durch die verschiedenen Bewusstseinsebenen. Auf jeder Bewusstseinsebene sprechen wir auf ein Resonanzfeld an, das die Rückkehr zu einem geordneten, ausgeglichenen Zustand ermöglicht.

Abschluss

Woher weiß ich, dass die TT-Behandlung abgeschlossen ist? Ich weiß, dass die Behandlung beendet ist, wenn meine Hände durch alle Bereiche des Feldes des Heilungspartners in Resonanz mit meinem eigenen

Feld gleiten. Ich empfinde eine tiefe Befriedigung und das Gefühl, dass wir unseren Heilungstanz abgeschlossen haben.

Nachhall

Ich verbinde mich in der Rückerinnerung nicht mehr mit den Heilungssuchenden. Ich finde das merkwürdig, denn ich habe eine tiefe Verbindung, während ich mit ihnen arbeite. Manchmal bekomme ich einen Impuls, jemandem eine Therapeutic Touch®-Sitzung zu geben. Ich versuche immer, diesen Eingebungen nachzugehen und eine Rückmeldung zu bekommen. In der Regel wurde TT aus einem guten Grund durchgeführt.

Fall 18

Einverständnis am Lebensende

Eine Therapeutin unterstützt eine Heilungssuchende nach einem langen Kampf gegen den Krebs

Annäherung

Als W und ich gemeinsam ins Behandlungszimmer gehen, spüre ich eine Mischung verschiedener Gefühle, könnte man sagen – Angst, Freude, Traurigkeit (tiefe, atemberaubende Traurigkeit), Verwirrung, Mut. Fast fühlt es sich so an, als würden alle diese und noch mehr Gefühle um die oberste Priorität konkurrieren. Ich bin still, ruhig, atme tief durch und rufe meine inneren Ressourcen an, damit sie mir beistehen. Während sie von ihrer fünfzehnjährigen Reise mit dem Krebs erzählt, der an ganz unterschiedlichen Stellen in ihr zum Ausdruck kommt, weiß ich im tiefsten Inneren meines Wesens, dass sie innerlich in Bewegung ist und bald den Übergang vollziehen wird. Woher ich das weiß? Ich weiß es einfach. Und ich weiß auch, dass sie es weiß und dass sie zumindest zum Teil damit ringt, Frieden zu schließen. Sie war und ist immer noch eine Kämpferin – wie ist es für die innere Kämpferin, sich der Realität dessen zu ergeben, was ist? Sie sitzt still da … Ich fühle mich ruhig und bereit.

Hinwendung

Als wir gemeinsam ins Behandlungszimmer gehen, halten wir uns nicht an den Händen, aber ein Arm von mir liegt hinter ihrem Rücken, und ich spüre deutlich, dass ihr Solarplexus knurrt! Ist das nicht genau das Richtige? Wir reden … und halten uns an den Händen … und gehen weiter.

Suche/Einschätzung

Ich fühle mich sofort zu ihrem Solarplexus hingezogen und spüre ein Wirbeln – dort besteht eine Störung, ein Bedürfnis zu schreien, zu weinen, zu lachen … zu lachen? Ich frage nach und überprüfe es noch einmal … ja, zu lachen. Ich sehe, wie sie sich an einem Blechdach festhält … ausrutscht, sich festhält. Ich spüre, dass sie sich nach Freiheit sehnt – nach der Freiheit, loszulassen, sozusagen auf den Schwingen des Windes zu fliegen … aber etwas … nein jemand … hält sie fest. Sie selbst ist es, die sie festhält – verwoben mit anderen, die sie sehr liebt. Daraus entsteht dieses Wirbeln, zumindest teilweise.

Ich suche weiter, schätze ein und bin beeindruckt von ihrem großen Mut. Ich sehe eine wunderschöne Blume – sie ist golden, und die Blüten sind gefüllt. Es ist eine Blume, die sich in der Dämmerung schließt. Ich spüre, dass Ws Dämmerung naht. Ich setze meine Einschätzung fort und entdecke … wenn ich in der Nähe ihres Scheitels bin, sehe ich Bewegung in alle möglichen Richtungen … Bewegung ohne Rhythmus, Verwirrung. Woher ich das weiß? Ich kann es vor meinem geistigen Auge sehen. Als ich fortfahre, spüre ich tatsächlich die Leere … ja, ich bin zentriert … ja, natürlich überprüfe ich das …

Wiederherstellen des Gleichgewichts

Ich hatte mich sofort zu ihrem Solarplexus hingezogen gefühlt und spüre ein Wirbeln – meine Hände beginnen, sich in sanfteren rhythmischen „Wellen“ zu bewegen, die hier beginnen und schließlich zum Boden hin auslaufen. Meine Absicht ist es, das Wirbeln zur Ruhe zu bringen, und in der Ruhe wird sich ihr tieferes Bedürfnis zeigen. Ich hege keine Erwartungen. Wir machen so weiter, und ihre Tränen werden zu einem Schluchzen. Ich gehe zu ihrem Herzen und halte es behutsam; ich hülle sie in Blau – in ein tiefes Dora-Blau – und öffne den Raum, damit sie loslassen kann. Das Schluchzen wird stärker; ich halte ihr Herz weiterhin. Ihr Körper zuckt geradezu, was ich als gut empfinde; es ist eine Erleichterung, fast eine Befreiung. Ich habe keine Ahnung, wie lange es dauert, aber wir machen weiter, bis ich eine tiefe, sich vertiefende Stille spüre.

Dann mache ich weiter und spüre jetzt deutlicher, wie sich ihre innere Stärke vom Scheitel bis zur Sohle und darüber hinaus bewegt – gerade, stabil, solide. Ich spüre das und denke, ich hätte vielleicht sogar noch gerader stehen können (ich bin mir nicht sicher). Ich führe meine Hände in sanften, geordneten Bewegungen mit der Absicht, dies zu unterstützen und zu erhalten.

Nachhall

Ich sah W im Dezember wieder, als sie zu den TT-Gruppentrainings kam. Wir tauschten zutiefst verständnisvolle Blicke aus, die ich im Moment nur schwer in Worte fassen kann. Sie wurde von einer anderen Therapeutin behandelt. Bei der anschließenden Teambesprechung berichtete die Therapeutin (meine Schülerin) von ihren Erfahrungen. Sie erzählte, dass sie bei der Behandlung von W „ihr Feld nicht fühlen konnte" und spürte, dass sie bald sterben würde.

Dies eröffnete unserer Gruppe die Möglichkeit, Gedanken über „Felder im Übergang" auszutauschen. Und es bot uns auch die Möglichkeit, gemeinsam zur Ruhe zu kommen und W Gedanken des Friedens zu senden.

Anmerkung der Herausgeberin: Nachtrag

Einige Jahre danach erinnerte sich die TT-Therapeutin, dass W etwa zwei Wochen nach diesem letzten Treffen hinüberging. Es war ein Wintertag mit sehr starkem Schneefall, der verhinderte, dass unsere Therapeutin W ein letztes Mal besuchen konnte. Die Erfahrung ist ihr über die Jahre hinweg klar in Erinnerung geblieben: „Ich erinnere mich noch ganz deutlich daran, wie ich uns beide in Frieden hüllte und meine nicht-physischen Helfer um Unterstützung bat.“ Dies ist ein beredtes Beispiel für den zeitlosen Raum, den wir bei Therapeutic Touch® erleben.

Der Heilungstanz

Diese erfahrene TT-Therapeutin hat keine einzelne Fallstudie mit einer Person eingereicht, sondern eine Erzählung, die ihren persönlichen Ansatz widerspiegelt, sowohl als Heilerin als auch als Heilungssuchende. Ihr Bericht ist eine schöne Illustration dafür, wie wir manchmal zwischen diesen beiden Rollen hin und her tanzen.

Annäherung

In meiner Rolle als Heilerin beginne ich mit dem Vertrauten, erkundige mich nach dem Wohlbefinden (körperlich und anderweitig), nehme dabei sowohl verbale als auch nonverbale Hinweise wahr und reagiere darauf („Ist es in Ordnung, wenn ich jetzt näherkomme? Fühlen Sie sich wohl, körperlich und anderweitig?“). Ich betrachte diese Phase als energetisches Äquivalent zum Händeschütteln – ich reiche dem anderen die Hand und überprüfe, ob ich eingeladen werde, über die Schwelle zu treten. Dazu kann auch gehören, dass ich Fragen beantworte, sowohl gestellte als auch gefühlte.

Hinwendung

Dies geht scheinbar nahtlos über, vom vertrauten Vorstellungsprozess zum Zugang zum Heilungssuchenden, mit der Absicht zu helfen. Offenbar ist dies auch eine Zeit des Übergangs von dem, was dem Heilungssuchenden vertraut ist, zu dem, was möglicherweise neu ist. In dieser Phase (und während des gesamten TT-Prozesses) tritt Entspannung ein.

Mein Prozess als Heilerin besteht darin, mich bewusst zu entspannen, tief einzuatmen und mich mit den Handflächen nach oben zu zentrieren, während ich auf ein Gefühl der Verbundenheit warte und den Fluss des Mitgefühls spüre, auf der Suche nach den Informationen, die meine Hände leiten werden.

Anmerkung: Wenn die Zentrierung unterbrochen wird [durch äußere Umstände oder abschweifende Gedanken], kann der Zentrierungsprozess bei Bedarf wiederholt werden, da der TT-Prozess *aus* einem zentrierten Zustand heraus oder *in* diesem Zustand stattfindet.

Suche/Einschätzung

An einem bestimmten Punkt der Hinwendungsphase beginnt die Suche. Die Hände, die das Feld gestreichelt haben, warten auf die energische Aufforderung, weiter zu „sehen", und sie warten auf Hinweise (die für mich zu diesem Zeitpunkt meist vage sind und eher von meinen Händen als von meinem Gehirn erkannt werden).

Dies ist die Grundlage für den Beginn von TT: Die Erlaubnis, im Feld zu sein, zu sehen oder zu erkennen und bei der Wiederherstellung von Ganzheit und Ausgeglichenheit zu helfen. Es stellt einen impliziten Vertrag dar zu helfen und zu heilen. Das Wort „heilen" sollten wir unbedingt mit Vorsicht verwenden, damit es nicht als Kurieren gedeutet wird. Das Ergebnis liegt nicht in unserer Hand.

Während sich meine Hände behutsam im Feld bewegen, gehe ich von der verbalen zur überwiegend nonverbalen Sprache über; ich erweitere den Fokus vom Physischen auf das gesamte menschliche Energiefeld. Sowohl bei der Heilerin als auch beim Heilungssuchenden verlangsamt und vertieft sich die Atmung, die Schultern beginnen sich zu entspannen.

Anmerkung: Früher hörte ich, wie andere sehr detailliert darüber sprachen, was sie „sahen", und hatte das Gefühl, dass ich noch nicht so weit war. Mit der Zeit bin ich zu der Überzeugung gelangt, dass ich spüren/sehen werde, was nötig ist, um dieser Person in diesem Moment zu helfen. Meine Erwartung ist nicht, was ich tun kann, sondern wie ich zur Hilfe/Heilung eingesetzt werden kann. In dieser Überzeugung wurde ich während einer Interaktion auf der Pumpkin Hollow Farm noch bestärkt, als eine schwangere Freundin mich bat, sie zu behandeln. Zunächst lehnte ich ab. Da ich noch nie eine werdende Mutter behandelt hatte, hatte ich Bedenken wegen des Fötus. Sie versicherte mir, dass sie mich gerade wegen meiner Bedenken und meiner Achtsamkeit darum gebeten hatte. Während der Einschätzung des Energiefeldes wahrte ich die Absicht, dass TT für die Mutter bestimmt war, und lud das Baby ein, sich so viel davon zu nehmen, wie es wollte oder brauchte. Ich hatte ein sehr klares Bild, fast wie eine Zeichnung in einem Anatomiebuch, dass ich ihre Muskeln neben den Wirbeln behandelte und dass die Energie um ihre Gebärmutter herum und nicht durch sie hindurch floss – während der Fötus in seinem Raum geborgen war und sich wohlfühlte.

Wiederherstellen des Gleichgewichts

Auch hier gibt es einen Fluss, eher zirkulär als linear. Während der Behandlung scheinen Einschätzung und Behandlung im gleichen Zeitrahmen zu verlaufen und nicht in einer linearen Abfolge (obwohl Letzteres sehr hilfreich ist, wenn man neue Schülerinnen unterrichtet).

Abschluss

Das Bewusstsein kehrt in die Gegenwart zurück, begleitet von dem Gefühl, dem Heilungssuchenden Erdung zu vermitteln, indem ich meine Hände auf seine Füße lege. (Dabei sehe ich oft das Bild eines Baumes vor mir, der fest und sicher in der Erde verwurzelt ist.) Dies ist verbunden mit einem Übergang von dem zeit- und raumlosen Bewusstsein, das ich während der Behandlung erlebe, in die physische Gegenwart. Ich nehme meine Hände von den Füßen, beobachte den Heilungssuchenden (wieder in 3D!) und frage ihn, ob er bereit ist, sich an einen bequemen Platz zum Ausruhen zu begeben. In der Regel sitze ich still dabei und kehre mit meiner Aufmerksamkeit allmählich wieder in meine physische Umgebung zurück. Wenn der Heilungssuchende soweit ist und aus der Ruhephase wieder herauskommen möchte, halte ich mich bereit, um ihm zu helfen. Das Feedback kommt unterschiedlich, entweder nach der Ruhephase oder wenn der Heilungssuchende es wünscht.

Nachhall

Bei der Erinnerung an zeit- und raumloses TT aus den 1980er- oder 2000er-Jahren konnte ich mein Bewusstsein verändern. Anscheinend sind TT-Erinnerungen mehrdimensional und können durch tatsächliche, ähnliche oder parallele Erfahrungen oder die Erinnerung daran abgerufen werden. (Sowohl mit Worten als auch mit Taten betreten wir im TT ein Universum, das als zeit- und raumlos und mehrdimensional beschrieben wird. Doch mein Wortschatz reicht für die Konzepte, die ich zu beschreiben versuche, offenbar nicht aus.)

Anmerkungen: Angestrengtes *Bemühen* kann den TT-Prozess stören, der ja vom Loslassen und Fließenlassen profitiert, im Vertrauen darauf, dass die Energie es schon wissen wird. Dies bestätigt und unterstreicht Doras Ermahnung an TT-Praktizierende: „Lassen Sie das Ego aus dem Spiel!"

Erklärung: Ich habe in letzter Zeit nicht regelmäßig praktiziert, da ich sowohl in der Rolle der Heilerin als auch der Heilungssuchenden war. Ich möchte kurz darstellen, wem ich eine die TT-Sitzungen gegeben habe: Einer Freundin mit einer Rückenverletzung, einer zweiten mit einem Schlaganfall, einer dritten, die in diesem Jahr Witwe geworden ist, einer Frau, die ich in Florida kennengelernt habe und die kürzlich am Rücken operiert wurde, sowie einer Krankenhauspatientin auf Wunsch ihrer Zimmergenossin (meiner Freundin). In einigen Fällen habe ich auch TT bei Freunden oder Angehörigen verschiedener Heilungssuchender durchgeführt, in der Regel nachdem sie mitbekommen hatten, dass ich dem ursprünglichen Heilungssuchenden TT gegeben hatte.

Es gab auch Fälle, in denen ich TT sowohl als Heilungssuchende als auch als Heilerin erlebt habe, nämlich in Montana bei Dee's jährlichen Dialogues. Durch die Erfahrung als Heilungssuchende konnte ich die Idee von TT als wechselseitigem Prozess selbst erleben, und dadurch, dass ich es als Heilerin *und* als Heilungssuchende erlebt habe, hat sich diese Auffassung bei mir noch verstärkt; in beiden Fällen lerne ich nach wie vor sehr viel. (Ich vermute, dass mein Verstand nur von einer oder zwei der vielen Dimensionen dieses mystisch-praktischen Prozesses eine Ahnung hat.)

Gottes Segen und herzlichen Dank an Dee, die das Herz, den Verstand und den Mut hat, die Entwicklung und Verbreitung von Therapeutic Touch® weiterzugeben, zu fördern, zu lehren und zu unterstützen.

Drei Jahrzehnte TT prägen das tägliche Miteinander

Eine Therapeutin betrachtet ihr dreißigjähriges Engagement für Therapeutic Touch® als Lebensweise.

Wenn ich meine Erfahrungen mit TT beschreibe und mir dabei über die Schulter schaue, ist TT mehr als eine therapeutische Sitzung mit einem Klienten; die Praxis prägt meinen alltäglichen Umgang mit meinen Mitmenschen. Man kann die Erfahrung mit dem Unterschied zwischen Meditation als einer sitzenden Haltung und Meditation als kontinuierlicher Achtsamkeit vergleichen. Basierend auf meiner drei Jahrzehnte währenden, unschätzbaren TT-Ausbildung ist Therapeutic Touch® – wie Dee es so treffend ausgedrückt hat – eine Lebensweise.

Die wertvollen Instrumente von Therapeutic Touch® dienen mir zur spirituellen Schärfung meiner Empfindungsfähigkeiten, um die feinstofflichen Energien in jedem Wesen anzusprechen, Energien jenseits unserer fünf Sinne, die die wesentliche Essenz unserer wahren Natur ausmachen.

In Klarheit verwurzelt, mit Mitgefühl handelnd und mit der Absicht, ein Instrument der Heilung zu sein, wird jede Interaktion mit anderen zu einer Erfahrung unserer Einheit, nicht unseres Andersseins. Unsere Haut in ihren unzähligen Formen und Farben ist keine Begrenzung, sondern etwas Durchlässiges und Vergängliches, durch das ein Strom aus Vitalenergie fließt.

Wesentlich für jede TT-Sitzung sind tiefe Wertschätzung und Respekt für die Person oder die Personen, die am therapeutischen Austausch beteiligt sind. Der stille Dialog oder Tanz zur Förderung der Heilung erkennt immer die gegenseitige Freiheit an, die in der Begegnung liegt. Immer gilt, dass alle Seelen – die Heilungspartner – wissen, was für sie im Einklang mit dem beabsichtigten Ziel das Beste ist.

Die vorhandene Freiheit ist spürbar, ohne Erwartungen an Ergebnisse oder Heilung. Die Erfahrung der Einheit, in der jede TT-Interaktion gipfelt, ist fest in der Selbstentfaltung des Individuums verankert, das jede Projektion oder Identifikation sofort spürt. Nach „einzeln, aber gleichberechtigt" kommt „verbunden und gemeinsam".

Im therapeutischen Austausch geht man mit einem Verständnis für unser gemeinsames Menschsein in die Erfahrung hinein, mit einem Unterscheidungsvermögen, das nicht urteilt. Signale werden durch die kribbelnden Hände aufgenommen, als Wärme oder deren Fehlen, als Blockade oder als Lösen. Die Notwendigkeit der Wiederherstellung des Gleichgewichts aber wird durch das in der jeweiligen Situation relevante Chakra bewusst. Der Abschluss wird für mich durch blaues Licht im Dritten Auge und ein zentriertes Gefühl von Ganzheit und Wohlbefinden angezeigt, das ich intuitiv als Harmonie und Frieden empfinde.

Liebe nicht als Gefühl, sondern als Daseinszustand durchdringt das energetische Feld. Das Wort „bedingungslos" passt hier nicht, denn die Dynamik geht über Bedingungen hinaus. Die Ausstrahlung von Licht und Glückseligkeit erfüllt und vervollständigt die TT-Interaktion.

Ich schließe mit meiner bleibenden Wertschätzung für die Kunst und Wissenschaft von Therapeutic Touch®, dem Segenswerk, das meine Art, in der Welt zu sein, verwandelt.

Über wichtige empirische Faktoren in jeder Phase

In dieser gekürzten Version von „Über meine Schulter geschaut" sind auch Dolores Kriegers eigene Antworten enthalten. Sie bezeichnet sich darin als DEEK.

Suche/Einschätzung

Ich bin zentriert. Ich fühle mich verwurzelt und geerdet. In der schützenden Aura meines inneren Selbst bin ich offen, wach und aufmerksam und spüre die Erlaubnis, die ganze Bandbreite meiner Wahrnehmungen zuzulassen.

Es besteht ein Gefühl uneingeschränkter Schwerelosigkeit, und in dieser Umgebung reiner Ruhe vertieft sich meine Konzentration. Meine Wahrnehmung schärft sich und Bilder ziehen durch meinen Geist, während ich eine vertiefte Beziehung zu meinem Heilungspartner aufbaue.

Erinnerungen werden wach – Aha! Ich nehme Bewusstseinsempfindungen aus den Chakras im Vitalenergie-Feld über meinen Händen wahr. Leichte Veränderungen in der persönlichen Energie meines Heilungspartners, Hinweise durch energetische Bewegungen und den Tonus, Rhythmusverschiebungen, überraschende Variationen schillernder Farben – all das registriere ich in meinem Geist als objektive, unvoreingenommene sensorische Daten.

Ich identifiziere mich stärker mit meinem Heilungspartner und siehe da, ich befinde mich in einem zeitlosen Raum! Ich bin mir feinstofflicher Wahrnehmungen bewusst – klare, wenngleich veränderte Bewusstseinszustände. Das alles überragende Mitgefühl, das ich für den Heilungspartner empfinde, wird von Ehrfurcht und schierer Freude durchdrungen. Ich spüre eine gewisse Erwartung des Heilungspartners und bin mir der Kraft unseres Miteinanders bewusst. Dieses Gefühl der Einheit ruft Gefühle der Ehrfurcht vor dem tiefen Selbst hervor, das uns gemeinsam ist – ein unaussprechlicher Zustand. Mir fehlen die Worte.

Annäherung

Sowie ich meine Aufmerksamkeit dem Heilungspartner zuwende, merke ich, dass ich den Fokus meines Bewusstseinszustandes auf mein „Inneres“ verlagere. Tatsächlich erfolgen mehrere Verschiebungen gleichzeitig oder mit fast unmerklicher Verzögerung.

Mein Blick verkürzt sich, meine Atemfrequenz wird langsamer und tiefer, ein Zustand tiefen „Zuhörens“ tritt ein und ich spüre, dass sich meine Hand-Chakras und mein Herz-Chakra „angeschaltet“ haben. Ich kann immer noch so sehen wie normalerweise auch. Allerdings scheint sich der Fokus meines Gesichtsfeldes verschoben zu haben und ich bin offenbar kurzsichtig, wobei sich der Brennpunkt irgendwo hinter meinen physischen Augen befindet, während gleichzeitig meine Sehkraft von einem spürbaren Bereich etwa zwei bis drei Zentimeter vor meiner Stirnmitte ausgeht. Wenn ich tiefer in diesen Zustand komme, treten häufig (in den letzten Jahren zunehmend) Visualisierungen über den Zustand des Heilungspartners auf. Anscheinend ist meine Intuition mit den Visualisierungen verbunden.

Mein Kehlkopf-Chakra, das ich normalerweise nicht wahrnehme, scheint aktiv zu sein. Es gibt anscheinend einen ruhigen, beständigen Bewusstseinshintergrund, der sowohl vom Solarplexus- als auch vom Kehlkopf-Chakra ausgeht beziehungsweise beide einschließt. Das wichtigste Chakra, das auf vielen Bewusstseinsebenen stark (rhythmisch) und konstant arbeitet, ist jedoch das Herz-Chakra.

Ein starkes Band des Mitgefühls verbindet mich mit dem Heilungspartner, und ich spüre, dass mein Kronen- und mein Ajna-Chakra arbeiten.

Aus diesem Kompendium feinstofflicher Funktionen heraus weiß ich, wo ich meine Hand-Chakras leicht auflegen muss, auf oder knapp über den Umrissen des physischen Körpers des Heilungspartners.

Hinwendung und Suche/Einschätzung

Hinwendung und Suche scheinen als ein Bewusstseinszustand zusammenzuwirken und setzen in einem gleitenden Übergang nach der Annäherungsphase ein, wenn der Zustand der Annäherung seinen Höhepunkt erreicht. Diese Gleichzeitigkeit setzt sich wie unten beschrieben fort. Allerdings bleiben einige feinstoffliche Randbedingungen bestehen (sodass die Hinwendungs- und die Such-Phase kein echtes Kontinuum bilden).

Wenn ich meine Hand-Chakras in die Felder des Heilungspartners bringe, lausche ich tiefer und gezielter und spüre die Unterschiede in seinen Feldern.

Bei meiner Erkundung der differenzierten Bereiche strömen sehr schnell Informationen ein.

Die Informationen werden häufig durch Momente klarer Visualisierung in Verbindung mit intuitiven Geistesblitzen ergänzt.

Die Felder des Heilungspartners werden für meine Hand-Chakras deutlicher wahrnehmbar, insbesondere sein psychodynamisches Feld, und ich spüre, was im Ungleichgewicht ist. Außerdem können bei mir starke emotionale Reaktionen auf die Aufnahme von Informationen auftreten.

Ich spüre oft eine Präsenz, die ich mit meinem inneren Selbst in Verbindung bringe und die sich wie ein Schatten anfühlt. Das Gefühl wirkt vertraut, ich bin damit im Reinen und kann mit der Arbeit weitermachen.

Die Muster feinstofflicher Energien, die ich spüre, eröffnen mir mehr Informationen. Wenn ich meine Sensibilität auf die Bereiche mit diesen Mustern richte, bekomme ich ein klareres Gefühl dafür, was im Ungleichgewicht ist, was traumatisiert ist und so weiter. Auch andere Variablen, wie etwa Rhythmusstörungen oder Veränderungen in der Textur oder im feinstofflichen Leuchten des Feldes, sind wichtige Indikatoren.

Insbesondere in Verbindung mit Visualisierungen bekomme ich oft ein Gefühl für den Ursprung der Beschwerden oder der Erkrankung des Heilungspartners.

Herz-, Ajna- und Kronen-Chakra sind in dieser Phase des TT-Prozesses anscheinend am aktivsten, wobei häufig auch das Kehlkopf-Chakra ins Spiel kommt und manchmal aktiv wird.

Wiederherstellen des Gleichgewichts

Je nach meiner Einschätzung oder einem offensichtlichen Bedarf richten sich die ersten Bemühungen darauf,

- die Energie des Heilungspartners zu modulieren,
- den Prana-Fluss aus dem universellen Heilungsfeld zu lenken,
- meine eigene Energie zu projizieren oder anderweitig Energie weiterzugeben, wie beim Scaffolding.
- Im weiteren Verlauf der TT-Sitzung kann ich je nach Bedarf zu einem Deep Dee übergehen.

- Ich habe das Gefühl, dass ich dabei eng mit meinem inneren Selbst zusammenarbeite. Gelegentlich spüre ich beim Wiederherstellen des Gleichgewichts die Gegenwart von Engeln oder anderen Wesenheiten. Das kann allerdings auch schon zu einem früheren Zeitpunkt der TT Behandlung geschehen.
- Sobald die Details aus dem Weg sind, versuche ich, meine Persönlichkeit zurückzustellen, indem ich mich konzentriere und die lebendige Ausstrahlung des inneren Selbst visualisiere, die durch mein Herz-, Ajna- und insbesondere das Kronen-Chakra zum Heilungspartner fließt. Ich stelle dem inneren Selbst meine Funktionen des tiefen Zuhörens zur Verfügung, bewahre ein Gefühl der Stille und lasse das Prana durch mich zum Heilungspartner fließen.

Abschluss

Es gibt mehrere Indikatoren:
- Der Prana-Fluss lässt nach.
- Ich kann erkennen, dass sich der Heilungspartner in der Entspannungsreaktion befindet und vielleicht sogar schläft.
- Der Heilungspartner wird unruhig, fühlt sich unwohl, ermüdet oder verspürt Schmerzen (aufgrund der TT-Behandlung).
- Der Zufluss von Informationen lässt nach.
- Der Partner fühlt sich für mich „durch" an, und ich habe das Gefühl, dass er genug hat von der TT-Interaktion.
- Meistens schläft er dann eine Weile, und ich lasse ihn von selbst aufwachen.

Nachhall

Ich erinnere mich selten an Träume. Vor vielen Jahren wurde ich jedoch durch eine Visualisierung aus dem Tiefschlaf aufgeschreckt, in der eine Patientin im Krankenhaus in ernsten Schwierigkeiten steckte. Ich wachte auf, fuhr zum Krankenhaus und rannte zum Zimmer der Patientin, wo sie, eine Tetraplegikerin, zu ersticken drohte. Sie war an ein Beatmungsgerät angeschlossen; doch der Pfleger hatte beim Verlassen des Zimmers versehentlich den Stecker aus der Steckdose gezogen und dies nicht bemerkt.

- Ich habe ein sehr feines Gespür für die Bedürfnisse eines Heilungspartners und sehe anscheinend telepathisch nach ihm oder visualisiere ihn während der Meditation oder in Tagträumen. Gelegentlich visualisiere ich ihn absichtlich. In solchen Momenten scheine ich neben ihm oder in seiner Nähe zu stehen.
- Wenn es ein Problem gibt, merke ich das meistens.
- Es kommt sehr häufig vor, dass ich an eine Person denke und diese Person mich kurz darauf anruft oder mir eine E-Mail schreibt.

Kommentare nach einer TT-Sitzung

Die folgenden Kommentare stammen entweder von DEEK oder ihrer Heilungspartnerin nach einer Sitzung.

Heilungspartnerin

- Ich hatte elende Schmerzen; es tat wirklich weh (der untere Rücken). Erstaunlich schnell, gleich zu Beginn der TT-Sitzung, löste sich der Kern des Schmerzes. Ich spürte, wie ich ganz tief ausatmete, als wäre der angehaltene Atem befreit und nicht mehr in meiner Brust gefangen.
- Kurz darauf fühlte ich mich psychisch und seelisch besser integriert. Die Schmerzempfindungen wurden kohärenter. Es fühlte sich an, als ob der große „Schmerzbrocken" in einzelne Teile zerfiel und ich ihn in den Griff bekommen könnte.
- Jetzt sind die Schmerzen viel geringer, kaum noch spürbar, und ich bin wieder Herrin der Lage. Ich weiß sogar noch, was ich wollte, als ich hier ins Zimmer kam. Danke, ich hatte schon fast vergessen, wie sich das (Kurzzeitgedächtnis) anfühlt.

DEEK

- Als ich auf die Heilungspartnerin zuging, spürte ich einen deutlichen Unterschied in Frequenz, Rhythmus und Textur – in dem, wie sich ihr Prana-Fluss „anfühlt" – im Vergleich zu meinem eigenen.

- Beim Näherkommen spürte ich, dass unsere feinstofflichen Felder ineinandergriffen. Ich versuchte, weiter oder tiefer „hineinzukommen“, spürte einen Widerstand und machte langsamer. Ich tat dies auf emotionaler Ebene, indem ich mich weniger intensiv mit ihr identifizierte und mich dem inneren Selbst überließ, sowie auf körperlicher Ebene, indem ich ein wenig zurücktrat, meinen Atemrhythmus änderte und ihre feinstofflichen Felder mit Hilfe meiner Hand-Chakras „glättete“. Ich merkte, dass ich objektiver wurde.
- Mit dieser Bewusstseinsveränderung spürte ich einen erfreulichen Austausch des Prana-Flusses zwischen uns. Diesen Fluss wollte ich gerne in jedem Bereich ihrer Felder spüren, in dem ich tätig wurde. Ich bewegte meine Hände weiterhin nur ganz leicht. Schließlich spürte ich, dass es in Ordnung war, meine Hand-Chakras behutsam über ihren Solarplexus und dann über ihr Herz-Chakra zu führen. Fast sofort spürte ich bei meiner Partnerin eine Entspannungsreaktion.
- Ich konzentrierte mich auf mein eigenes Kronen-Chakra, untersuche sie mithilfe von Deep Dee und projizierte dann aus dem Fluss zwischen meinem Herz- und meinem Kronen-Chakra heraus TT-Blau in den Bereich ihres Thalamus. Ihre Entspannungsreaktion schien sich zu vertiefen. Ich untersuchte sie noch einmal, ließ sie schlafen und ging aus dem Zimmer.

8

Fernheilung: Eine explorative Studie

In seiner ursprünglichen Form, also so, wie es Mitte des 20. Jahrhunderts entwickelt wurde, findet TT in Anwesenheit des Heilungspartners, des Heilungssuchenden, statt, wobei die Heilerin therapeutisch in den Pranafeldern des Heilungssuchenden arbeitet. Die vorliegende Studie basiert auf einem detaillierten Fragebogen, der das innere Empfinden der TT-Therapeutin während des Fernheilungsprozesses untersucht.

Die Stichprobe dieser explorativen Studie umfasste 40 Therapeutic Touch®-Therapeutinnen, die jeweils mindestens drei Jahre Erfahrung mit dem TT-Prozess hatten. Der Fragebogen richtet sich nach dem Vorgehen der Heilerin im Fernheilungsprozess von dessen Beginn bis zum Ende der Sitzung. Neben einer eingehenden Analyse und Diskussion der Antworten auf den Fragebogen werden auch die wichtigsten Schlussfolgerungen aus der Studie zusammengefasst und Empfehlungen für künftige Studien gegeben.

Die Fernheilung hat zwar eine sehr lange Geschichte, wurde aber meist als Teil des Glaubensguts in einem religiösen Umfeld praktizert. Erst in den letzten Jahrzehnten haben validierende Studien ihre wissenschaftliche Authentizität bewiesen. Seitdem hat das Interesse an dieser Art der Fernheilung erheblich zugenommen und die Aufmerksamkeit der Fachwelt auf sich gezogen, vor allem in den Biowissenschaften sowie den Sozial- und Gesundheitswissenschaften. Die Physiker Russell Targ und Harold Puthoff sind nur zwei von vielen Forschern auf diesem Gebiet. Ihre Arbeit beweist, was TT-Therapeutinnen schon immer gespürt haben – dass Zeit und Raum auf dem Gebiet menschlicher Interaktion irrelevant werden können.

Vom Theoretischen zum Praktischen: Schritte in der Fernheilung

Fernheilung ist ein Akt der Innerlichkeit. In der vorliegenden Studie wird mit diesem Begriff ein persönlicher Prozess des Arbeitens mit Prana (Vitalenergie) bezeichnet, der darauf abzielt, einer Person oder Situation, die sich in physischer Entfernung von der Heilerin befindet, zu helfen oder sie zu heilen.

Auf diesen Fragebogen gab es 268 Antworten von 40 aktiven Befragten. Aus der gesamten Stichprobe von 40 Heilerinnen und Heilern arbeiteten 38 Personen mit einer Fernheilungsmethode im Stil von Therapeutic Touch®. Das Folgende ist die Grundform der Fernheilung mit TT.

Wenn die Heilerin mit der Sitzung beginnt,

- behält sie während der gesamten Heilungssitzung einen Zustand anhaltender Zentrierung bei.
- sucht sie ihr inneres Selbst und kommuniziert mit ihm.
- visualisiert sie den Heilungspartner, das heißt, anstatt sich ein Abbild der Person vorzustellen, visualisiert sich die Heilerin selbst deutlich in der Nähe des Heilungssuchenden.
- überprüft sie die Validität ihrer Visualisierung. Sie visualisiert den Raum einfühlsam, so dass sie nun eine klare Vorstellung davon hat, wo sich die Person im Verhältnis zu Tür und Fenster(n) ihres Zimmers befindet.
- sensibilisiert sie sich für die Prana-Ströme des Heilungspartners und lauscht zugleich vertieft auf mögliche Mitteilungen ihres eigenen inneren Selbst.
- entscheidet sie sich auf der Grundlage dieser sensorischen Hinweise für einen Behandlungsplan zur Modulation und Lenkung des Pranas, um den Bedürfnissen des Heilungssuchenden gerecht zu werden.
- Wenn keine weiteren Informationen über den Heilungspartner mehr

kommen, nimmt die Heilerin oft eine letzte Neueinschätzung vor, bevor sie die Sitzung beendet.

Die Antworten der Teilnehmerinnen

Zu Beginn

Der Ruf: Was tun Sie als Erstes?

Die Antworten der TT-Therapeutinnen fielen unterschiedlich aus. Die meisten entschieden sich als Erstes für eine der folgenden Möglichkeiten:

- Ich versetze mich in die anhaltende Zentrierung.
- Ich atme tief durch.
- Ich nehme eine angenehme Körperhaltung ein.
- Ich schließe die Augen.
- Ich visualisiere den Heilungspartner.
- Ich höre tief zu.

Beschreiben Sie kurz, was Sie als Erstes tun, wenn Sie einem Ruf folgen, für einen kranken Menschen eine Fernheilung durchzuführen.

Therapeutinnen nennen eine ganze Bandbreite verschiedener Dinge, die sie zur Vorbereitung auf eine Fernheilungssitzung tun, von einfachen administrativen Details bis hin zu Vorbereitungen für eine tiefe innere Arbeit:

- Ich lege den Zeitpunkt für die Heilungsinteraktion fest, zum Beispiel vor, während oder nach der Operation des Heilungssuchenden, wenn er schläft oder ein Nickerchen macht.
- Ich sorge dafür, dass ich während der TT-Behandlung nicht gestört werde.
- Ich atme tief durch, um meine Wünsche in Bezug auf persönliche Ergebnisse abzubauen.
- Ich warte einfach ganz ruhig ab, bis ein visuelles Bild erscheint.

Dies signalisiert die Verbindung zwischen dem Heilungspartner und mir.

- Ich beginne damit, mein eigenes Feld zu scannen, um zu erkennen, welche Emotionen ich selbst (in Bezug auf die Heilungssitzung) habe.
- Ich versuche, das Beste für den Klienten zu finden.
- Ich bitte darum, als Instrument der Heilung zu dienen.
- Manchmal visualisiere ich einfach den Namen des Heilungssuchenden, als ob er auf einer Kreidetafel geschrieben wäre, und weiß, dass ihm zusammen mit meiner Absicht die Heilenergie zufließt.
- Ich richte meine Absicht darauf zu dienen sowie Ordnung, Gleichgewicht und Harmonie ins Feld zu bringen. Ich betrachte den Klienten als vollkommen, ganz und vollständig – die Ganzheit in mir wendet sich der Ganzheit in meinem Heilungspartner zu. Ich bewahre eine liebevolle und mitfühlende Haltung.

Selbstwahrnehmung

Wo sehen Sie sich selbst? Visualisieren Sie den Ort vor Ihrem geistigen Auge? Sehen Sie sich selbst bei Ihrem Heilungspartner?

- Normalerweise habe ich das Gefühl, dass ich mich zu der anderen Person hinbegeben habe.
- Normalerweise gehe ich im Geist. Ich verlasse meinen physischen Körper und sehe meinen ganzen Körper im Geist dort bei der Person.
- Ich sehe den Heilungssuchenden vor mir und kann sein Energiefeld tatsächlich wahrnehmen und eine Behandlung durchführen, als ob er sich physisch vor mir befände.
- Ich visualisiere, wie ich behutsam auf den Heilungspartner zugehe, mich vorstelle, ihm erkläre, warum ich da bin und wie die Sitzung generell abläuft. Ich sorge dafür, dass er versteht, dass er das Sagen hat und die Sitzung jederzeit beenden kann, wenn er möchte.
- Ich versetze mich zum Heilungssuchenden und fühle und sehe

mich bei ihm. Meistens sitze ich im oberen Stockwerk auf einem Stuhl und bin „neben“ dem Heilungssuchenden.

- Ich bin mir schwach meines physischen Körpers an seinem physischen Ort bewusst … Ich verlasse ihn, um in nicht-physischer Form beim Heilungssuchenden zu sein.
- Mir ist bewusst, wo ich mich physisch befinde, aber ich habe mich auch in einer anderen Zeitdimension mit dem Heilungssuchenden verbunden, bin also auch bei ihm.
- Ich befinde mich im Allgemeinen in derselben Position, wie wenn wir physisch zusammen wären.
- Normalerweise stehe oder sitze ich neben dem Heilungspartner, aber oft bin ich auch ein Stück von ihm entfernt.
- Während meiner Visualisierungen habe ich das Gefühl, dass ich direkt vor (oder hinter) der Person stehe, so als wäre ich persönlich anwesend. Ich schaue aus meinen Augen und kann meine Hände und Arme sehen.

Werden Sie von anderen Wesen energetisch „unterstützt“? Nehmen Sie nicht-hilfreiche Präsenzen wahr? Wie unterscheiden Sie andere Wesen von den Energien des Patienten, der Besucher, des inneren Selbst oder anderer? Sind die Wesen mit dem Heilungssuchenden verbunden, hängen sie mit ihm zusammen oder handelt es sich um vertraute Geistführer, Präsenzen für die TT-Praktizierende?

- Ich spüre, wenn jemand (im Raum) bereits voller liebevoller Energie für den Heilungspartner ist und es eine Verbindung gibt.
- Gelegentlich hatte ich das Gefühl, dass andere Wesen den Prozess unterstützen, und es gibt Momente, in denen ich die Engel, Erzengel und unterstützenden Wesen des Heilungssuchenden darum bitten möchte, den Prozess zu begleiten. Ich habe das Gefühl, dass der Prozess durch diese unterstützenden Wesen gefördert wird.
- Wenn ich andere Wesen anrufe, stehen sie sofort zur Verfügung; normalerweise sprechen sie in meinem Kopf. Es sind vertraute Wesenheiten, sehr liebevoll und hilfreich.
- Wie bei einer persönlichen Heilung findet diese Heilungssitzung

nur zwischen dem Patienten und mir statt. Die Ausnahme ist, wenn höhere Aspekte des Patienten sich bemerkbar machen.

- Oft gibt es Geistführer und andere Wesenheiten, die mir auf der Reise helfen und die Heilung unterstützen.
- Manchmal kann ich die Anwesenheit anderer Wesen spüren.
- Ich rufe gerne die Heilkräfte der Devas um Hilfe an, und manchmal auch Raphael, den Erzengel der Heilung.
- In letzter Zeit habe ich, besonders bei Fernheilungen, die über unsere TT-Gruppe angefordert wurden, die Anwesenheit von Energien anderer gespürt, die in diesem Raum zur Verfügung standen und bei der Heilung geholfen haben.

Wenn Sie sich mit der Energie des Heilungssuchenden verbinden, erleben Sie sich dann eher energetisch statt als physische Gestalt? Wenn ja, haben Sie dann Schwierigkeiten, in Ihrem physischen Selbst in Ihr volles Wachbewusstsein zurückzukommen?

- Meine physische Gestalt ist so, als wäre ich eine Essenz, und oft ist vor meinem geistigen Auge ein Licht zu sehen, meist weiß oder blau-weiß.
- Manchmal habe ich das Gefühl, dass ich mich in einem meditativen Zustand befinde und die Energie durch mich und von mir zum Heilungssuchenden fließt. Andere Male ist es so, als ob mein physisches Wesen reine Energie ist, so dass es kein Ich gibt, das an diesem Ort auf dem Stuhl sitzt. Meine Energie trifft irgendwo auf die Energie des Heilungssuchenden, und wir interagieren miteinander.
- Unsere Energien begegnen sich irgendwo im Undefinierbaren.
- Ich sehe den Patienten vor mir und kann sein Energiefeld tatsächlich wahrnehmen und TT durchführen, als ob er sich physisch vor mir befände. Oft erhalte ich visuelle Bilder von Dingen, die ich im Feld erfasse.
- Im Geist und im Herzen begebe ich mich auf nicht-physischer Ebene zu dem Klienten, indem ich ihn visualisiere oder durch seinen Namen seine Energie anrufe. Ich nehme vor allem die Energiesignatur des Klienten wahr.

- Es ist, als ob mein Bewusstsein beim Heilungspartner ist, während ich mich gleichzeitig in dieser anderen Zeitdimension befinde. Es ist wie im Inneren des Universums, wo es keine Trennung von Zeit und Raum gibt.
- Ich bin nicht mehr in meinem Körper. Ich bin nur noch Energie.
- Ich sehe mich selbst überhaupt nicht. Es ist eher ein Spüren, wie der Rhythmus des Heilungspartners durch mein Empfinden für meinen eigenen Rhythmus fließt. Zunächst sind die beiden Rhythmen etwas voneinander entfernt. Während der Einschätzung und Behandlung liegt der Fokus dann stärker auf dem Heilungssuchenden, so dass ich nur seinen Rhythmus oder seine Rhythmen wahrnehme und manchmal womöglich ein Verschwimmen der Rhythmen, verbunden mit der Wahrnehmung der Rhythmusstörungen des Heilungssuchenden im Gegensatz zu meinem eigenen Rhythmus. Das klingt linearer und konkreter als ich es tatsächlich erlebe. Es ist fließend und eher so, als ob ich mich in einer Strömung mit vielen Wellen befände.
- Ich versetze mich zum Heilungssuchenden, indem ich ihn visualisiere.
- Wenn es sich beim Empfänger um einen Fremden handelt, sehe ich ihn nur vage, wie eine unscheinbare Gestalt in einem grauweißen Nebel. Wenn ich mich mit jemandem verbunden fühle, etwa mit einem TT-Freund, den ich kennengelernt habe, sehe ich die Person viel deutlicher und habe das Gefühl, dass ich mit ihr sprechen kann.
- Manchmal kommen mir sehr lebhafte Bilder, und das ist bei mir ungewöhnlich. Einmal habe ich beim Fern-TT vor meinem geistigen Auge gesehen, wie sich in der linken Bauchregion des Heilungssuchenden ein Reißverschluss öffnete und ein ganzer Haufen Ameisen herauskrabbelte.
- Ich sehe Farben und Bilder von Strukturen, je nachdem, welcher Körperbereich betroffen ist, und manchmal auch grundlos. Zum Beispiel sehe ich womöglich einen weißen Schleier in der Bauchgegend.

Raumwahrnehmung

Nehmen Sie die Umgebung des Heilungssuchenden wahr? Haben Sie den Eindruck, dass sich andere Personen, Möbel oder Instrumente in der Umgebung befinden? Nicht-physische Wesen oder Energien? Was für eine Atmosphäre spüren Sie während des Heilungsprozesses? Beispielsweise unter anderem Licht, Glanz, gehobene Stimmung, Klänge, Stille oder etwas anderes.

- Gelegentlich habe ich Bilder von Dingen in einem Raum, aber normalerweise habe ich keine Möglichkeit zu überprüfen, ob sie real oder imaginär sind.
- Es herrscht eine tiefe Stille, die sich anfühlt, als ob ich in dieser Stille baden würde … als ob in dieser Stille „alles wahrgenommen wird“. Es gibt keine Anstrengung; die Informationen kommen schnell und leicht.
- Ich empfinde Zeitlosigkeit und Verbundenheit mit dem Ganzen. Ich verspüre ein wunderbares Gefühl von Einheit und Offenheit.
- Es ist ein schöner „Ort“, und ich fühle mich beschwingt, wenn ich ins normale Leben zurückkehre. Dieser Ort ist wortlos, still, ruhig und umhüllt mich sanft.
- Ich fühle mich zentriert, mitfühlend und manchmal empathisch gegenüber der Person, die um die Heilung gebeten hat, und ich bin optimistisch.
- Der Raum ist von tiefer Stille geprägt. Es gibt nur mich und den Empfänger, und normalerweise höre ich keine Ablenkungen um mich herum. Ich habe eine „Aura der Stille“ um mich herum. Fast eine andere Dimension.
- Ein Ort der Ruhe, des Friedens, der Ganzheit, ein „Raum“, in dem es nur Verbindung und Liebe gibt. Es kommt eher einer tiefen Stille nahe, einer Verbundenheit.
- Ich habe das Gefühl, dass mein Heilungspartner und ich von einem ruhigen, weißen Raum irgendwo außerhalb meiner normalen Wahrnehmung umhüllt sind.

- Ich habe das Gefühl, dass wir uns an einem Ort außerhalb von Raum und Zeit begegnen, in einer Leere, die zahllose Möglichkeiten birgt.
- Manchmal habe ich das Gefühl, dass ich den Klienten auf einer astralen Ebene oder in einem luziden Traum besuche, wo wir uns beide in einem veränderten Bewusstseinszustand befinden. Andere Male wieder wirkt es wie eine telepathische Verbindung auf der physischen Ebene.
- Es kann sein, dass ich eine Engelsgestalt sehe (in Farbe und normalerweise über dem Heilungspartner).
- Oft erlebe ich energetische Verbündete im Raum, die mir helfen, wenn ich eine Fernheilung vornehme. Einmal hatte ich jedoch den Eindruck, dass der Arzt ins Zimmer des Heilungssuchenden kam, und ich hörte auf (seine Frau hat das später bestätigt).
- Manchmal wird mir durch den Heilungspartner vermittelt, dass andere Leute da sind und wie sie auf seine Krankheit reagieren.

Geruchsempfindungen

Riechen Sie Blumen, Parfüm oder andere wahrnehmbare Düfte?

- Gelegentlich rieche ich in der Meditation Rosen oder Vanille oder manchmal warmes Kiefernharz, im Allgemeinen aber nicht während der Fernbehandlung als solcher.
- Ich nehme keinen bestimmten Duft wahr, aber meine Atmung ist tiefer und ich assoziiere vielleicht ein Bild mit einem Duft – etwas aus meiner Erinnerung, eher nichts, was während der Sitzung passiert.
- Bei der Begegnung mit einer Präsenz habe ich schon Düfte wahrgenommen, aber nicht bei einer Fernheilung.
- In seltenen Fällen rieche ich vielleicht Pfeifenduft, aber dies ist ein Anzeichen dafür, dass ein bestimmter Geist bei mir ist.
- Manchmal würde ich den Duft als süß beschreiben, wie von einer Blüte oder einem Parfüm. Manchmal rieche ich Backdüfte – Kuchen oder Muffins.
- Wenn ich in der Ruhephase beim Klienten sitze, habe ich schon

Blumenduft oder Parfüm wahrgenommen, aber nicht im Hintergrund einer Fernheilungssitzung.

- Alles, was in der Umgebung des Heilungssuchenden ist. Wenn er sich zum Beispiel in der Nähe von Wasser befindet, den Geruch des Wassers.

Geräusche

Gibt es Geräusche, die ähnlich wie mit dem äußeren oder dem inneren Ohr gehört oder gefühlt werden? Kommen sie unaufgefordert oder werden sie gezielt gesucht? Übermitteln sie Informationen, und wenn ja, direkt oder symbolisch?

- „Sehen" und „Hören" erfolgen nicht mit den fünf Sinnen, obwohl hin und wieder eine Stimme eine Nachricht für einen geliebten Menschen übermittelt. (Ein Beispiel war eine Nachricht über einen plötzlichen Todesfall: „Es war gute Arbeit und sie ist getan.") Manchmal sind es knappe Informationen, die dem Patienten übermittelt werden sollen, immer in einem konstruktiven, unterstützenden und liebevollen Ton.
- Manchmal kommen Informationen in Form von Gedanken, die besagen, was vor sich geht oder was getan werden muss.
- Ich habe Worte gehört wie „erledigt", wenn die Sitzung beendet ist. „Es ist niemand zu Hause", wenn die Sitzung in dem Moment nicht stattfinden soll.
- Ich höre von Zeit zu Zeit Stimmen. Manchmal machen sie mich auf die Gefühle des Empfängers aufmerksam und auf den Grund, warum er so empfindet. Manchmal wird mir gesagt, ich solle noch ein bisschen länger verweilen.
- Es ist eher nicht so, dass ich eine einzelne „Stimme" „höre", sondern dass eine Information auftaucht oder ein Erkennen eintritt; das kann eine Unmenge Informationen oder ein prägnanter Satz in Bezug auf die Person sein. Manchmal fühlt es sich an wie ein Download von Informationen, die in meinem Kopf gesprochen werden.
- Ich habe spekuliert, dass es sich bei dem Musikton um ein Fis

handelt, aber wenn es passiert, hatte ich nie ein Instrument in Reichweite, um das zu überprüfen.

- Manchmal höre ich eine Stimme ein Wort sagen, aber sie ist eher in meinem Kopf als in meinen Ohren.
- Es gibt ein Geräusch, das ich seit vierzig Jahren immer wieder im Hinterkopf habe. Sind Sie schon einmal im Meer geschwommen, wenn sich die Brandung an Sand und Felsen bricht? Waren Sie schon einmal unter Wasser und haben den Geräuschen zwischen zwei Wellen zugehört? Wenn ich spirituell in einem sehr guten Zustand bin, höre ich manchmal tief im Hinterkopf ein leises Zischen, Rauschen und Klingeln, das mich an die Geräusche erinnert, die ich oben beschrieben habe. Wären da nicht die hochfrequenten Anteile, würde ich sagen, es klingt wie ein großer, kräftiger Wasserfall in einem Bach. Ich habe dieses Geräusch oft als den hörbaren Lebensstrom gedeutet. Allerdings weiß ich nicht genau, woher er kommt. Auf jeden Fall höre ich dieses Geräusch manchmal, wenn ich sehr gut zentriert und energetisch solide geerdet bin und die Dinge für mich im Fluss sind, während ich Fern-TT mache.

Erinnerungen

Gibt es Erlebnisse, die Sie an ein Ereignis in Ihrem Leben, einen Freund oder eine Freundin, eine Stimmung oder andere Erfahrungen erinnern?

- Manchmal kommt es spontan zu Visualisierungen eines imaginativen Aspekts, die in einer Einheit transzendenter Natur mit dem Empfänger gipfeln. Werden sie ihm anschließend geschildert, stoßen sie bei ihm auf Resonanz, so wurde mir berichtet.
- Ich kann durch mein eigenes Erleben das Erleben des Patienten nachempfinden.
- Das ruhige, friedliche Gefühl verbinde ich mit schönen spirituellen Erlebnissen oder Meditationen, die ich hatte.
- Gelegentlich ein Erlebnis von früher, als ich noch in der Krankenpflege tätig war, und auch, als ich das Bedürfnis nach Hoffnung verspürte, als mein Mann an der Schwelle des Todes stand.

- Zuerst spüre ich die Stimmung meines Gegenübers und wie diese sich auf seine Gesundheit auswirkt. Ich beschäftige mich mit seinem inneren Selbst, das immer voller Freude ist, und dann arbeiten wir beide an dem gesundheitlichen Problem. Manchmal spreche ich mit dem Heilungspartner und sage ihm, dass es in Ordnung ist, gesund zu sein und dass er alles andere loslassen darf.

Geistige Kommunikation

Haben Sie das Gefühl, dass Sie sich bei der Fernheilung in einer Kommunikation von Geist zu Geist befinden? Wie fühlt sich Kommunikation von Herz zu Herz an; hat sie auch einen physischen Aspekt? Inwiefern unterscheidet sie sich von der rein geistigen Kommunikation?

- Eher Herz zu Herz als Geist zu Geist.
- Manchmal spreche ich in Gedanken mit dem Klienten und habe das Gefühl, dass ich verstanden werde. Keine Antworten, nur ein Gefühl. Manchmal steigen Worte aus meinem Herzen auf und ich spüre die Verbindung von Herz zu Herz.
- Ich spüre eine energetische Verbindung zum Heilungspartner und auch eine emotionale Verbindung. Ich empfinde eigentlich nicht von Geist zu Geist, eher ein Gefühl von Herz zu Herz.
- Ich habe das Gefühl, dass ich auf einer energetischen Ebene mit dem ganzen Wesen meines Partners in Kommunikation bin.
- Gelegentlich habe ich das Gefühl, dass der Patient mich ganz schwach wahrnimmt, so wie Sie vielleicht merken, dass jemand in Ihr Schlafzimmer kommt, wenn Sie schlafen. Ab und zu habe ich das Gefühl, dass wir ganz kurz einen bewussten Kontakt hergestellt haben.
- Manchmal weiß ich Dinge, von denen ich nicht weiß, woher ich sie weiß. Ich bekomme es nicht direkt mit, aber ich nehme an, dass diese Intelligenzen mit meinem inneren Selbst kommunizieren.
- Manchmal habe ich das Gefühl, dass andere mir helfen. Einmal

hatte ich das Gefühl, dass ein zweites Paar Hände mit mir zusammenarbeitet.

Wahrnehmung einer Präsenz

Spüren Sie während der Fernheilungssitzung eine Präsenz? Woher „wissen" Sie, dass die Präsenz da ist? Wie nehmen Sie die verschiedenen Bewusstseinsebenen wahr, alle auf einmal oder nacheinander? Welche Rolle spielt Vertrauen in diesem Prozess? Welche Rolle spielt der Glaube? Welche Rolle spielen Musik, Obertöne, Schwingungskomponenten?

- Wenn ich mich mit meinem inneren Selbst verbinde, habe ich ein Sesam-öffne-dich-Gefühl und Zugang zu einer größeren Präsenz.
- Ich habe Geistführer, die ich beim TT einsetze, aber bei der Fernheilung rufe ich sie eigentlich nicht an.
- Bisher sind sie nur still gegenwärtig.
- Ich habe immer das Gefühl, dass ich das Instrument und nicht die Quelle bin, daher ist das „Andere" in meinem Leben ständig präsent.
- Ich spüre während der Sitzung eine Art energetische Präsenz.
- Bei den Antworten, die ich immer wieder gebe, frage ich mich, ob ich mich in einen Raum begebe, der jenseits der Wahrnehmung liegt, mir aber dann die Worte fehlen, um dies zu vermitteln.
- Normalerweise habe ich den Eindruck, dass der Empfänger anwesend ist. Gelegentlich habe ich auch ein tieferes Selbstempfinden als sonst.
- Oft sehe ich verschiedene Lichtfarben, die sich während der Sitzung verändern.

Behandlungserfolg

Woran spüren Sie, ob die Fernheilung erfolgreich ist, ob die Heilung reibungslos verläuft? An dieser Stelle könnte man auch nach Vertrauen und Glauben fragen … Warum machen Sie TT? Woher wissen Sie, dass es etwas bewirkt?

- Den Erfolg der Fernheilung erlebe ich als ein Gefühl von friedlichem Wohlbefinden und Verbundenheit mit dem Heilungspartner. Außerdem bin ich extrem konzentriert.

- Ein Gefühl von tiefem Frieden und Harmonie im Feld des Heilungspartners.
- Der Eindruck, dass der Patient entspannter ist oder schläft. Ein intuitives Gefühl, aufzuhören und ihn ruhen zu lassen.
- Ich nehme nicht nur eine Entspannungsreaktion wahr, sondern auch ein „Klacken“ – das psychische Äquivalent dazu, dass etwas an der richtigen Stelle einrastet, oder dass etwas anfängt herauszufließen oder sich zu füllen – genau wie bei einer persönlichen Behandlung.
- Ich sehe die Person ganz und gesund vor mir – oft räkelt sie sich und lächelt.
- Ich spüre, wie die universelle Heilenergie durch mich wirkt und zum Heilungssuchenden geht.
- Eher so, dass sich das Feld öffnet und Informationen liefert. Die Energie verändert sich und reagiert – kein Gefühl des Ausgeschlossenseins. Ich kann spüren, wie sich das Energiefeld verändert.
- Ich nehme Veränderungen im Feld des Heilungspartners gegenüber meiner ersten Einschätzung wahr und überprüfe diese durch Nachfrage beim Heilungssuchenden und seiner Familie.
- Ich nehme nur das Feld wahr und wie sich der Energiefluss von Unordnung zu Ordnung verändert – keinerlei physische Wahrnehmung.
- Im Laufe der Zeit scheint sich das gesamte Feld zu glätten und stärker zu integrieren. Es gibt immer weniger Hinweise und Bereiche, die Aufmerksamkeit einfordern. Außerdem muss ich immer seltener daran denken, dass die Person eine Behandlung benötigen könnte.
- Ich empfange viele verschiedene visuelle Signale, die mir den Fortschritt des Patienten anzeigen und mir sagen, wann es für ihn genug ist.
- Ich stelle eine Bewusstseinsveränderung fest und beende dann die

Sitzung wie beim „Abschluss" und hoffe das Beste und bete dafür. Oder ich merke, dass meine Hand-Chakras kühler geworden sind und nicht mehr kribbeln.

- Ich kümmere mich nicht um den Erfolg; TT hat seine eigene Weisheit. Der Anschein kann etwas Anderes sein als das Ergebnis. Alles ist im Prozess.
- Wenn ich mit dem Heilungspartner telefoniere, durch verbales Feedback.

Gespür für das Ende der Behandlung

Woher wissen Sie, wann die Behandlung für diese Sitzung abgeschlossen ist? Wenn die Erfahrung raum- und zeitlos war, woher weiß die Heilerin dann, dass die Sitzung „zu Ende" ist?

- Ich spüre, dass sich das Feld geklärt hat, und die leitenden Intelligenzen bestätigen das.
- Bei der Neueinschätzung gleitet die Hand durch das Feld, ohne irgendwo zu verweilen.
- Manchmal erhalte ich die Gewissheit, dass ich fertig bin.
- Es gibt ein gegenseitiges Einvernehmen zwischen unseren beiden inneren Selbsten, dass wir „fertig" sind, und die Farbe im Feld des Heilungspartners verändert sich – es wird fließender, voller und heller.
- Ich spüre „genug" und löse mich dann aus dem Feld des Heilungspartners. Ich bin mir nicht sicher, was dies auslöst.
- Es fühlt sich so an, als ob der Heilungspartner und ich uns auf einer feinstofflichen Bewusstseinsebene einig wären, dass es Zeit ist aufzuhören.
- Es tritt eine Wahrnehmungsverschiebung von dort nach hier ein, sei es in mein physisches Selbst oder in meine Umgebung.
- Ein Gefühl der Symmetrie und des Flusses. Manchmal eine Art seliges inneres Lächeln, aber ohne Zufriedenheit.
- Mein innerer Bildschirm verdunkelt sich normalerweise; das Licht, das ihn während der Behandlung erfüllt hat, verblasst.
- Es besteht die Wahrnehmung, dass der Klient sich ausruhen muss

– das Gefühl, dass der Klient eine Menge innerer Arbeit vor sich hat, um die er sich kümmern muss.

- Ich habe den Eindruck, dass sich die Energie beruhigt hat und Heilung da ist, die angenommen werden kann oder auch nicht.
- Meine Visualisierung des Partners ändert sich; ich nehme dies oft als Farbe oder Schattierung des Bereichs wahr.
- Ich weiß, dass die Behandlung abgeschlossen ist, wenn ich spüre, dass die Energie vom Heilungspartner nicht mehr aufgenommen wird.
- Es ist dasselbe Gefühl, wie wenn eine persönliche Behandlung abgeschlossen ist. Wenn meine Wahrnehmung weniger fokussiert oder weniger zentriert ist und ich mich dem Heilungssuchenden gegenüber weniger präsent fühle, gehe ich davon aus, dass meine Möglichkeit zu helfen erschöpft ist.
- Ich stelle fest, dass ich leichter tief durchatmen kann, sobald seine Energie in Bewegung gerät. Das ist so häufig passiert, dass ich es jetzt als Gradmesser für die Wirkung der Behandlung verwende. Anscheinend hat es sowohl mit der Verbindung als auch mit der Bewegung der Energie, der Auflösung von Blockaden und der Wiederherstellung des Gleichgewichts im Körper zu tun.

Der Abschluss einer Fernheilungssitzung

Haben Sie eine übliche Vorgehensweise, wenn Sie wissen, dass eine Heilbehandlung abgeschlossen ist?

- Ich bleibe eine Zeitlang bei ihnen und lasse sie ruhen. Ich sende weiterhin die heilsame Energie des Friedens, der Liebe und der Heilung, während ich mich im Geist sanft verabschiede und zu mir (in meinen Körper) und in meine Umgebung zurückkehre.
- Ich sende Wohlwollen und Dank. Ich visualisiere ein klares Licht, das die Person umgibt und mühelos von oben nach unten fließt.
- Ich wünsche immer das Allerbeste und Frieden für den Heilungspartner.
- Es besteht tiefe Dankbarkeit. Ich danke dem Schöpfer für die Unterstützung bei der Arbeit, die wir geleistet haben.

- Ich visualisiere, dass der Heilungssuchende in der anschließenden Ruhezeit von ätherischem Licht umhüllt und unterstützt wird.

Einige wenige Heilerinnen taten bis dahin am Ende der Sitzungen nichts Bestimmtes, empfanden das aber jetzt als gute Idee:

- Jetzt denke ich, dass ich etwas zum Heilungspartner sagen sollte, genau wie ich es nach einer physischen Behandlung (mit Kontakt) mache.
- Ich halte das für eine gute Idee und werde so etwas tun (zumindest für mein eigenes persönliches Wachstum).

Es gab auch eine Anmerkung dazu, wie kurz die Heilungssitzung schien:

- Es ist interessant, dass die Fernheilungssitzungen so kurz erscheinen (linear betrachtet) und die Sitzungen eine große Tiefe haben.

Verifizierung nach der Sitzung

Wie wird der Zustand des Heilungspartners nach Abschluss der Heilungssitzung überprüft?

Eine Fernheilungssitzung nachzubereiten ist vor allem deshalb schwierig, weil sich die Empfänger in räumlicher Entfernung von der Heilerin befinden. Manchmal ruft ein Heilungspartner an, insbesondere wenn die Heilungssitzung erfolgreich war. Manche Menschen kommunizieren regelmäßig per Telefon oder E-Mail.

- Wenn es sich um jemanden handelt, den ich regelmäßig behandle, kommunizieren wir laufend über die Behandlung und die Reaktion des Partners darauf. Bei einer einmaligen Behandlung hängt viel davon ab, dass sich der Heilungspartner meldet.
- Unsere TT-Gruppe erhält (regelmäßig) E-Mails von den Heilungssuchenden, in denen sie über ihr aktuelles Befinden berichten.
- Das Gespräch mit dem Empfänger findet in der Regel während der nachfolgenden Sitzungen statt.
- Da alles Gute, das ich tue, aus einer anderen Quelle kommt, frage

ich mich nie, wie es ausgegangen ist. Ich habe von anderen gehört, dass eine Veränderung zum Besseren oder eine regelrechte Heilung eingetreten ist, aber das hat (glaube ich) nichts mit mir zu tun.

- Manchmal schaue ich via Fernwahrnehmung noch einmal nach, ob sich etwas verändert hat.
- Wann immer möglich, versuche ich, den Zustand des Heilungspartners nach einer Behandlung zu überprüfen, entweder im Kontakt mit dem Heilungspartner selbst oder mit einer anderen Person. Ich vertraue immer darauf, dass die Heilung für die Person genau so eingetreten ist, wie es sein sollte.
- Farben im Feld des Heilungspartners zu sehen und auf sie zu reagieren, ist für mich ein wichtiger Aspekt. Farben leiten mich stärker bei TT-Behandlungen von Angesicht zu Angesicht, aber sie sind auch bei Heilbehandlungen aus der Ferne ein wichtiger Faktor.
- Als ich mit der Fernheilung begann, wollte ich mir beweisen, dass sie funktioniert, also tat ich mich mit einer TT-Kollegin zusammen. Ich schickte ihr zu einer bestimmten Zeit eine Behandlung. Nach der Behandlung schrieb ich auf, was ich fühlte, und schickte es ihr per E-Mail. Nach ihrer Ruhepause schrieb sie auf, was sie fühlte, und schickte es mir – erst danach las sie, was ich ihr geschrieben hatte. In der folgenden Woche kehrten wir den Prozess um. Wir waren erstaunt, wie viel wir voneinander erfasst hatten.
- Ich habe eine E-Mail-Liste für Fernheilung, die mehr als hundert TT-Praktizierende umfasst. Im Laufe der Jahre habe ich für zahlreiche Menschen Anfragen für Fern-TT erhalten. Diese Anfragen schicke ich per Bcc an meine E-Mail-Liste. Nicht alle haben Zeit für eine Fernbehandlung, aber selbst wenn nur eine Handvoll daran teilnehmen kann, weiß ich, dass die Betroffenen Heilung erfahren. Menschen, die für eine Freundin, einen Familienangehörigen, eine Kollegin (immer mit deren Erlaubnis) oder sogar für sich selbst um TT bitten, bitte ich um regelmäßige Updates, damit meine E-Mail-Liste auf dem aktuellen Stand ist, ob wei-

terhin TT angeboten werden soll oder wann die Heilungssuchenden keine Hilfe mehr benötigen. In dieser Hinsicht habe ich eine Menge positiver Rückmeldungen erhalten, dass „wir" tatsächlich etwas bewirken. In anderen Fällen erhalte ich unabhängig von meiner E-Mail-Liste persönliche Anfragen, und diese Personen geben mir in der Regel tolles Feedback, unter anderem dass sie die TT-Sitzung spüren konnten und die Schmerzen nachgelassen haben. Daher weiß ich, dass es funktioniert und sehr effektiv ist.

Manche führen Fernheilungen durch, wenn der Empfänger schläft. Eine Heilerin berichtete von einem Visualisierungsexperiment mit einer Freundin, bei dem sie „den Zeitpunkt visualisierte, zu dem wir die Person behandeln wollten. Es hat funktioniert, also haben wir (danach) genau das getan. Wenn ein Heilungssuchender wach ist, wenn ich die Sitzung durchführen kann, rufe ich ihn vorher an und sorge dafür, dass er sich nach der Sitzung hinlegen und schlafen kann."

Zusammenarbeit mit anderen

Haben Sie schon einmal an einer Fernheilung teilgenommen, bei der gleichzeitig auch andere die Rolle der Heilerin innehatten? Wenn ja, unter welchen Umständen?

Von den 40 Therapeutinnen, die an dieser Studie teilgenommen haben, praktizieren die meisten Fernheilung allein. Etwa die Hälfte dieser Heilerinnen arbeitet zusätzlich mit einer Gruppe. Wie bei allen Fragen waren die Antworten auch hier unterschiedlich.

- In meiner TT-Praxisgruppe widmen wir in der Regel etwa ein Viertel des Jahres der Fernheilung. Wir teilen uns in Gruppen auf und arbeiten mit bestimmten Menschen, von denen viele mindestens zu einer Sitzung auch physisch bei uns gewesen sind. Wir berichten der Gruppe über alle Reaktionen oder Rückmeldungen der medizinischen Fachkräfte, die sich um diese Heilungssuchenden kümmern.
- Meine ersten Erfahrungen mit Fernheilung in der Gruppe machte ich im Camp Indralaya. Jeden Morgen leitete Dora eine Me-

ditation, eine Reihe von Sätzen, die immer mit „Gedanken des Friedens in die Welt senden" endeten. Vor dem letzten Satz forderte Dora uns auf, an jemanden oder eine Gruppe zu denken, die Heilung braucht. Wir wurden angeleitet, uns diese Person oder Personen vorzustellen und die Energie der Heilung zu senden. Manchmal nahm Dora Namen von Personen entgegen und rief sie auf. Bis wir in der Meditation an diesen Punkt gekommen waren, hatte Dora die Gruppe angeleitet und gestärkt, sodass sie sich zentriert und miteinander verbunden fühlte. Die Erfahrungen – das Gefühl, mit einer Person in unterschiedlichem Maße energetisch verbunden zu sein, wenn ihr Name aufgerufen wurde – waren für mich sehr real. Manchmal tauschte ich mich mit anderen darüber aus, was wir empfanden, wenn verschiedene Namen genannt wurden, denn häufig fühlten oder spürten wir diese Energien tatsächlich.

Ich habe mit anderen bei Veranstaltungen zusammengearbeitet, bei denen wir eine Meditationspraxis hatten. Mir ist aufgefallen, dass ich bei dieser Gelegenheit am wenigsten Einzelheiten über den Heilungspartner wahrnehme.

Ich leite ein monatliches TT-Praktikum. Normalerweise nehmen fünf bis zehn Personen teil. Wir beginnen das Treffen mit einer Zentrierungsübung und sitzen uns dann in einem großen Kreis gegenüber. Oft machen wir während eines Teils des Nachmittags Fernheilung in der Gruppe. Jemand aus der Gruppe schlägt eine Person vor, die sich freuen würde, wenn wir ihr Heilung senden. Sie nennen uns den Namen und sagen vielleicht ein oder zwei Sätze über die Situation. Ich erinnere alle neuen Mitglieder daran, dass wir bei der gemeinsamen Heilung das höchste Wohl des Heilungspartners im Auge behalten müssen. Auf meinen Vorschlag hin begeben sich alle Gruppenmitglieder schweigend in Meditation, meist mit geschlossenen Augen. Wenn ich feststelle, dass die meisten Gruppenmitglieder ihre Augen geöffnet haben und aufschauen, um zu signalisieren, dass sie „fertig" sind, schlage ich laut vor, dass wir alle wieder in den Raum zurückkehren, um ganz präsent zu sein. Die Meditation dauert etwa fünf Minuten. Ich frage, ob jemand erzählen möchte, was er oder sie während der Fernheilung beobachtet hat.

Die Beschreibungen ihrer Erfahrungen und ihrer Vorgehensweise sind sehr unterschiedlich. Manche stellen sich die Person vor und machen TT, sogar mit physischen Handgesten, als ob sie TT im persönlichen Kontakt durchführen würden. Eine unserer Teilnehmerinnen berichtet von „Videobändern", die sie vor ihrem geistigen Auge sieht. Diese haben für sie symbolische Bedeutung. So sieht sie zum Beispiel Gänseblümchenfelder zwischen Bergen und Bächen in der Nähe einer kleinen Hütte. Aus diesen Symbolen kann sie erahnen, dass die Person eher isoliert lebt, aber über eine starke körperliche Ausdauer und ein gutes Heilungspotenzial verfügt. Eine andere Teilnehmerin „sieht" vielleicht nichts, spürt aber energetische Informationen, die sie im Zusammenhang mit den körperlichen Schmerzen oder Ängsten des Heilungssuchenden deutet.

Ich denke oft an die Geschichte von den weisen blinden Männern, die einen Elefanten untersuchen. Jeder beschreibt, was er fühlt, während er die Ohren oder den Rüssel oder das Bein des Tieres abtastet. Die Beschreibungen unserer Erfahrungen sind so verschieden wie wir selbst, aber sie beziehen sich irgendwie alle in hilfreicher Weise auf die Person oder die Situation. Die Gruppenmitglieder haben Freude an diesen gemeinsamen „Heilungen", und für neue Teilnehmerinnen ist es offenbar beruhigend, dass es viele Möglichkeiten gibt, diesen Prozess „innerlich" und aus der Ferne durchzuführen. Wir haben mehrere eindrucksvolle Berichte von Menschen erhalten, die persönlich von der offensichtlich positiven Wirkung unserer Fern-TT in der Gruppe erfahren haben. Ein Mann meinte, wir hätten ihm geholfen, sich schneller als erwartet von einer Operation zu erholen. In den meisten Fällen erhalten wir jedoch keine konkreten Informationen über den weiteren Verlauf.

Bewusstseinsfokus

Worauf konzentriert sich Ihr Bewusstsein Ihrem Empfinden nach während der Fernheilung?

- Mein Bewusstsein ist immer noch gut mit mir verbunden, hat aber meinen Körper verlassen, um sich auf die Person zu konzentrieren, die die Heilung braucht.
- Wenn ich im richtigen Bewusstseinszustand für diese Arbeit bin, bekomme ich ein direktes Gefühl auf meinem Nasenrücken, das sich bis in die Wangen ausbreitet. Es ist, als ob diese körperliche Empfindung mir sagt, dass ich mich im richtigen Bewusstseinszustand befinde, um mit der anderen Person zu kommunizieren.
- Anfangs sitzt mein Bewusstsein in meinen Frontallappen. Nachdem ein stabiler Kontakt mit dem Empfänger hergestellt wurde, öffnen sich normalerweise das Herz und das Herz-Chakra für den Kontakt, aber die Frontallappen bleiben der primäre Kommunikationsweg.
- Einen Moment lang kann ich ihren Schmerz oder ihr Wohlbefinden in meinem Körper spüren, genau wie bei einer physischen Sitzung.
- Ich bin in meiner gesamten Mitte fokussiert, oft auch im Stirn-Chakra. Eigentlich habe ich das Gefühl, dass alle Chakras beteiligt sind, wenn ich wirklich konzentriert bin.
- Am besten kann ich es so ausdrücken, dass ich versuche, außerhalb meiner selbst zu bleiben, so dass ich mich in einem anderen Bewusstseinszustand befinde.
- Ich erhalte mehrere visuelle Eindrücke, und das nimmt anscheinend meine ganze Aufmerksamkeit in Anspruch. Mein Bewusstsein ist auf den Heilungspartner konzentriert.
- Alles, was ich bei diesen Fernheilungssitzungen tue, nehme ich über die Chakras wahr.
- Ich merke, dass die Heilung erfolgreich verläuft, weil ich die Veränderung im feinstofflichen Feld körperlich spüre.

Schlussfolgerungen: Was wir verstehen, was wir wissen

Im Folgenden finden Sie eine kurze Zusammenfassung aus der bestehenden Literatur über das, was wir über Fernheilung wissen und was wir für wahr halten.

Fernheilung ist universell

Viele Menschen aus vielen Kulturen auf der ganzen Welt beten, und sie tun dies seit jeher. Sie bitten eine große, unsichtbare Macht um Hilfe. Sie bitten darum, dass es einer Person besser geht, dass sie geheilt wird. Kulturell unterscheiden sich die Ausdrucksformen, aber die zentrale Aktivität – die an ein unsichtbares, nicht-körperliches, großes „Etwas" gerichtete Bitte um Hilfe – ist universell.

Die primären Grundtechniken

Wie machen sie das? In praktisch jeder Kultur und Gesellschaft versetzen sich Menschen, die sich mit Heilung befassen, in einen veränderten Bewusstseinszustand. Oft werden sie dabei durch Gruppenerfahrungen, Musik, Gesänge, kraftvolle Intention und eine veränderte Atmung unterstützt. Oder eine Person schließt still und in sich gekehrt die Augen und befindet sich sofort auf einer anderen Wahrnehmungsebene. Sie lassen die üblichen Alltagsaktivitäten bewusst ruhen, zumindest für kurze Zeit, um mit einer Form von Heilenergie in Beziehung zu treten. Sich innerlich auf die Bedürfnisse eines anderen zu konzentrieren und dabei das Gute zu beabsichtigen, führt zu einer auf geheimnisvolle Weise befriedigenden inneren Ruhe und beschert dem Heiler oder der Heilerin möglicherweise neue Informationen.

Die wichtigsten Möglichkeiten der Informationswahrnehmung

Die Informationen kommen in vielfältiger Form. Manche „wissen" es einfach in einem veränderten Bewusstseinszustand. Andere „sehen" Visionen, Farben oder Bilder. Wieder andere „hören" Worte, Musik, Töne, Naturgeräusche oder eine tiefe Stille. Viele „spüren" bedeutsame

Empfindungen in ihrem Körper, etwa warm werdende Hände oder tief empfundenes Mitgefühl.

Primäre Anreize

Warum machen sie das immer wieder? Die Erfahrung an sich ist lohnend, erhebend, beglückend, sinnvoll, tiefgründig und berührt oft einen zentralen Punkt, was zutiefst befriedigend ist. Die Erfahrung hat dauerhafte Auswirkung auf die Heilerin und auf das Objekt der Heilung. Die Heilerin wird im Prozess immer versierter, je länger sie die Tätigkeit ausübt. Die eigene Beteiligung an der Heilungspraxis wird fortwährend anders erlebt und ergibt für die Heilerin zunehmend „Sinn“, als ob sie eine andere Sprache oder ein anderes Weltverständnis erlernen würde. Anhand anekdotischer Beweise und durch Selbstreflexion kommt die Heilerin zu dem Schluss, dass der Prozess etwas Greifbares und Wichtiges bewirkt. Der anfänglich blinde Glaube wird durch Erfahrungsberichte gestärkt. Einige dieser Erfahrungen sind für die Heilerin so bedeutungsvoll, dass sie sich ein Leben lang an sie erinnert. Der Akt andächtiger Heilung wird im Laufe der Zeit wiederholt und verändert so die Lebensweise der Heilerin.

Profile von Fernheilerinnen

Wer sind diese Heilerinnen? Weisen diejenigen, die sich zum Heilen hingezogen fühlen, ein bestimmtes psychisches Profil auf? An einer Gruppe von Therapeutic Touch®-Heilerinnen wurde der Minnesota Multiphasic Personality Inventory (MMPI), ein standardisierter psychologischer Persönlichkeits- und Psychopathologietest für Erwachsene, durchgeführt. Die Analyse der Daten ergab, dass die Probandinnen „bemerkenswert normal“, in ihren individuellen Mustern jedoch heterogen waren.* Sind manche sensibler für übersinnliche Erfahrungen und neigen daher dazu, diese einzusetzen? Umgekehrt gibt es unter diesen Sensitiven möglicherweise auch welche, die diesen Erfahrungen lieber aus dem Weg gehen.

---

* Brown, C.; Fischer, R.; Wagman, A.; Horrom, N.; Marks, P.; „The EEG in Meditation and Therapeutic Touch® Healing“, *Journal of Altered States of Consciousness* 3 (1978): 169–80.

Ähnlichkeit zum Fürbittgebet

Heilen mit Therapeutic Touch® kommt dem Segnen des Heilungspartners nahe. Für manche ähnelt die Fernheilung dem Fürbittgebet und ist vielleicht mit diesem austauschbar. Diese Gebetsform wird von vielen Christen als Bitte um ein Eingreifen verstanden, eine der fünf Hauptarten des Gebets. Weitere Formen des christlichen Gebets sind die Anbetung, also das Lob der Größe Gottes, das Bußgebet oder Sündenbekenntnis, das Gebet der Liebe oder der Barmherzigkeit und das Dankgebet.

Heilerinnen und Heiler sind fest von der „Richtigkeit" ihres Tuns überzeugt. Die Erfahrung der Fernheilung kann psychisch so tiefgreifend sein, dass die Heilerin oft nicht in der Lage ist, die Erfahrung angemessen zu verbalisieren. Sie kann sehr persönliche und tiefgreifende Erfahrungen sogar sich selbst gegenüber in einer sehr einfachen Sprache beschreiben, aus der die ganze Tiefe ihrer Bedeutung nicht hervorgeht. TT-Heilerinnen können durch Empfindungen tiefgreifende Erfahrungen machen, die sich nur schwer oder gar nicht in Worte fassen lassen.

Was erleben sie nicht?

Keine Heilerin hat Probleme, in die normale Wahrnehmung „zurückzukommen". Keine beschreibt irgendwelche unerwünschten persönlichen Folgen dieser Praktiken. Sie geben nicht an, dass es ihnen nach der Fernheilungserfahrung schlechter geht, weder körperlich noch emotional. Dies steht im Gegensatz zu Beschreibungen in einigen Kulturen, in denen der Schamane die Krankheit des Klienten auf sich nimmt, was zu einer Beeinträchtigung seiner eigenen körperlichen Gesundheit führt.* Fast alle Heilerinnen geben zu verstehen, dass sie sich nach der Fernheilungserfahrung besser, ja sogar selbst „geheilt" fühlen.

Keine berichtet, dass sich der Klient nach der Fernheilungserfahrung schlechter fühlte. Viele Klienten bitten sogar um weitere Heilung für

* Krycka, K. C.; „Shamanic Practices and the Treatment of Life-Threatening Medical Conditions", *Journal of Transpersonal Psychology* 32 (2000): 69–88.

sich, weil sie spüren, dass sie ihnen irgendwie hilft. Manche besonders sensiblen Menschen möchten nicht, dass für sie „gebetet" wird, vielleicht aus einem Gefühl potenzieller Überforderung oder zum Schutz ihrer Privatsphäre.

Die Heilerinnen sprechen von wachsendem Zutrauen zu ihrer Effektivität und zunehmender Sinnhaftigkeit, wenn sie diese Fernheilungen über einen längeren Zeitraum, manche über viele Jahre, durchführen. Keine Teilnehmerin an dieser Studie äußerte Bedenken oder warnte vor möglichen psychischen Gefahren. Dies mag ein Beweis für die grundlegende psychische Widerstandsfähigkeit dieser Gruppe sein, oder für ihre Naivität, oder es liegt an der willkürlichen Auswahl der Teilnehmerinnen, die sich selbst für die Teilnahme an der Studie anmelden konnten.

Anzumerken ist, dass die Autorinnen der Studie im Nachhinein feststellten, dass keine einzige TT-Therapeutin direkt nach negativen Erfahrungen im Zusammenhang mit der Fernheilung gefragt wurde. Daher gibt es im Nachgang eine Zusammenfassung der Antworten auf die nachgereichte Frage, was passiert, wenn die Dinge nicht wie geplant verlaufen.

Wichtigste Grenzen der Studie

Wie bereits erwähnt, bestand die Stichprobe der Studie aus 40 Therapeutic Touch®-Therapeutinnen und Therapeuten, die jeweils mindestens drei Jahre Erfahrung mit TT hatten. Es handelte sich um eine explorative Studie, die keine statistische Reliabilität erreichen sollte; eine größere, besser definierte Stichprobe würde jedoch die Glaubwürdigkeit der Studie erhöhen. Die Beschreibungen der Erfahrungen sind wahrscheinlich auch anderen modernen Gruppen vertraut, wie zum Beispiel christlichen Gebetsdiensten oder klösterlichen Religionsgemeinschaften.

Das Altersspektrum dieser Studiengruppe lag ungefähr zwischen Ende 40 und Anfang 90. Praktisch alle praktizierten TT seit mehr als fünf Jahren, viele sogar seit über 20 Jahren. Es gab keine Kinder, Jugendlichen oder jungen Erwachsenen in der demografischen Zusammensetzung dieser Gruppe. Alle Teilnehmenden waren europäischer Abstammung und lebten in den Vereinigten Staaten oder Kanada. Mit zwei Ausnahmen waren alle Befragten in dieser Studie weiblich.

Die wichtigsten Ergebnisse der Studie

Was haben wir aus dieser Fernheilungsstudie gelernt? Trotz der sehr individuellen Beschreibungen veränderter Bewusstseinszustände besteht unter den Therapeutic Touch®-Praktizierenden eine grundlegende Kohärenz. Diese modernen TT-Praktizierenden, zu denen sowohl Laien als auch viele gehören, die in klinisch helfenden Berufen wie Krankenpflege, Lehre und anderen verwandten Gesundheitsberufen arbeiten, begeben sich bereitwillig in eine Welt von Phänomenen, wie sie auch Schamanen und Mystikern aus alter Zeit vertraut wären.

Viele orientierten sich bei ihrem Heilungsstil an den Prinzipien von Therapeutic Touch® und gingen den Prozess so an, als wäre der Heilungspartner physisch anwesend. Sie beschrieben wiederkehrende Rhythmen, etwa bestimmte Farben oder Muster, die sie „sahen", „Klänge, die sie hörten" oder manchmal auch das Gefühl, von einer Welle der Stille umfangen zu werden. Sie berichteten von „spürbaren" Veränderungen in ihrem Körper (zum Beispiel, dass die Hände „warm werden und kribbeln"), die sie an ihre TT-Heilungserfahrungen im persönlichen Kontakt erinnerten.

Fast alle gaben an, dass sie sich von dem strahlenden „Licht", das sie „sahen", freudig „erhoben" fühlten und ein demütiges Gefühl der Dankbarkeit für das Privileg empfanden, in diese Heilungsbegegnung gehen zu dürfen. Sie sprachen davon, Frieden, Liebe, Ganzheit, Zeitlosigkeit und Einheit sowie Offenheit erfahren zu haben. Viele sagten, sie hätten gespürt, dass sie von nicht-physischen Wesen unterstützt wurden. Sie erkannten diese Wesen als vertraut, liebevoll und hilfsbereit. Manchmal stellten sie fest, dass die „liebevolle Energie" bereits mit dem Heilungssuchenden verbunden war, andere Male trat sie auf, wenn die Heilerin die Hilfe erbat.

Sie gaben an, in einen veränderten Bewusstseinszustand zu kommen oder in diesem Zustand zu reisen. Verschiedentlich waren sie mit ihrer physischen Umgebung und ihrem eigenen Körper in Kontakt. Einige „verließen" ihren Körper und hatten das Gefühl, zur Begegnung mit dem anderen in rein geistiger Gestalt zu sein. Sie sprachen davon, von der Energie oder dem Rhythmus des Heilungssuchenden durchdrungen zu werden. Einige berichteten, dass sie in den physischen Körper „hineinsehen" oder emotionale Unruhe „spüren" konnten, die sich im Laufe der Arbeit mit der Person oft legte oder abklang.

Die TT-Praktizierenden sprachen davon, während der Fernheilung in eine tiefe Stille oder ein „Meer der Stille" einzutauchen. Einige konnten Klänge oder Töne „hören", gelegentlich auch Worte oder Musik. Manche „empfingen" Botschaften, durch die sie sich in ihrer Praxis leiten ließen, oder „Erkenntnisse", die dem Heilungssuchenden übermittelt werden sollten. Sie gaben an, die Botschaften zu „fühlen" oder „im Kopf zu hören", statt sie mit ihren physischen Ohren wahrzunehmen. Außerdem berichteten sie von einer geistigen Kommunikation mit dem Heilungssuchenden.

9

Fallstudien zur Fernheilung

Die folgenden Fallstudien beschreiben die Erfahrungen von ausgebildeten Therapeutinnen, die sich bereit erklärt haben, an der Erforschung des Prozesses der Therapeutic Touch®-Fernheilung teilzunehmen. Mit anderen Worten, keine befand sich am selben Ort wie ihre Heilungspartner.

Fall 1

Schlaf und Heilung

Eine Therapeutin stellt fest, dass Schlaf während oder nach einer Fernsitzung die Heilung potenziert.

Zu Beginn

Die Behandlung beginnt, sobald ich den Gedanken fasse, meinem Heilungspartner eine Behandlung zukommen zu lassen. Noch während ich es mir körperlich bequem mache, bin ich bereits dabei mich zu zentrieren. Ich atme tief ein und versuche zunächst, meinen Heilungspartner zu visualisieren. Manchmal gelingt es mir, aber sobald sich meine Hände in Bewegung setzen, verschwindet die Visualisierung und ich stelle fest, dass ich mit dem Pulsieren des Feldes arbeite.

Ich beginne immer ganz ähnlich wie bei dem TT, das ich im Grundkurs erlernt habe. Das ist mein Ritual, das mich tiefer in die anhaltende Zentrierung bringt, in Kontakt mit meinem inneren Selbst. Irgendwann im Laufe der Behandlung setze ich meine Hand oder meine Hände ein und führe sie im Feld von oben nach unten. Ich sehe kein Feld, ich spüre die „Lokalisierung", die das Feld des Heilungspartners darstellt. An Stellen, an denen ein Ungleichgewicht oder eine Stauung vorliegt, verweilen die Hände so lange, bis das Feld an dieser Stelle wieder in Ordnung gebracht ist. Wenn das Verweilen sehr lange dauert, glätte ich den Bereich oft und beginne dann von vorn, indem ich meine Hände im Feld von oben nach unten führe.

Selbstwahrnehmung

Ich mache Fern-TT auf zwei Arten. Meistens sitze ich im oberen Stockwerk auf einem Stuhl und bin „neben" dem Heilungspartner, aber nur meine oberen Chakras und meine Hände. Mir ist bewusst, dass sich meine Hände bewegen, aber ich spüre nur die Chakras in den Handflächen und Fingerspitzen; es ist, als wären das die einzigen Teile von mir, die an diesem „anderen Ort" meines Bewusstseins existieren. Die unteren Chakras sorgen dafür, dass ich in meinem Raum-Zeit-Körper geerdet bleibe. Ich nehme wahr, dass sie im Hintergrund mitsummen, aber an der Behandlung sind sie nicht beteiligt.

Manchmal liege ich im Bett und mache mein TT kurz vor dem Einschlafen. In diesem Fall mache ich alles als Visualisierung – ich nehme immer noch wahr, dass sich meine Hände durch das Feld bewegen, auch wenn sie im Bett reglos bleiben. In diesem Fall habe ich das Gefühl, dass ich als eine Präsenz „dort" bin und in einem Wahrnehmungsfeld arbeite. Das ist extrem schwer zu erklären.

Geräusche

Manchmal klingt ein Ungleichgewicht für mich wie ein Orchester beim Stimmen der Instrumente – eine echte Kakophonie. Wenn ich dann an der Wiederherstellung des Gleichgewichts arbeite, spielt das Orchester einen Strauss-Walzer und ich weiß, dass sich die Wogen glätten.

Gelegentlich höre ich Stimmen. Manchmal machen sie mich auf die Gefühle meines Heilungspartners und auf den Grund dafür aufmerksam. Manchmal wird mir gesagt, ich solle noch ein bisschen länger verweilen – geduldig sein (genau daran arbeite ich in diesem Leben). Andere Male höre ich Ermutigung, wenn ich glaube, dass ich nichts fühle.

Erinnerungen

Manchmal spüre ich vor dem Einschlafen ein Pulsieren, als wäre ich Teil eines Energiemeers; die Farben sind Gold und Rot, und ich habe das Gefühl, dass ich tief zentriert bin – eins mit meinem inneren Selbst und mit dem Heilungspartner. Wenn ich mich tief mit meinem inneren Selbst verbinde, ist es, als wäre er mein liebster Freund. Mein Herz pocht, und ich verspüre eine tiefe Liebe und ein Gefühl der Dankbarkeit sowie eine Sehnsucht, ihm näher zu sein.

Wahrnehmung der Umgebung

Falls ich weiß, wo sich der Heilungspartner befindet, habe ich einen flüchtigen Eindruck von seiner Umgebung, wenn ich ihn zu Beginn der Sitzung visualisiere. Dieser Eindruck verblasst, sobald ich mit der Behandlung beginne. Ich nehme die Anwesenheit von Engeln oder verstorbenen Familienmitgliedern wahr, vor allem, wenn ich mit jemandem arbeite, der dem Tod nahe ist.

Geistige Kommunikation

Ich habe den Eindruck, dass ich mit dem Heilungssuchenden in einer geistigen Kommunikation stehe. Manchmal spreche ich in Gedanken mit ihm und habe das Gefühl, dass ich gehört werde. Ich erhalte keine Antworten, nur ein Gefühl. Manchmal sprudeln Worte aus meinem Herz-Chakra, und ich spüre die Verbindung von Herz zu Herz.

Wahrnehmung einer Präsenz

Ich spüre das Feld des Heilungssuchenden und verbinde mich von Herz zu Herz. Manchmal gibt es eine sehr tiefe Verbindung mit meinem inneren Selbst. Ich kann mich mit meinem Geistführer und meinem Engel verbunden fühlen und mit einer Gruppe aufgestiegener Meister im Jenseits.

Behandlungserfolg

Ich habe ein Gespür für das Feld und dafür, wie sich der Energiefluss von Unordnung zu Ordnung wandelt.

Gespür für das Ende der Behandlung

Bei der Neueinschätzung bewegt sich meine Hand durch das Feld, ohne zu verweilen.

Abschluss der Behandlung

Ich schließe fast immer mit einem christlichen Segenswunsch – ein Überbleibsel meiner Erziehung.

Verifizierung nach der Sitzung

Normalerweise mache ich mein Fern-TT dann, wenn ich weiß, dass die Person schläft, und zwar bis zum nächsten Morgen. Ich habe gemeinsam mit einer Freundin, ebenfalls eine ausgebildete Lehrerin, eine einjährige Studie über Fern-TT durchgeführt. Wir haben alles Mögliche ausprobiert. Wir haben festgestellt, dass es funktioniert, wenn wir zu Beginn der Behandlung eine Uhr visualisieren und sie auf den Zeitpunkt stellen, an dem wir wollen, dass der Heilungssuchende die Behandlung empfängt. So mache ich das jetzt. Wenn ich eine TT-Fernbehandlung zu einer Zeit durchführe, wenn die Person wach sein könnte, rufe ich sie vorher an und sorge dafür, dass sie sich irgendwo befindet, wo sie nach der Sitzung schlafen kann.

Bewusstseinsfokus

Zu Beginn liegt mein Bewusstsein auf der Kommunikation von Herz zu Herz über das Herz-Chakra sowie über das Kehlkopf-Chakra, das Dritte Auge und das Kronen-Chakra. Meine Chakras in den Händen und den Fingerspitzen sind ebenfalls beteiligt und kommunizieren mit meinen oberen Chakras. Außerdem bin ich mit meinem inneren Selbst verbunden, manchmal sehr intensiv.

Fall 2

Locker, leicht und elegant

Eine Therapeutin stellt fest, dass eine Behandlung, die in linearer Zeit gemessen vielleicht nur vier bis sechs Minuten dauert, als Fernheilungssitzung große Tiefe besitzen kann.

Zu Beginn

Ich atme tief in den Bauch und schließe die Augen. Als ich gerade erst mit Fernheilung anfing, verwendete ich immer ein Foto der Person und ließ die Augen offen. Jetzt schließe ich die Augen und richte meine Aufmerksamkeit und meine Intention auf die Person, mit der ich die Heilungsarbeit mache. Es ist absolut notwendig, dass sich mein physischer Körper wohlfühlt.

Ich sorge für Zentrierung in allen Dimensionen. Dazu gehört, dass ich meinen Körper entspanne, meinen Geist zur Ruhe kommen lasse, meine Aufmerksamkeit auf den Empfänger richte, meine Absicht auf das größtmögliche Wohl des Empfängers fokussiere, mein Bewusstsein für alle Informationen öffne, die mir das Feld bietet, dass ich zulasse, dass ich ein Kanal für die Heilenergie bin, und dass ich frage, was zu tun ist.

Die Zentrierung bringt mich direkter in Kommunikation mit meinem inneren Selbst. Es ist, als wäre „ich" die Beobachterin und „jemand anderes" die treibende Kraft des Prozesses; alles ist sehr einfach und elegant.

Ich höre mit meinem ganzen Wesen tief zu: Sehen, Hören, Fühlen (emotional und sensorisch), Riechen, Schmecken – alle Sinne sind beteiligt und hellwach.

Visualisiere ich den Heilungspartner? Das hängt von der jeweiligen Erfahrung ab. Es gibt Zeiten, in denen ich ein klares Bild vom physischen Körper des Heilungspartners habe. Manchmal nehme ich nur das energetische Feld als Ganzes wahr, und andere Male wieder spüre ich lediglich die Aspekte des Feldes, die in diesem Moment Aufmerksamkeit erfordern.

Es besteht ein Gefühl tiefer Verbundenheit mit dem Heilungspartner und das klare Empfinden, dass er für den Prozess und die Heilenergie, die gesendet werden soll, empfänglich ist. Sowohl der Empfänger als auch ich sind bereit, mit dem Prozess zu beginnen. Manchmal sind Zentrierung und Bereitschaft sofort da. Es ist aber auch schon vorgekommen, dass ich mich hingesetzt habe, um eine Heilungssitzung mit einer bestimmten Person durchzuführen, und es war, als ob der „Bildschirm leer", als ob niemand zu Hause wäre. Inzwischen ist mir klar geworden und ich akzeptiere, dass dies dann nicht der richtige Zeitpunkt dafür ist, dass der Betreffende Heilenergie empfängt. Mehrmals habe ich tatsächlich die Worte gehört „Es ist niemand zu Hause" und nun weiß ich, dass es dann für diese Person nicht der richtige Zeitpunkt für eine Heilung ist. Beim ersten Mal habe ich mich gefragt, ob ich etwas falsch gemacht habe. Doch dann wurde mir klar, dass es dabei um den Heilungspartner und seine Bedürfnisse und Wünsche ging und nicht um mich.

Selbstwahrnehmung

Ich „sehe" mich eigentlich nicht, es ist ein inneres Gefühl oder ein empfundener Eindruck. Zuweilen befinde ich mich in einem meditativen Zustand und die Energie strömt durch mich und von mir zum Heilungspartner. Dann wieder ist es so, als ob mein physisches Wesen reine Energie ist, so dass es kein „ich" gibt, das hier auf dem Stuhl sitzt. Meine Energie trifft irgendwo auf die Energie des Empfängers (der Ort ist nicht definiert) und wir interagieren miteinander.

Als ich zum ersten Mal eine Fernheilung gemacht habe, habe ich mir vorgestellt, dass ich mit dem Partner zusammen bin und physisch TT mache, als ob ich physisch bei ihm wäre. Heute ist mein physisches Wesen dort, wo unsere Energien miteinander interagieren, nicht mehr zu sehen.

Gelegentlich bin ich mir bewusst, dass Empfindungen und Bilder in meinem Kopf lokalisiert sind, aber das ist nicht immer so. Oft ist der Informations- und Energieaustausch örtlich nicht festgelegt.

Normalerweise sehe ich mich nicht mit anderen Wesen. Gelegentlich hatte ich jedoch das Gefühl, dass andere Wesen den Prozess unterstützen, und es gibt Momente, in denen ich die Engel und unterstützenden Wesen des Heilungssuchenden darum bitten möchte, den Prozess zu begleiten. Ich habe das Gefühl, dass der Prozess durch diese unterstützenden Wesen verbessert wird.

Es ist klar, dass mein bewusster Geist in dieser Interaktion nichts tut. Ich bin die Beobachterin des Prozesses, und der Prozess selbst führt und gibt vor, was getan werden muss. Meine Rolle besteht darin, den Prozess zu beobachten und zu registrieren, was geschehen ist, damit diese Informationen festgehalten und bei Bedarf an den Heilungssuchenden weitergegeben werden können.

Raumwahrnehmung

Das *Lichte* ist ein physisches Gefühl von Leichtigkeit, Luftigkeit, Geräumigkeit, Weite, als ob die Moleküle in meinem physischen Wesen durch riesige Zwischenräume voneinander getrennt wären; ich bin so leicht, dass ich schweben könnte wie ein Heliumballon.

Ich würde sagen, es besteht eine Atmosphäre der Gewissheit; der Gewissheit, dass das, was in diesem Moment getan werden muss, auch tatsächlich geschieht. Es herrscht eine ruhige Vorfreude, eine leise Erregung und Spannung.

Manchmal ist ein Rauschen zu hören, das ich eher dem Strömen von Energie als dem Wind zuschreiben würde. Ich spüre eine Energiebewegung, die wie Wasser fließt, aber ich habe sie mir nie als fließendes Wasser vorgestellt.

Es besteht eine tiefe Stille, die sich anfühlt, als ob ich in dieser Stille baden würde. Wenn ich jetzt darüber nachdenke, ist es so, als ob in der Stille „alles wahrgenommen wird“. Es gibt keine Anstrengung; die Informationen kommen schnell und leicht.

Dort, wo die Interaktion stattfindet, besteht ein tiefes Gefühl von Frieden und Stille. Die Stille und Ruhe sind profund, und es herrscht ein tiefes Gefühl der Verbundenheit mit dem Empfänger. Es gibt ein tief empfundenes Wissen, dass es keine Trennung gibt. Wir sind eins – was der andere fühlt, fühle ich, und wenn der andere Heilung erfährt, heile auch ich. Es ist eine tiefe Erfahrung, und ich fühle mich sehr geehrt, dass ich sie mit dem Heilungssuchenden teilen darf.

Geruchsempfindungen

Mitunter habe ich etwas erlebt, was man als Geruch bezeichnen könnte, aber es kommt anscheinend nicht darauf an, dass dieses Erleben als Aroma bezeichnet wird – es ist einfach.

Geräusche

Ich höre regelmäßig Worte, andere Geräusche eher selten. Wenn blockierte Energie in Bewegung kommt, höre ich manchmal ein Geräusch und sehe ein Bild, als ob sich aufgestautes Holz gerade gelöst hat und das Gewässer wieder fließt. Gelegentlich spüre ich das Fließen in meinem Körper.

Erinnerungen

Ich erinnere mich an das Gefühl, dass Energie sich in meinem Körper öffnet, fließt oder freigesetzt wird. Manchmal kann sich eine Sitzung wie ein Déjà-vu anfühlen, auch wenn ich mich nicht bewusst an eine bestimmte Erfahrung erinnere.

Geistige Kommunikation

Eine geistige Kommunikation verspüre ich nicht mit dem Heilungssuchenden, sondern eher mit meinem inneren Selbst. Es ist, als würde meine innere Weisheit den gesamten Prozess leiten. Ich vertraue dem Prozess, der stattfindet, und beginne die Interaktion indem ich mich zentriere. Es gibt eine Weisheit, die den gesamten Prozess durchdringt; dieser Weisheit öffne ich mich einfach. Es ist, als ob ich mich in einem Meer der Klugheit befinde, das den Prozess leitet, und als ob ich an diese Klugheit angeschlossen bin.

Wahrnehmung einer Präsenz

Wenn ich mich auf den Empfänger konzentriere, erhalte ich ganz konkrete Informationen. Das können Muster im Energiefluss sein – Farben, Kennzeichen des Energieungleichgewichts (zum Beispiel schwer, dick, grau) – in Bildern oder Farben. Der gesamte Prozess wird von einer größeren Weisheit geleitet. Die Erfahrung ist von einem Gefühl des Erkennens durchdrungen. Ich weiß, dass das, was während der Sitzung geschieht, dem höchsten Wohl des Heilungssuchenden dient und für ihn das Beste ist. Ich weiß, dass ich dem Prozess vertrauen kann und dass ich dies auch tue.

Behandlungserfolg

Wie ich das spüre: Das Feld verschiebt und verändert sich, bis die Sitzung abgeschlossen ist. Ich spüre, dass noch etwas getan werden muss, und meine Aufmerksamkeit öffnet sich dafür, was das sein kann – und dann geschieht es. Manchmal geschieht es einfach, ohne dass ich mir bewusst bin, dass noch etwas getan werden muss. Im Energiefeld des Heilungssuchenden gibt es eine Intelligenz, die den Prozess zum erfolgreichen Abschluss führt. Ich bin aus einer privilegierten Position heraus Zeugin des Prozesses.

Gespür für das Ende der Behandlung

Die Kommunikation mit meinem inneren Selbst verändert sich so, als wäre die Verbindung nicht mehr da, als hätte jemand den Bildschirm ausgeschaltet, auf dem sich alles abgespielt hat. Wenn die Sitzung beendet ist, bewegt und verändert sich die Energie nicht mehr. Manchmal gibt es ein Geräusch, wie ein „Klacken", als ob sich die Teile so zusammengefügt haben, wie sie verbunden werden müssen. Ein anderes Mal höre ich „fertig" und habe das eindeutige Gefühl, dass die Sitzung beendet ist.

Abschluss der Behandlung

Manchmal bedanke ich mich für das Privileg, mit dem Heilungssuchenden arbeiten zu dürfen. Dann wieder kommt das Ende abrupt und der Kommunikationskanal wird gekappt; es entsteht ein Gefühl, dass es zu Ende ist. Gelegentlich habe ich die Worte „Ruhe, Entspannung, Frieden" gehört.

Ich dokumentiere die Sitzungen schon seit mehreren Jahren. Es ist eine Herausforderung, alle Nuancen der Erfahrung einzufangen, weil eine Sitzung so schnell abläuft. Die Sitzungen dauern vier bis sechs Minuten. Es ist interessant, dass die Fernheilungssitzungen, in linearer Zeit gemessen, so kurz sind und ein Gefühl großer Tiefe vermitteln.

Verifizierung nach der Sitzung

Normalerweise frage ich den Heilungssuchenden später nicht, wie es ihm geht. Viele Menschen, die auf der Liste unserer Heilungsanfragen stehen, habe ich noch nie kennengelernt, und sie leben sehr weit weg von mir. Am Ende der Sitzung entsteht das Gefühl, dass das, was zu diesem Zeitpunkt getan werden musste, auch getan wurde.

Danach erhält unsere Gruppe gelegentlich eine E-Mail vom Empfänger oder einem Angehörigen, in der es heißt, dass es der Person besser geht oder dass sie gestorben ist.

Viele Informationen, die ich während der TT-Sitzung und am Ende erhalte, sind visuell. Ich erhalte viele Farbinformationen, Musterinformationen und manchmal erlebe ich in meinem physischen Körper Empfindungen von Schwere, Leichtigkeit, Loslassen und Fließen. Ich sehe Veränderungen in der Klarheit der Energie: Von Trübung zu Klarheit; von Schwere zu Leichtigkeit; von Rot zu Rosa, dann Blau oder Grün; von schweren, wirbelnden Bewegungen zu weicherem Fließen und gleichmäßigerem Fließen. Manchmal spüre ich einen Unterschied in meinem Körperempfinden – Schwere auf einer Körperseite oder auf einer Seite meines Kopfes. Diese körperlichen Empfindungen sind kurz, wie zusätzliche Informationen, die mir vermittelt werden, damit ich die Erfahrung des Heilungssuchenden verstehen und in dem, was geschieht, einen Sinn erkennen kann. Es ist, als ob diese Informationen meinem bewussten Verstand helfen sollen, das, was ich beobachte, zu verstehen.

Bewusstseinsfokus

Mein Herz fühlt sich offen an, aber ich würde sagen, dass mein ganzes Wesen offen und empfänglich ist. Manchmal spüre ich Energie aus meinem Solarplexus. Mein Bewusstsein kennt keine Teile; es fühlt sich wie ein Ganzes an. Mein Bewusstsein ist auf meine Absicht ausgerichtet. Mein Fokus fühlt sich eng und weit zugleich an.

Fall 3

Das Zentrum des Zentrums

Eine Therapeutin hat das Gefühl, dass sich ihr Bewusstsein während des Prozesses in eine andere Dimension verschiebt, als befände sie sich im Inneren des Universums, wo es keine Trennung von Zeit und Raum gibt.

Zu Beginn

Ich atme tief durch und zentriere mich. Ich nehme Kontakt zu meinem inneren Selbst auf, höre tief zu, und visualisiere den Heilungspartner. Ich entspanne mich in mein Herz-Chakra hinein und komme in bewusste Harmonie mit dieser universellen Heilenergie.

Selbstwahrnehmung

Ich bin mir bewusst, wo ich mich physisch befinde, aber ich habe mich auch in einer anderen Zeitdimension mit dem Heilungssuchenden verbunden, daher bin ich auch bei ihm. Mein Bewusstsein ist bei der Person, und gleichzeitig befinde ich mich in einer anderen Zeitdimension, wie im Inneren des Universums, wo es keine Trennung von Zeit und Raum gibt; ich bin dort bewusst anwesend.

Raumwahrnehmung

Ich spüre eine Atmosphäre der Stille, und es fühlt sich an, als ob ich mich im Inneren des Universums befinde, wo Zeit und Raum anders sind als auf der Erde. Es ist sehr ruhig. Wie das Zentrum des Zentrums.

Erinnerungen

Das ist für mich einzigartig – diese Erfahrung. Ich kann mich nicht erinnern, je etwas Ähnliches erlebt zu haben. Es ist etwas ganz Eigenes.

Wahrnehmung der Umgebung

Manchmal nehme ich die Umgebung des Heilungspartners sowie energetische Verbündete wahr. Meistens erkenne ich, ob die Person schläft oder aktiv ist und wie sie schläft (friedlich oder unruhig). Ich kann spüren, ob der Partner abgelenkt ist. Ich glaube, ich erfasse seinen emotionalen Zustand.

Geistige Kommunikation

Ich erlebe die geistige Kommunikation als Verbindung zwischen dem Heilungspartner und meinem inneren Selbst.

Wahrnehmung einer Präsenz

Ich spüre die Gegenwart dieser tiefen Stille im Innenleben des Universums. (Es klingt so komisch, wenn ich das schreibe, als ob ich wüsste, wie sich das Innenleben des Universums anfühlt, aber bei meinem derzeitigen Kenntnisstand kann ich es nur so ausdrücken.) Es fühlt sich an, als ob ich mich in Harmonie mit dem Universum und seinen Natur- und Lebensgesetzen befinde.

Gespür für das Ende der Behandlung

Mein inneres Selbst informiert mich über die Veränderung, wenn die Behandlung abgeschlossen ist.

Abschluss der Behandlung

Ich habe mit anderen TT-Leuten ein paar Experimente gemacht, um Fern-TT zu erlernen, und danach vergleichen wir normalerweise unsere Notizen. Es ist sehr lehrreich, von anderen zu erfahren, wie sie den Abschluss von Fernbehandlungen wahrnehmen.

Verifizierung nach der Sitzung

Manchmal frage ich den Heilungssuchenden, wie es ihm geht, aber ich kann mich auch auf mein eigenes Gespür für die Situation verlassen.

Bewusstseinsfokus

Ich spüre, dass ich eins bin mit der universellen Heilenergie.

Fall 4

Fernheilung am Lebensende

Eine Therapeutin ist in der Lage, den Sterbeprozess aus 150 Kilometern Entfernung zu begleiten.

Ich habe schon verschiedene Erfahrungen mit Fernheilung gemacht, aber eine war besonders bedeutsam, weil es einen Zeugen gab.

Mein Mann G lag zu Hause im Sterben. Eines Tages waren meine Tochter L und ihr Mann zu Besuch. Wir saßen im Nebenzimmer, als ich hörte, wie die Cheyne-Stokes-Atmung einsetzte. (Dabei verändert sich das Atemmuster, was sehr laut sein kann und oft auf den bevorstehenden Tod hinweist. Für Angehörige kann das sehr verstörend sein.) Ich sagte: „Es ist Zeit für Therapeutic Touch®!“

L kam mit mir und erlebte die beruhigende Wirkung, als ich TT machte, bis sich die Atmung meines Mannes wieder normalisierte. Dann gingen sie und ihr Mann spazieren, und während sie weg waren, starb G in meinen Armen und ich „sah das Licht“, als seine „Essenz“ hineinging.

Im folgenden Jahr lag Ls Schwiegervater J im Krankenhaus (etwa 150 Kilometer von hier) und man rechnete mit seinem baldigen Tod. Um 19:30 Uhr rief L mich unter Tränen an und sagte: „J hat diese schreckliche Atmung! Sogar die Krankenschwestern sind beunruhigt. Kannst du etwas tun?“ Ich sicherte ihr zu, dass ich es versuchen würde. Also zentrierte ich mich und stellte mir J bildlich vor. Zwei bis drei Minuten lang machte ich die Bewegungen, die ich als notwendig empfand.

Um 19:40 Uhr klingelte das Telefon und L schluchzte wieder – aber dieses Mal vor Erleichterung. Sie sagte: „Mama, du bist unglaublich!“

In der Nacht schlief J friedlich.

Am nächsten Morgen wachte ich überraschend um 7 Uhr auf und saß ruhig da. Um 7:10 Uhr „erschien" J vor mir und wirkte verwirrt. Ich sagte ihm: „Es ist Zeit zu gehen – geh zum Licht." Er schaute sich um und sagte: „Naja, davon gibt's hier jede Menge!" Damit drehte er sich um und verschwand allmählich in einem weißen Dunst.

Ich rief L an, die mir bestätigte, dass sein Tod um 7:12 Uhr festgestellt worden war. Sie sagte: „Ich wusste, du würdest es wissen."

Fall 5

Licht, Liebe, Glückseligkeit

Eine Therapeutin erlebt eine Kommunikation von Herz zu Herz mit dem Heilungssuchenden.

Zu Beginn

- Ich beginne mit der Bitte, als Instrument der Heilung zu dienen.
- Ich strebe nach dem Höchsten und Besten für den Heilungssuchenden.
- Ich scanne mein Feld, um meine eigenen Emotionen zu erkennen, und atme tief durch, um alle persönlichen Wünsche in Bezug auf das Ergebnis loszulassen.

Selbstwahrnehmung

Ich merke, dass das Herz-Zentrum und das Dritte Auge aktiviert werden.

Raumwahrnehmung

Es ist ein transzendenter Ort ohne dreidimensionalen Bezug.

Geräusche

Die „Bilder" und „Klänge", die ich wahrnehme, gehören nicht in die Welt der fünf Sinne. Diese Worte sind die besten Metaphern für meine Wahrnehmungen. Gelegentlich übermittelt eine „Stimme" eine Botschaft für einen geliebten Menschen. Manchmal sind es kurze und knappe Informationen, die an den Heilungssuchenden weitergegeben werden sollen – stets in einem konstruktiven, unterstützenden und liebevollen Ton.

Erinnerungen

Manchmal kommt es spontan zu Visualisierungen eines imaginativen Aspekts, die in einer Einheit transzendenter Natur mit dem Heilungssuchenden gipfeln. Werden sie ihm anschließend geschildert, stoßen sie bei ihm auf Resonanz, so wurde mir berichtet.

Wahrnehmung der Umgebung

Im Allgemeinen hat die Fernheilung die unspezifische Atmosphäre „offener Stille", aber wenn sie der Bestätigung oder Validierung des Heilungsprozesses dienen, werden auch Einzelheiten erkennbar.

Geistige Kommunikation

Ich würde sagen, dass die Kommunikation eher von Herz zu Herz als von Geist zu Geist erfolgt. Die Verbindung kann intensiv und spürbar sein.

Behandlungserfolg

Es entsteht ein Gefühl von tiefem Frieden und Harmonie.

Gespür für das Ende der Behandlung

Wenn die Behandlung abgeschlossen ist, „sehe" ich an meinem Dritten Auge häufig ein inneres blaues Licht. Wenn ich dagegen eine Heilung versehentlich vorzeitig beende, spüre ich eine magnetische Kraft, die mich an Ort und Stelle festhält, damit ich weitermache.

Verifizierung des Geschehens nach der Sitzung

Ich kommuniziere zwar nicht regelmäßig bei jeder Heilung mit dem Heilungssuchenden, aber ich bleibe in der Regel mit dem Ehepartner und der Familie in Kontakt – wenn es angebracht ist – damit sie wissen, dass ich täglich mit der Person arbeite. Wenn eine Fernheilung besonders stark ist, oder wenn ich Informationen erhalte, die für den Heilungssuchenden bestimmt sind, gebe ich diese Informationen natürlich weiter. Die Reaktionen bestätigen, dass dies hilfreich ist.

Zusammenarbeit mit anderen

Ich führe täglich selbstständig Fernheilungen durch und nehme manchmal an einer Meditationsgruppe teil, in der Fernheilung praktiziert wird. Ich nehme jährlich an einem fünftägigen Retreat teil, bei dem Fernheilung gelehrt und praktiziert wird.

Bewusstseinsfokus

Bei der Heilung geht die Verbindung offenbar vom Herz-Chakra in Verbindung mit dem Kronen- und dem Zirbeldrüsen-Zentrum aus, aber die tiefgreifendsten Heilungen transzendieren offenbar das physische Bewusstsein in eine Welt des Lichts, der Liebe und der Glückseligkeit.

Fall 6

Verbindung und Kommunikation aus der Ferne

Eine Therapeutin stellt fest, dass sich die Wahrnehmung von Veränderungen im Feld des Heilungssuchenden ähnlich anfühlt wie bei persönlichen Sitzungen.

Zu Beginn

Ich beginne damit, dass ich mir das Geschlecht, den Vornamen und den geografischen Standort des Klienten bewusst mache. Ich entspanne mich erst körperlich, dann geistig; ich spüre die „Verschmelzung“ mit meinem inneren Selbst. An diesem Punkt findet die persönliche Veränderung/Verbindung mit dem statt, was ich als mein geistiges Selbst betrachte, und nicht mit dem tieferen Aspekt meiner Seele.

Selbstwahrnehmung

Dieser Teil der Behandlung ist immer gleich. Meine physische Wahrnehmung und die Wahrnehmung meines inneren Selbst funktionieren reibungslos als Einheit. Wir kombinieren unsere gemeinsame Wahrnehmung und konzentrieren uns auf den allgemeinen geografischen Standort. Dann öffnen wir die Suchfunktion, um das Wesen zu finden, das der bekannten Beschreibung entspricht, einschließlich ihrer Beschwerden, wenn diese Teil der Beschreibung waren. Das Aufspüren (mental, nicht physisch) einer Verbindung zwischen dem Heilungssuchenden und der Person, die mich gebeten hat, diesem Menschen zu helfen, ist eine weitere Kontrollmaßnahme, ob ich die richtige Person gefunden habe. Dann nähere ich mich dem Heilungssuchenden behutsam in meinem Bewusstsein, stelle mich vor, erkläre, warum ich da bin, und erläutere das allgemeine Vorgehen. Ich vergewissere mich, dass der Heilungssuchende versteht und versichere ihm, dass er das Sagen hat, dass er mein Hilfsangebot annehmen oder ablehnen und die Sitzung auf Wunsch jederzeit beenden kann. Wie bei einer persönlichen Heilung findet diese Sitzung ausschließlich zwischen dem Heilungssuchenden und mir statt.

Raumwahrnehmung

Mir ist es am liebsten, wenn ich mich am physischen Ort des Heilungssuchenden aufhalte und diesen bewusst wahrnehme. Während der Ortung des Heilungssuchenden richtet sich mein Fokus meistens so stark auf ihn, dass ich die Umgebung ausblende. Wir sind dabei anscheinend von einem dünnen weißen Nebel umgeben, der keine Empfindungen hervorruft.

Geräusche

Gelegentlich kann es bei der anfänglichen Ortung des Heilungssuchenden zu einem leichten Rauschen kommen. Während der Sitzung sind häufig Körperfunktionen des Heilungssuchenden zu „hören“.

Geistige Kommunikation

Meistens beschränkt sich die Sitzung auf den physischen Körper des Klienten. Manchmal ist auch das innere Selbst der Person beteiligt.

Wahrnehmung einer Präsenz

Die anderen Präsenzen sind höhere Aspekte des Heilungssuchenden und von mir. Ich kann mich nicht erinnern, während einer Sitzung jemals spirituelle Präsenzen wahrgenommen zu haben.

Behandlungserfolg

Wie bei einer persönlichen Heilung kann ich eventuell eine Veränderung im Körper oder in der Aura des Heilungssuchenden sehen oder spüren. Ich kann ein Leuchten, eine Temperaturveränderung, Geräusche oder Bewegungen wahrnehmen oder ich kann ein Nachlassen der Beschwerden feststellen.

Gespür für das Ende der Behandlung

Ich habe ein Gefühl der Befriedigung, das die Erkenntnis bringt, dass es Zeit ist, aufzuhören. Der Heilungssuchende erscheint mir vielleicht völlig entspannt und schläfrig. Außerdem habe ich ein leichtes, aber wachsendes Bewusstsein für meinen physischen Körper.

Abschluss der Behandlung

Ich spreche im Geist mit dem Klienten, wie ich es auch täte, wenn es sich nicht um eine Fernsitzung handeln würde.

Verifizierung nach der Sitzung

Normalerweise ist eine Nachbehandlung angezeigt. Dann kann ich ein Gespräch mit dem Heilungssuchenden führen, um seine persönliche Einschätzung zu erfahren.

Bewusstseinsfokus

Anfangs sitzt mein Bewusstsein in meinen Frontallappen. Nachdem ein stabiler Kontakt mit dem Empfänger hergestellt wurde, öffnen sich normalerweise das Herz und das Herz-Chakra für den Kontakt, aber die Frontallappen bleiben der primäre Kommunikationsweg.

Fall 7

Kommunikation mit dem erweiterten Verstand

Eine Therapeutin macht die Erfahrung, dass sie Dinge weiß, „ohne zu wissen, woher".

Zu Beginn

Ich mache es mir bequem, atme tief durch und schließe die Augen. Ich zentriere mein Bewusstsein. Ich nehme Kontakt zu meinem inneren Selbst auf und lasse zu, dass ich in meinem inneren Auge und in meinem Körper in einen anderen Zustand komme. Ich höre tief zu. Ich versuche, den Heilungspartner zu visualisieren, aber dazu kommt es häufig nicht. Die Visionen kommen in Gestalt von Farben und Formen, die offenbar individuell einzigartig sind und sich im Laufe der Heilungssitzung verändern können. Im Prozess treten die Visionen recht schnell ein, normalerweise in den ersten paar Sekunden.

Selbstwahrnehmung

Normalerweise erlebe ich mich als stille Meditierende in meinem Meditationsstuhl. Manchmal sehe ich, wie ich mit meinen Hand-Chakras beim Heilungssuchenden TT anwende, als ob ich an seinem Bett säße. Manchmal erscheint die Person vor mir, oder es erscheint ein Teil von ihr, zum Beispiel die Wirbel des Herz-Chakras. Ich nehme vor allem mein geistiges Auge und den Herz-Rumpf-Bereich wahr. Oft kribbeln meine Hände. Wenn ich andere Wesen anrufe, stehen sie sofort zur Verfügung; normalerweise sprechen sie in meinem Kopf. Es sind wohlvertraute Präsenzen, liebevoll und hilfreich.

Raumwahrnehmung

Die Atmosphäre ist sehr friedlich; immer sind Lichter, Formen und Farben da. Ich bin an einem schönen „Ort" und wenn ich wieder ins normale Leben zurückkehre, fühle ich mich beschwingt. Ich höre keine Musik oder Instrumente, keine Vögel, keinen Wind und kein Wasserplätschern. Es ist sehr still. Was genau ich da wahrnehme, ist schwer zu erkennen. Manchmal deuten die Muster oder Farben symbolisch auf etwas hin, das ich kognitiv begreifen kann, häufig aber nicht. Dieser Ort ist wortlos, still, ruhig und behutsam umhüllend.

Erinnerungen

Das ruhige, friedliche Gefühl verbinde ich mit schönen spirituellen Erfahrungen oder Meditationen, die ich hatte.

Wahrnehmung der Umgebung

Manchmal nehme ich die Umgebung des Heilungspartners wahr, einschließlich der Möbel im Zimmer. Ich spüre keine anderen Menschen im Raum, manchmal aber energetische Verbündete.

Geistige Kommunikation

Ich habe das Gefühl, dass ich weniger mit dem bewussten Verstand des Partners kommuniziere als vielmehr mit seinem erweiterten Verstand. Ich habe das Gefühl, dass ich mit meinem eigenen inneren Selbst in Kommunikation bin. Manchmal weiß ich Dinge, ohne zu wissen, woher. Ich nehme an, dass die energetischen Intelligenzen mit meinem inneren Selbst in Verbindung stehen. Unmittelbar bewusst ist mir diese Verbindung aber nicht.

Behandlungserfolg

Ich stelle eine Bewusstseinsveränderung fest und beende dann die Sitzung wie beim „Abschluss“, hoffe und bete für das Beste. Oder ich merke, dass meine Hand-Chakras kühler geworden sind und nicht mehr kribbeln.

Gespür für das Ende der Behandlung

Manchmal spüre ich eine Veränderung beim Heilungssuchenden. Ich merke, dass ich in mein normales Bewusstsein zurückgekehrt bin und seine Welt verlassen habe.

Verifizierung nach der Sitzung

Normalerweise verlasse ich mich auf mein eigenes Gefühl für das Ergebnis. Oft kenne ich den Patienten nicht persönlich und habe daher keinen Kontakt zu ihm. Manchmal erhalte ich Feedback von der Familie oder von der Person selbst.

Bewusstseinsfokus

Mein Fokus liegt normalerweise auf meinem Herzen und meinem Herz-Chakra, auf meinen Hand-Chakras und auf meinem geistigen Auge.

Drei Geschichten über das Erhalten einer Fernheilung

Diese Geschichten waren in den Antworten von drei Therapeutinnen enthalten, die selbst Fernheilung erhalten hatten, als sie schwer erkrankt waren. Alle drei Berichte beschreiben sehr anschaulich, dass TT tatsächlich helfen kann, auch wenn die Symptome anhalten.

Kraft, Mut und ein unglaublicher Frieden

Vor einigen Jahren erhielt ich auf eine sehr tiefgreifende Weise Fernheilung aus den Herzen von Heilerinnen. Es begann mit K. Ich lag mit hohem Fieber und starken Kopfschmerzen im Bett. Die Beschwerden waren am Nachmittag akut aufgetreten, als mein Mann S und ich mit der Familie im Theater waren. Ich spürte, wie ich immer kränker wurde, und bis ich wieder zu Hause war, war ich todkrank. S war ziemlich erschrocken und ich auch. Da klingelte das Telefon; es war K. Ich wusste nicht, dass sie anrief, aber ich spürte, dass in diesem Moment etwas mit mir geschah; ich würde es als Erleichterung bezeichnen – irgendwie ein tiefer innerer Frieden, der zwar nicht dazu führte, dass das Fieber sank oder mein Kopf nicht mehr schmerzte, aber er brachte eine Ruhe und eine innere Stärke, diese Empfindungen aushalten zu können. Ich wusste wirklich nicht, was los war. Ich fühlte mich buchstäblich schon fast hinüber und war doch ganz ruhig. „Ein Hoch auf die Meditation", dachte ich. S kam nach oben und erzählte mir, dass K angerufen hatte, weil sie spürte, dass etwas nicht stimmte. Sie sagte ihm, es sei meine rechte Lunge. Interessanterweise fiel mir das Atmen leicht. Als ich am späteren Abend immer fiebriger wurde, ging ich in die Notaufnahme. Langer Rede kurzer Sinn – mehrere Röntgenaufnahmen und ein CT später lautete die Diagnose: Ausgeprägte Lungenentzündung der gesamten rechten Lunge.

Während meiner Genesung spürte ich jeden Tag zu verschiedenen Zeiten mit meinem ganzen Wesen die Gegenwart anderer, die mich unterstützten und mir irgendwie Kraft, Mut und einen unglaublichen Frieden schenkten, damit ich mit dieser sehr langen und mühsamen Genesung leben konnte. Ich wusste, dass ich nicht allein war, und ich war bei klarem Bewusstsein, wenn andere energetisch mit mir Verbindung aufnahmen. K konnte ich tatsächlich persönlich treffen, und wir haben die Erfahrungen überprüft und bestätigt. Bei den anderen glaubte ich manchmal zu wissen, wer bei mir war, andere Male spürte ich nur eine Präsenz.

Eine Verbindung in tiefem Frieden

Als ich letztes Jahr so krank in der Notaufnahme lag und die Leute um mich herumrannten, merkte ich als Empfängerin von Heilenergie sofort, dass Energie gesendet wurde und fühlte mich von einer wunderbar beruhigenden, sehr sanften blauen Energie umgeben, die mein ganzes Wesen zu durchdringen schien. Ich wusste tief in mir, dass ich „gehalten" wurde und dass alles wieder in Ordnung käme. Ganz gleich, wie es ausgehen würde, alles würde gut. Dies brachte mir Frieden, Toleranz, Bewusstheit und die Fähigkeit, mit dem Geschehen „mitzugehen", es durchzustehen und mich nicht von der Angst auffressen zu lassen. Das gleiche Szenario spielte sich noch weitere Male ab – eine Verschlechterung meines Gesundheitszustandes führte zu Fern-TT mit anschließender Stabilisierung und einer Verbindung zu tiefem Frieden und der Gewissheit, dass ich wieder gesund würde.

Meine drei Kinder haben von TT profitiert – jedes auf tiefgreifende Weise – und jetzt auch ich; ich glaube, es hat mir das Leben gerettet.

TT und meine wunderbaren Heilungspartnerinnen hielten mich im Gleichgewicht, bis die Ärzteschaft herausfand, was wirklich los war, ihre Diagnosen korrigierte und ihre lebensbedrohlichen Behandlungen einstellte. Ich bin Dee ewig dankbar und danke ihr aus tiefstem Herzen dafür, dass sie uns Therapeutic Touch® geschenkt hat.

Fernheilung überwindet Zeit und Sterblichkeit

Ich lernte Dora Kunz im Herbst 1974 kennen, als bei mir gerade ein seltener Blutkrebs diagnostiziert worden war. Meine Lebenserwartung betrug noch zehn Jahre. 1975 lud Dora mich ein, an einem Therapeutic Touch®-Kurs für eingeladene Heilerinnen auf der Pumpkin Hollow Farm teilzunehmen. Vier Jahre lang gab sie mir bei diesen einwöchigen TT-Workshops auf Pumpkin Hollow jeweils an fünf Tagen eine zwanzigminütige Behandlung. Hinzu kamen während des übrigen Jahres wöchentliche Sitzungen bei TT-Praktizierenden und meditative Selbstheilung. TT und Meditation waren meine einzigen Heilmaßnahmen, da mein Hämatologe keine allopathischen Medikamente anbot. Heute, 47 Jahre später, bin ich immer noch in Remission. Mein Mann und ich haben uns mit Dora angefreundet. Für mich symbolisiert sie Heilungsbewusstsein.

Aus tiefer Dankbarkeit für die Heilung, die ich erhielt, lernte ich bei Dora und Dee Krieger im Laufe von 35 Jahren bei den Kursen für eingeladene Heilerinnen auf der Pumpkin Hollow Farm die Anwendung von Therapeutic Touch®. Fernheilung für andere und Selbstheilung (meditatives, herzzentriertes Gewahrsein, als Kanal für die Heilungsabsichten zu dienen) sind nun meine tägliche Praxis.

Ich habe durch eigene Erfahrung gelernt, dass die „Präsenz“ bei der Fernheilung eindeutig wahrgenommen wird. Am 5. Oktober 2007 hatte ich mitten in einem Herzinfarkt auf dem OP-Tisch eine Nahtod-Erfahrung. Ich überlebte die Operation mit einem eingesetzten Stent, aber mit einem 100%-igen Verschluss der linken vorderen absteigenden Arterie; in der Hektik meiner Reanimation hatten die Ärzte versäumt, wichtige Nebenarterien zu öffnen. Fünf Tage später hatte ich einen zweiten Herzinfarkt, bei dem ein zweiter Stent gesetzt wurde.

In der häuslichen Rekonvaleszenzzeit nach der Operation rief ich während einer Selbstheilung in Gedanken Dora an, und sie erschien ganz deutlich am Fußende meines Bettes. Vor acht Jahren, im August 1999, war sie verstorben. Als ich so dalag, im Herzen mit Dora verbunden, lief eine mächtige Energiewelle über meinen Körper und drückte meinen Kopf aufs Kissen. Ich fühlte Licht in meinem ganzen Körper und Wärme. Als sich die Energie verflüchtigte, verspürte ich tiefen Frieden, und mein ganzer Körper kribbelte. Ich empfand größte Dankbarkeit. Doras heilsamer Friede und ihre Präsenz begleiteten mich in der gesamten Zeit der Genesung.

10

Fernheilung: Herausforderungen und Überlegungen

Im Laufe dieser eingehenden Analyse wurde uns bewusst, dass wir unabsichtlich eine Gelegenheit zu einer noch ganzheitlicheren Betrachtung des Kerns dieses Heilungsakts verpasst hatten. An keiner Stelle des Erhebungsbogens hatten wir die Befragten darauf hingewiesen, dass nicht nur positive Antworten erwünscht waren, sondern zum Beispiel auch unerwartete Ereignisse, die bei der Heilerin, beim Heilungspartner oder in der Heilungssituation aufgetreten waren und sich negativ auf die Heilerin, den Heilungspartner oder den Heilungsprozess ausgewirkt hatten. Wir baten die Studienteilnehmerinnen, uns aus der Klemme zu helfen. Dazu schickten wir den Teilnehmerinnen Rückfragen mit Vorschlägen, inwiefern die Fernheilungssitzungen auch weniger erfolgreich gewesen sein könnten. Wir stellten die Hypothese auf, dass aus den folgenden Gründen bei der Fernheilung ein negatives Ergebnis eintreten könnte:

- Heilerinnen mit starken Emotionen ist möglicherweise nicht bewusst, welche überwältigende Wirkung sie haben können, wenn sie diese emotionale Belastung ungewollt auf Heilungspartner richten.
- Die Heilerin kann von den psychodynamischen Auswirkungen des Kummers überwältigt werden, die von Verwandten oder Freunden des Empfängers mitgebracht werden und sich als Gedankenformen um den Heilungssuchenden herum zeigen.
- Die Heilerin kann aufgrund mangelnder Erfahrung oder mangelnden Verständnisses für die dynamische Wirkung feinstofflicher

Energien versehentlich ihr persönliches vitalenergetisches und psychodynamisches Feld offen und ungeschützt lassen und daher verletzlich sein.
- Die Heilerin hat sich möglicherweise nicht ausreichend geerdet.
- Die Heilerin ist möglicherweise unangemessen auf ihr Ego fokussiert.
- Besteht eine enge emotionale Beziehung zwischen Heilerin und Heilungssuchendem, kann sich die Heilerin möglicherweise nicht in einen unpersönlichen Raum begeben, weil sie nicht vollständig geerdet und zentriert ist.

Antworten auf Überlegungen zum Unerwarteten

Von den ursprünglichen 268 Antworten berichteten zehn Personen über negative Vorfälle bei Fernheilungen:
- Die Heilerin hat es nicht geschafft, sich ausreichend zu erden oder zu zentrieren.
- Die Heilerin wurde von der Trauer der Angehörigen oder der Freunde des Empfängers überwältigt.
- Das Angebot zur Fernheilung wurde abgelehnt.
- Im Raum anwesende Personen hatten eine negative Einstellung.
- Es fehlte eine positive Beziehung zum Klienten.
- Die Heilerin hat zu viel Energie verbraucht und litt danach an Kopfschmerzen oder Übelkeit.

Es traten keine dauerhaften Nachwirkungen der nach eigenen Angaben leichten körperlichen Symptome auf, darunter Kopfschmerzen, Übelkeit und leichte Muskelbeschwerden, alle nur von kurzer Dauer.

Eine genaue Untersuchung der Schwierigkeiten bestätigt den hohen Stellenwert der anhaltenden Zentrierung. Wenn eine Therapeutin beginnt, die Gefühle des Heilungssuchenden selbst zu empfinden, oder wenn sie „zu viel Energie aufwendet“, lernt sie eine Lektion über ihre Zentrierungspraxis, die ihr nichts anderes so deutlich vermitteln kann. Manche Heilerinnen sind von Natur aus hochsensibel; es liegt in der

Verantwortung jeder Einzelnen, sich selbst zu kennen und den Zustand der Zentrierung während Therapeutic Touch® aufrechtzuerhalten, ganz gleich, ob bei der persönlichen Behandlung oder bei der Fernheilung. Die Teilnehmerinnen berichteten, dass in diesen Fällen nur die Heilerin das Unwohlsein empfand. Unsere relativ kleine Studie (sowie viele weitere über Heilung und Gebet) spricht für die Realität transpersonaler energetischer Interaktion – selbst über große Entfernungen hinweg. Die vorliegenden Daten bestätigen die anekdotische Erfahrung, dass Fernheilung in den meisten Fällen gut verläuft.

Anmerkung der Herausgeberin:
Bei der Durchsicht der Antworten dieser TT-Therapeutinnen, die ehrlich über einige Fernheilungssitzungen berichten, die vielleicht nicht so gut gelaufen sind, wurden wir an den Auftrag von Dora und Dee erinnert, alles im Labor des Selbst zu überprüfen. Diese Therapeutinnen berichten aufrichtig aus ebendiesem Labor.

Einen schlechten Tag akzeptieren

Wenn ich [als Heilerin] unzureichend geerdet oder emotional zu stark mit dem Heilungssuchenden verbunden bin, kann es vorkommen, dass ich in mir eine gewisse Unruhe oder eine unangemessene innere Beteiligung am Ergebnis verspüre.

Da ich täglich Fernheilungen mit Menschen durchführe, von denen ich weiß, dass sie oft auch von anderen Heilung erhalten, habe ich nicht überprüft, ob der Heilungssuchende meine Unruhe gespürt hat; es gibt zu viele Variablen, um dies mit Sicherheit feststellen zu können. Ich erkenne einfach – aus einer möglichst neutralen Perspektive – mitfühlend an, dass dies ein schlechter Tag ist.

Bestätigung für die Wichtigkeit von Erdung und Zentrierung

Ich habe die Erfahrung gemacht, dass es unangenehm ist, TT zu geben, wenn ich nicht ausreichend geerdet bin. Es kann sich anfühlen, als würde ich mit Empfindungen bombardiert. Dann fühle ich mich wie von mir selbst abgekoppelt und bin anfällig für andere psychische Energien. Damit meine ich, dass ich nicht sicher bin, wessen „Zeug“ ich erfasse, mein eigenes oder das einer anderen Person.

Auch mangelnde Zentrierung kann vorkommen – mein Verstand mischt sich ein, ich lasse mich ablenken und muss mich neu zentrieren. Das kann mich frustrieren und ungeduldig machen – mein Ding! Ich kann überkritisch mit mir werden, so dass ich mich frage, was eigentlich „real“ ist. Bin ich verrückt? Wenn ich die Informationen oder den Kontext der Eindrücke nicht verstehe, fühle ich mich leicht verwirrt. Es ist, als könnte ich die Bilder nicht deuten – als wäre ich in einem Traum.

Es fällt mir schwer, zwischen einer „Behandlung“ und dem Übergeben des Partners ins universelle Heilungsfeld zu unterscheiden – was für mich bedeutet, ein Gebet für sein größtmögliches Wohl zu senden. Meine Fern-TT-Sitzungen haben das oft so an sich, und häufig ertappe ich mich dabei, dass ich zu einem späteren Zeitpunkt an die Person denke und ihr weitere *gute* Gedanken/Energie schicke. Ich frage mich, ob ich die Behandlung vielleicht nicht richtig abgeschlossen habe und eine unangemessene Verbindung oder Verpflichtung verspüre.

Es kann sein, dass ich mir wie eine Voyeurin vorkomme, dass die Person, obwohl sie um Fern-TT bittet, nicht darauf anspricht oder nicht offen dafür ist. Es ist, als würde mir die Tür vor der Nase zugeschlagen – bleib weg! Daran halte ich mich dann.

Positiv ist, dass ich durch Fern-TT einen engeren Kontakt zu den emotionalen, mentalen und spirituellen Bereichen herstellen kann. Das kann eine stärkere Verbindung sein als bei der Arbeit an einem Körper. Ich arbeite eher ohne Handauflegen, daher fühle ich mich in einer solchen Heilungsumgebung sehr wohl. Ich betrachte sie als eine Umgebung, die ich selbst erschaffe. So finde ich leichter zu einem Gefühl des Einsseins. Ich bin entspannt und habe weniger das Gefühl, dass ich etwas leiste oder etwas für den Heilungspartner tue. Es entsteht das Gefühl, beim anderen zu sein.

Angehörige akzeptiert persönliche Behandlung, lehnt Fernbehandlung aber ab

Ich habe keine der genannten Tücken erlebt, was vielleicht an den zusätzlichen Vorsichtsmaßnahmen liegt, die bei der persönlichen Arbeit normalerweise nicht erforderlich sind.

Wahrscheinlich kam ich einer beunruhigenden Situation am nächsten, als ich versuchte, aus der Ferne mit einer Nichte zu arbeiten (die wie eine Tochter für mich war), die wegen eines Glioblastoms an klinischen Studien teilnahm. Sie war sich bewusst, dass die Prognose sehr schlecht war. Dreimal versuchte ich, Verbindung aufzunehmen, und jedes Mal lehnte sie das Angebot dankend ab. In behutsamen persönlichen Gesprächen blieb sie oberflächlich und wich Fragen nach ihren Wünschen eher aus. Ich machte ein paar persönliche Behandlungen mit der Absicht, Beschwerden und Ängste zu lindern, und beließ es dabei.

Bei der Behandlung von Familienangehörigen zentriert bleiben

Hin und wieder habe ich gemerkt, dass ich nicht ausreichend geerdet bin, habe dies dann aber erkannt und mich geerdet und neu zentriert.

Es ist ein interessanter Gedanke, dass ich aus emotionaler Verbundenheit mit dem Heilungssuchenden nicht zentriert bin. Ich erlebe das manchmal, wenn ich meinen Kindern oder meinem Ehepartner TT mit „Handauflegen" anbiete. In diesen Fällen, vor allem, wenn sie kritisch sind und ich zu nahe dran bin, bitte ich eine andere Praktizierende, mir auszuhelfen. Möglich ist aber auch, dass ich mich wirklich darauf konzentrieren kann, zentriert zu bleiben, damit ich mich nicht an ein Ergebnis klammere. Wenn ich Fernheilung für meine Kinder mache, ist das vielleicht gelegentlich so gewesen.

Eine Fernsitzung mit Computer-Beteiligung

Ich hatte eine E-Mail von einer jungen Frau (Anfang zwanzig) erhalten, in der sie von einer Krankheit berichtete, daher bot ich ihr Fern-TT an, und sie akzeptierte; die gesamte schriftliche Kommunikation lief über E-Mails. Also rückte ich meinen Stuhl etwas vom Computer weg und begann mit Fern-TT. Einige Tage später sagte sie, es sei eine interessante Erfahrung gewesen, die Energie zu empfangen, die aus ihrem Computer kam. Es war nicht meine Absicht gewesen, TT so zu senden, aber es war ihre Wahrnehmung beim Empfangen der Energie.

Starr aus Angst vor Fehlern

Ich habe selten erlebt, dass bei einer TT-Sitzung energetisch eine meiner Achillesfersen getroffen wird. Zum Glück ist mir das nur zweimal passiert. Als Kind wurde ich schon für kleine Fehler schwer bestraft, und so bin ich ein paar Mal erstarrt, als ich Angst hatte, einen Fehler zu machen. Beide Male betraf es Menschen, die sehr litten. Einmal bin ich aus dem Feld herausgetreten, habe mich wieder geerdet und die Behandlung kurz darauf beendet. Das war angemessen, da der Betreffende doch sehr krank war. Glücklicherweise habe ich diese Reaktion seither nicht mehr erlebt, denn ich behandle ihn weiter.

Ich weiß auch, dass ich zu intensiv arbeiten kann. Ich komme aus einer Kultur, in der manche Leute ihre Häuser so gründlich putzen, dass sie sogar ihre Treppenstufen schrubben. Ich musste hart daran arbeiten zu verinnerlichen, dass ich mit weniger, aber dafür besser geerdetem Einsatz das gleiche, ja sogar ein besseres Ergebnis erzielen kann. Ich bemühe mich, diese Erkenntnis bewusst, aber unausgesprochen, in meine Erdung einzubeziehen.

Sowohl die Therapeutin als auch die Heilungssuchende spüren eine Störenergie

Ich habe zusammen mit einer anderen TT-Therapeutin an einer Studie teilgenommen, um Fern-TT zu erlernen. Etwa sechs Monate lang habe ich jeden Dienstagmorgen um 9 Uhr eine Fernbehandlung bei ihr durchgeführt. Sie befand sich auf einer abgelegenen Insel, und wir mussten immer zwei Tage warten, bis wir anrufen konnten, um die Behandlung zu überprüfen.

Der Morgen, um den es hier geht, war etwa drei bis vier Monate nach Beginn der Studie. Als ich mit ihr Verbindung aufnahm, war etwas im Weg. Es fühlte sich an wie eine große Energie, wie eine andere Person – die energetische Präsenz einer anderen Person, und zwar keine sehr nette Energie. Egal, was ich versuchte, ich kam weder an dieser Präsenz vorbei, noch konnte ich meine Partnerin erreichen. Also beschloss ich, mit dem, was da auch immer vor sich ging, verbunden zu bleiben und meiner Partnerin Raum zu geben. Die Präsenz ging einfach nicht weg. Schließlich beendete ich die Sitzung. Ich war neugierig, was meine Partnerin dazu sagen würde, denn die Präsenz fühlte sich für mich nicht gut an. Sie gab an, dass sie während der Sitzung eine seltsame und intensive Energie gespürt hatte. Ich erklärte ihr, was ich erlebt hatte und sagte, dass ich nichts getan hatte, dass ich nichts tun konnte – diese Präsenz war im Weg. So etwas hatte ich noch nie erlebt, und meine Partnerin auch nicht. Wir standen vor einem Rätsel; das kommt manchmal vor. Da wir beide TTlerinnen sind, kamen wir überein, uns gegenseitig zu informieren, wenn wir noch einmal eine solche Erfahrung machen würden.

Bei mir habe ich festgestellt, dass Fern-TT für mich intimer ist als physisches TT. Ich fühle eine viel vollständigere Verbindung mit der Person. Auch der veränderte Zustand wird intensiver erlebt. Es ist, als ob die Verbindung realer wäre als auf der physischen Ebene. Wenn ich müde bin, kann es ein bisschen viel für mich werden, deshalb achte ich darauf, wann ich mich auf Fern-TT einlasse.

Praxis mit einer Kollegin

Die Praxis, die diese Therapeutin vorschlägt, kann eine ausgezeichnete Strategie sein, um einige der oben genannten Tücken zu vermeiden.

Ich glaube, das Beste, was ich je gemacht habe, war, ein Jahr lang zusammen mit einer anerkannten Lehrerkollegin Fern-Therapeutic-Touch® geübt zu haben. Wir verabredeten uns für Mittwoch am Abend zur Schlafenszeit und gaben uns wöchentlich abwechselnd Fern-TT. Nach der Sitzung schrieben wir beide unsere Gedanken auf (wenn wir die Empfängerin der Sitzung waren, oft erst am nächsten Tag, da die

Heilungssuchende danach immer einschlafen durfte), und am Wochenende tauschten wir dann unsere Erkenntnisse aus. Ein solcher Rollentausch mit einer TT-Kollegin bietet eine unvergleichliche Gelegenheit, Sensibilität und Vertrauen aufzubauen, da die Nachbesprechung in einer Tiefe erfolgen kann, wie es bei einem echten kranken Empfänger nicht möglich ist.

Durch diese Studie konnten wir beide lernen, mit Selbstvertrauen und Sicherheit aus der Ferne zu arbeiten. Jetzt (seit dem letzten Jahr) beginne ich meine Fern-Sitzungen in Therapeutic Touch® immer mit einer Meditation, bevor ich zum Heilen übergehe. Dadurch, dass ich mit Meditation beginne, werde ich geerdet und zentriert.

Wenn ich Fernheilung unterrichte, schlage ich meinen Schülerinnen stets vor, sich zum Üben und zum Austausch von Feedback zu zweit zusammenzutun, bevor sie es an jemandem ausprobieren, der wirklich krank ist. Außerdem empfehle ich, im Zweifel lieber aufzuhören, und ich betone, dass unsere Arbeit sehr behutsam ist.

Ich glaube, die wichtigsten Gesichtspunkte für eine sichere Fernheilung sind Egolosigkeit und Selbstvertrauen. Beides kann durch Üben mit einer anderen Heilerin gewonnen werden, die gutes Feedback geben kann.

11

Fernheilung: Quellen zur Vertiefung

Fernheilung birgt eigene, einzigartige Herausforderungen. Es ist nicht nur schwierig, sie verbal zu erklären und zu quantifizieren, sondern der Heilerin fehlt auch das Feedback und die Verbindung mit dem Heilungspartner. Der gesamte Prozess findet in anderen Welten statt. Diese Studie hat gerade erst an der Oberfläche gekratzt. Zweifellos gibt es zur Erforschung der Fernheilung weitere Möglichkeiten, die wir erst noch entdecken müssen.

- Replikationen der vorliegenden explorativen Studie
- Multivariate Forschung über Praktiken verschiedener Kulturen und ihre Rituale zur Fernheilung
- Phänomenologie der Fernheilungs-Praktiken und Zeremonien unterschiedlicher religiöser Gruppen
- Längsschnittstudie (Verlaufsforschung) über die therapeutischen Auswirkungen von Fernheilungs-Praktiken
- Quantitative Untersuchungen ausgewählter demografischer Variablen bei Empfängern von Fernheilung
- Forschung über die unterschiedlichen Auswirkungen von Fernheilung, wenn diese um musikalische Variablen wie Töne, Obertöne oder mehrstimmige Gesänge ergänzt werden
- Multivariate Forschung über synchrone Ereignisse während Fernheilungssitzungen

- Forschung über die Auswirkungen von Fernheilung und synchronen Bildern beim Heilungspartner
- Qualitative Studie über das Erleben der Heilerin bei Fernheilungssitzungen
- Entwicklung von Kriterien, um den Grad des Glaubens oder Vertrauens zwischen Heilungspartner und Heilerin zu messen

---

Anmerkung der Herausgeberin: Fernheilung seit 2020

Fernheilung hat im Jahr 2020, als die Covid-19-Pandemie dazu führte, dass viele Menschen sich isolierten und von zu Hause aus arbeiteten, rasant zugenommen. Video-Chats mit Familienangehörigen, älteren Menschen in häuslicher Isolation, Klienten und Freunden führten bei einigen TT-Praktizierenden zu überraschend wirkungsvollen Online-Heilungsinteraktionen. Geografische Entfernung, visuelle Verbindung oder Zeitzonenunterschiede beeinträchtigen die Wirksamkeit der Heilung anscheinend nicht.

„Dennis", ein erfahrener TT-Praktizierender, nahm an einer hybriden Lehrsitzung teil, bei der einige Teilnehmende über Zoom und andere physisch anwesend waren – mit Maske und Abstand. Genau wie bei persönlichen Treffen richtete sich auch hier die Absicht der Teilnehmenden auf die ganzheitliche Gesundheit des Empfängers. „Ich habe noch nie TT gemacht, wenn die Leute teils via Zoom und teils persönlich anwesend sind", sagte er. „Ich bin überrascht, aber ich kann von euch allen die Energie spüren. Ich hätte nicht gedacht, dass sie so stark ist. Oder dass ich sie so deutlich spüren würde."

TT-Lehrerin Lin Bauer merkte dazu an: „Der Unterricht über ein virtuelles Format wie Zoom hat einige große Vorteile. Die Leute können von überall auf der Welt teilnehmen, Gastdozenten können sich einschalten und bestimmte Abschnitte unterrichten, während die Teilnehmenden bequem zu Hause bleiben. Und die Verbindungen innerhalb der Gruppe, die sich während dieser Kurse entwickeln, erweisen sich als genauso tief wie bei persönlichen Treffen. Viele Praktizierende haben festgestellt, dass sie eine erhöhte Sensibilität verspüren, wenn sie TT über Zoom geben, ohne die ‚Ablenkung' durch den physischen Körper. Zugleich fühlen sie eine tiefere

Verbindung zu ihrem inneren Selbst. Sowohl die TT-Therapeutinnen als auch die Empfänger sind überrascht von der Genauigkeit der wahrgenommenen Hinweise und von der Wirksamkeit der TT-Sitzungen. Dee hat uns ja gesagt, dass wir neue Möglichkeiten finden müssen zu unterrichten und die Menschen zu erreichen. Ich weiß zwar nicht, ob sie genau diese Umstände im Sinn hatte, aber sie hat sehr deutlich gemacht, dass Technik dabei eine wichtige Rolle spielen würde. Und jetzt sind wir schneller an diesem Punkt, als wir es ohne Covid-19 gewesen wären, das steht fest."

Literaturvorschläge für das 21. Jahrhundert

Eine der auffälligsten Erkenntnisse der „Explorativen Studie über Fernheilung" ist, dass die inneren Abläufe bei der Fernheilung dem Fürbittgebet der traditionellen Religionen am ähnlichsten sind. Bei der Überprüfung unserer früheren Studie „‚Über die Schulter geschaut', eine Achtsamkeitsstudie", wurde später erkannt, dass zwischen diesen beiden Heilmethoden eine eindeutige logische Beziehung besteht. In Anbetracht der letztgenannten Studie wird deutlich, dass sich hinter dieser Verbindung eine ganze Reihe potenzieller Studien zum Zukunftsbewusstsein verbergen, die die Erkenntnisse über die feinstoffliche Natur des eigentlichen Heilungsprozesses verbessern werden. Das vorliegende Literaturverzeichnis nimmt einige aktuelle Studien in den Blick.

Zwei Publikationen sind besonders empfehlenswert – eine umfassende Studie über geistiges Heilen: Daniel J. Benor, M.D., *Spiritual Healing: Scientific Validation of a Healing Revolution*, Vision Publications, 2001; und J. A. Astins unten genannter systematischer Überblick über die Forschung bis zum Jahr 2000.

Abbot, N. C.; „Healing as a Therapy for Human Illness: A Systemic Review", *Journal of Alternative and Complementary Medicine* 6, Nr. 2 (2000): 159–69

Astin, J. A.; Harkness, E.; Ernst, E.; „The Efficacy of Distant Healing: A Systemic View of Randomized Controlled Trials", *Annals of Internal Medicine* 132 (2000): 903–10

Aviles, J. M.; Whelan, S. E.; Hernke, D. A. et al.; „A Study of Intercessory Prayer and Cardiovascular Disease Progression in a Coronary Care Unit Population“, *Mayo Clinic Proceedings* 76 (2001): 1192–98

Baldaicchiao, D. und Draper, P.; „Spiritual Coping Strategies: A Review of the Nursing Research Literature“, *Journal of Advanced Nursing Practice* 34, Nr. 6 (2001): 833–41

Brown, C. K.; „Methodological Problems of Clinical Research into Spiritual Healing: The Healer's Perspective“, *Journal of Alternative and Complementary Medicine* 6, Nr. 2 (2000): 171–76

Browner, W. S. und Goldman, L.; „Distant Healing: An Unlikely Hypothesis“, *American Journal of Medicine* 108, Nr. 6 (2000): 507–8

Charman, R. A.; „Placing Healers, Healees, and Healing into a Wider Research Context“, *Journal of Alternative and Complementary Medicine* 6, Nr. 2 (2000): 177–80

Chibnall J. T., Jeral, J. M. und Cerullo, M. A.; „Experiments on Distant Intercessory Prayer: God, Science, and the Lesson of Massah“, *Archives of Internal Medicine* 161, Nr. 21 (2001): 1–13

DeGracia, Donald J.; Bericht des Begutachters über „The Effect of ‚Healing with Intent‘ on Pepsin Enzyme Activity“ *Journal of Scientific Exploration* 13, Nr. 2 (1999): 149–53.

Dossey, Larry; *Healing Words: The Power of Prayer and the Practice of Medicine.* Harper San Francisco, 1999; deutsch: *Heilende Worte: Die Kraft der Gebete als Schlüssel zur Heilung*, aus dem Amerikanischen von Wolfgang Schellhorn, bearbeiteter Nachdruck der deutschen Erstveröffentlichung, Crotona 2013

„Prayer and Medical Science: A Commentary on the Prayer Study by Harris et al and a Response to Critics“, *Archives of Internal Medicine* 160 (2000): 1735–38

Harkness, E. F.; Abbot, N. C. und Ernst, E.; „A Randomized Clinical Trial of Distant Healing for Skin Warts“, *American Journal of Medicine* 108 (2000): 448–52

Hoover, D. R. und Margolick, J. B.; „Questions on the Design and Findings of a Randomized Controlled Trial of the Effects of Remote Intercessory Prayer on Outcomes in Patients Admitted to the Coronary Care Unit", *Archives of Internal Medicine* 160, Nr. 2 (2000): 1875–76, Diskussion: 1877–78

Kaptchuk, T.; „Distant Healing", *Archives of Internal Medicine* 134 (2001): 532–33

Kiang, J.; Marotta, D.; Wurkus, M. und Jonas, W.; „External Bioenergy Increases Intracellular Response to Heat Stress" *Journal of Investigative Medicine* 50, Nr. 1 (2002): 38–45

Krieger, Dolores; *Therapeutic Touch as Transpersonal Healing,* SeaChange Health and Wellness, 2017

Malmquist, J.; „Scrutiny of Alternative Medicine – a Special Kind of Telemedicine", *Lakartidningen* 97 (2000): 51–52

Matthews W. J., Conti, J. M. und Sireci, S. G.; „The Effects of Intercessory Prayer, Positive Visualization, and Expectancy on the Well-Being of Kidney Dialysis Patients", *Alternative Therapies* 75, Nr. 5 (2001): 42–52

Risch, K. I., Ernst, E. und Garrow, J.; „A Randomized Controlled Study of Reviewer Bias against an Unconventional Therapy", *Journal of the Royal Society of Medicine* 93 (2000): 164–67

Roberts L., Ahmed, I. und Hall, S.; „Intercessory Prayer for the Alleviation of Ill Health", *Cochrane Database for Systemic Reviews* 2, Nr. 2 (1999)

Wiesendanger, H.; Werthmuller, L.; Reuter, K. und Walach, H.; „Clinically Ill Patients Treated by Spiritual Healing Improve in Quality of Life; Results of a Randomized Waiting List–Controlled Study", *Journal of Alternative and Complementary Medicine* 7, Nr. 1 (2001): 45–51

Die glaubwürdige Vermutung

Über die denkbare Magie der Heilung

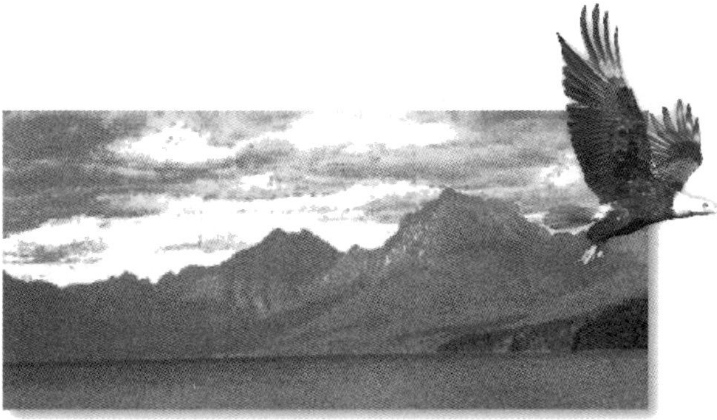

Heilung ist ein Fenster zu einer natürlichen Magie.
Hier liegt er,
ein Klumpen wunden Fleisches,
und dann ganz sacht
Therapeutic Touch® …

ABRAKADABRA!

Unsichtbare Wolken
inerter biochemischer Moleküle
werden
auf unglaubliche Weise
zur Wunde geleitet.
Still und leise
ordnen sie sich dabei
im Einklang mit dem,
was das geschädigte Gewebe braucht.

Und wenn sie kommen,
strömen sie
hin zu

den feinen, organischen Raumgittern
des verletzten Gewebes.
Ihnen folgend
ordnen sie
seine Komponenten neu
und die heilsame Masse fährt fort
unter der Anleitung
einer angesehenen Autorität,
deren Anweisungen
niemand misstraut.

Stück für Stück
richten sich die Moleküle aus
nach diesem wohl
vorbedachten Plan.
Schritt für Schritt stellen sich
Balance und Einheit ein,
bis dann –
HEUREKA! –
die Heilung vollendet ist,
märchenhaft
sieht das Gewebe aus,
als wär' es nie gerissen.
Es ist
aus einem Stück;
Ganzwerdung, Heilung
ist geschehen!
Leise weht
ein Hauch Magie.

DOLORES KRIEGER

Danksagungen

Nie weiß man besser, dass „es ein Dorf braucht“, als wenn man ein Manuskript zur Veröffentlichung bringt. Besonders dieses. Kurz vor ihrem Tod ernannte mich unsere Lehrerin und Mentorin Dolores Krieger zur Herausgeberin ihres letzten Manuskripts. Sie wusste, dass ich ein Dorf hinter mir hatte – und vor allem und insbesondere, dass ich von Dr. Pat Cole und Sandy Matheny unterstützt werden würde, die ihr seit mehr als einem Jahrzehnt bei der Entwicklung und Veranstaltung der jährlich stattfindenden TT-Dialoge und auch als liebe Freundinnen zur Seite standen.

Pat, Sandy und ich bildeten einen „dreibeinigen Schemel“, wie wir uns in den Monaten des Lesens, Wiederlesens, Besprechens, Schreibens, Umschreibens und so weiter nannten. Soweit ich weiß, ist ein dreibeiniger Schemel das Stabilste, was es auf unebenem Grund gibt, und damit eine gute Beschreibung für uns und unseren Prozess. Für uns drei – die wir gemeinsam mit dem internationalen Therapeutic Touch®-Dorf über unseren Verlust trauerten – trug dieser Überarbeitungsprozess selbst zur Heilung bei. Mit seiner Hilfe konnten wir unsere Verbindung zu Dee durch ihre Gedanken und Worte aufrechterhalten und feiern. Ehrlich gesagt, waren diese Monate der Heilung für uns holprig. Aber gemeinsam haben wir einen stabilen Weg gebahnt. Ohne Pat und Sandy wäre dieses Endprodukt nicht zustande gekommen.

Viele Jahre war es Tradition in Therapeutic Touch®, dass Dora und Dee immer im Juni bei den Kursen für eingeladene Heilerinnen im Camp Indralaya auf Orcas Island, Washington, unterrichteten, und jeden Juli dann auf der Pumpkin Hollow Farm in Craryville, New York. Nach Doras Tod im Jahr 1999 setzte Dee diese Praxis fort. Im Jahr 2009 beschloss sie, dass die Zeit des Reisens für sie vorbei war.

Wir hätten beachten müssen, dass sie erklärte, sie befinde sich nicht im Ruhe-, sondern im „Unruhestand", denn 2010 hatte sie die nächste Idee: Sie lud Mitglieder der „Familie" mit mindestens drei Jahren TT-Erfahrung zu einem Dialog über den Heilungsmoment nach Montana ein. Sandy und Pat sagte sie, sie rechne mit sechs bis acht Personen; tatsächlich kam im ersten Jahr eine Gruppe von 30 Personen zusammen. Im Laufe des seither vergangenen Jahrzehnts waren es insgesamt über 100 Teilnehmerinnen.

Aus den Dialogen sind die beiden in diesem Buch enthaltenen Studien hervorgegangen sowie die Veröffentlichung von *A Practice-Based Theory of Healing through Therapeutic Touch*, verfasst von den promovierten Pflegewissenschaftlerinnen und Therapeutic Touch®-Lehrerinnen Mary Anne Hanley, Denise Coppa und Deborah Shields. In ihrer Danksagung würdigen die Autorinnen sowohl Dee als auch „die TT-Expertinnen, die von 2010 bis 2016 an den Montana-Dialogen teilgenommen haben und ohne deren Erkenntnisse und Untersuchungen dieses Projekt nicht gelungen wäre."

Mit dem Beginn des Gründungsprozesses der Therapeutic Touch® Dialogues, Inc. im Jahr 2011 wurde auch ein Vorstand gebildet. Neben Pat und Sandy gehören dem Vorstand eine Reihe weiterer engagierter Therapeutic Touch®-Therapeutinnen und Lehrerinnen an:

Mary Anne Hanley, die Meisterin im Zusammenfassen riesiger Informationsmengen.
Lin Bauer, Lehrerin und Mentorin par excellence.
Kathy Arquette, die Leiterin der Kurse in Educational Kinesiology, die in den Pausen der Arbeitssitzungen bei den Dialogen angeboten wurden, mit ihrem beachtlichen Können und ihrem einnehmenden Humor.
Linda Shockey und Marcia McEwen, die herausragenden Videofilmerinnen, die es so kompetent übernommen haben, die Dialoge jedes Jahr aufzuzeichnen.
Kathy Wilmering, die Verantwortliche für die Archive. Außerdem ist Kathy die Herausgeberin von Dee's *Therapeutic Touch as Transpersonal Healing*, wofür Dee sehr dankbar war.

Vielen Dank an alle, die an einer oder beiden Studien mitgewirkt haben und deren Arbeit in dieses Buch eingeflossen ist: Patricia Abrams, Kathy Arquette, Lin Bauer, Cheri Brady, Lynn W. Braillier, Sara Colburn, Pat Cole, Allison Cooke, Pete Conlin, Sue Conlin, Bette Croce, Arlene Cugelman, Judy Custer, Stacey DeLuca, Jean Dunnett, Laura Dunning, Charlie Elkind, Jody Falconer, Cathy Fanslow, Sandra Flodin, Bev Forster, Peggy Frank, Rebecca Good, Chery Ann Hoffmeyer, Sharon Hunter, Debbie Lee, Sandy Matheny, Katherine Rosa, Lillian J. Ross, Nancy Sherk, Deb Shields, Mary Simpson, Dorothy Wood Smith, Betsy Ungvarsky, Kathy Wilmering, Paul Wolfe und Bev Zabler.

Wir danken auch den qualifizierten Therapeutinnen, Praktizierenden und Lehrerinnen in der internationalen TT-Gemeinschaft, die derzeit als Ansprechpartnerinnen für lokale und regionale Praxisgruppen dienen. Diese Personen können über TTIA und die kanadischen Netzwerke kontaktiert werden.

USA
Florida: Kathy Barnett, Shirley Spear Begley
Illinois: Marilyn Johnston-Svoboda
Massachusetts: Catherine Collins
Montana: Pat Cole
New Hampshire: Elaine Wilk
New York: Sue Conlin, Susan Cutter
Ohio: Heart of Healing
Oregon: Cordy Anderson, Lin Bauer, Linda Neal
Rhode Island: Anne M Porto, Sylvia Weber
Washington: Cindy Cole

Australien
New South Wales: Margaret Graham
Northern Territory: Susie Gregory
South Australia: Lainie Rawlins
Tasmania: Geoffrey Dunlop
Victoria: Jenny Cameron, Alina Gorris, Jane Hall, Virginnia Kingsford, Gerry Milton
Western Australia: Peta Nottle

Deutschland
Altdorf: Theresia Wilhelm
Berlin: Marita Petrak
Hamburg (und online): Heike Rahn
Kassel: Ria Rose

Rhein-Main: Christina Müller-Stein
Online: Barbara Marcucci

Frankreich und Belgien
Eric Mazurier

Großbritannien
Karen Eastham, Annie Hallett

Kanada
Alberta: Cherry Ann Hoffmeyer
Atlantische Provinzen: Judy Donodvan Whitty
British Columbia: Tama Recker
Mary Lou Trinkwon
Manitoba: Tanya Sabourin
Ontario: Sheila Camp

Ruanda
Peninah Abatoni

Schweiz
Helen Chevalier

Spanien
Rosa Ferrer de Dios Larroya

Türkei
Serbulent Bicer

Außerdem wird Therapeutic Touch® in folgenden Ländern unterrichtet: Brasilien, Georgien, Iran, Japan, Kenia, Lesotho, Malawi, Neuseeland, Niederlande, Norwegen, Österreich, Russland, Simbabwe und Tschechische Republik.

Wir sind allen bei Bear & Company sehr dankbar, die sowohl das Manuskript als auch unser Trio durch das Abenteuer der Veröffentlichung begleitet haben. Am eisigen Morgen des 4. Februar 2019 flog ich nach einem Besuch bei Dee von Kalispell, Montana, ab. Während ich im Flugzeug auf die Enteisung der Tragflächen wartete, sah ich auf meinem Telefon, dass Autorenbetreuer Jon Graham auf meine Anfrage zu diesem Manuskript geantwortet hatte. In seiner Antwort hieß es, dass Bear & Company an einer Veröffentlichung interessiert war. Ich ließ es Dee so schnell wie möglich wissen, und sie war begeistert. Jons E-Mail war die Initialzündung für unsere Reise, und über viele Monate blieb er mein Ansprechpartner.

Nachdem wir das Manuskript im Mai an Bear & Company geschickt hatten, erhielten wir in der Folge E-Mails von Patricia Rydle, Assistentin der Verlagsleitung, die uns viele wichtige Details über das weitere

Vorgehen mitteilte. Später kontaktierte uns die Katalogmanagerin Erica Robinson wegen des Umschlagdesigns und des Katalogtextes.

Wir spürten die kompetente Präsenz von Cheflektorin Jeanie Levitan hinter den Kulissen.

Die Pressereferentin Manzanita Carpenter versorgte uns mit wichtigen Informationen über die Vermarktung.

Die Projektredakteurin Jamaica Burns wandte sich im Herbst 2020 mit einigen originellen Gedanken und Vorschlägen zum Manuskript an uns. Als die freiberufliche Lektorin Abigail Lewis an Bord kam, erlebte das Team die Art von Synchronizität, die TT-Leute gut kennen. Mit Freude erfuhren wir von Abigail: „Dolores Krieger hat mein Leben stark beeinflusst und war mir bei meiner eigenen Heilung und auch bei der Arbeit mit meiner Familie eine große Hilfe.“ Wie schön, dass ein neues Augenpaar das Buch betreute, noch dazu eines mit Fachwissen in TT. Wie Jamaica sagte: „Ich liebe es, wenn die Sterne günstig stehen und wir ein so perfektes Team zusammenbekommen, um ein Buch bis zur Veröffentlichung zu begleiten!“

Bei jedem Schritt auf dieser Reise erhielt ich Hilfe von sichtbaren und unsichtbaren Kräften. Mein besonderer Dank gilt Lin Bauer, die am anderen Ende einer E-Mail immer präsent war, um auf Fragen und Gedankenspiele zu antworten, ganz egal wie albern sie waren; Sue Conlin als Vertreterin der TTIA, die in dieser Funktion wichtige Informationen beisteuerte; und meinem langjährigen Lehrpartner Peter Massey R.N., der mit Adleraugen Korrektur gelesen hat.

Ein großes Dankeschön an David Spangler, der zu diesem Buch so großzügig mit seinem Vorwort beigetragen hat, das Dee sehr gefallen hätte. Vielen Dank auch an unseren begnadeten Dichter und Artist-in-Residence Charlie Elkind, der die Bilder für das Buch geschaffen hat.

Ein Teil von Dees Vermächtnis an das TT-Dorf lebt durch die Schenkung ihres Hauses, der Rockery, und der umliegenden 40 Hektar des Columbia Mountain Wildlife Sanctuary an Therapeutic Touch Dialogues, Inc. weiter. Wir danken den zahlreichen Pflegekräften, die Dee in ihren letzten Wochen in ihrer geliebten Rockery mit Einfühlungsvermögen und Liebenswürdigkeit begleitet haben. Dankbar sind wir auch für die Unterstützung durch ihre langjährigen Nachbarn Ronnie und Doug Honthaas.

Nicht zuletzt danken wir jedem Mitglied unseres internationalen TT-Dorfes, das auf so wunderbare Weise im 21. Jahrhundert Tag für Tag die Vision von Dora Kunz und Dee Krieger praktiziert, lehrt und lebt. Eine tiefe Verbeugung vor jeder einzelnen von Euch. *Namaste.*

Glossar

Hinweis: Einige der hier verwendeten Begriffe sind auch in der klassischen Spiritualität oder in Heilungssystemen üblich. Andere sind ausschließlich in TT gebräuchlich und in früheren Büchern von Dolores Krieger zu finden.

Chakras: Sanskrit für „Bewusstseinszentren, deren Strukturen nichtphysisch sind“. Chakras sind ein natürlicher Bestandteil der Dynamik des menschlichen Energiefeldes, der universelle Energien in menschliche Energien umwandeln kann. Diese feinstofflichen Strukturen spiegeln sich auf den verschiedenen Bewusstseinsebenen des Individuums wider, haben aber ihren Ursprung in den universellen geistigen Feldern.

Deep Dee: Eine TT-Technik, bei der die Therapeutin ihren eigenen Chakrakomplex nutzt, um den Chakrakomplex des Patienten einzuschätzen und mit ihm in Resonanz zu kommen, und zwar in der Absicht, dem Vitalenergie-Feld des Patienten zu mehr Ausgewogenheit zu verhelfen.

Drittes Auge: Das sechste Chakra (Ajna), das sich zwischen den Augenbrauen oder etwas darüber befindet, ist der Sitz der kognitiven und feinstofflichen Sinne. In der Einschätzungsphase kann die TT-Therapeutin dieses Chakra nutzen, um die Stellen im Vitalenergie-Feld des Heilungssuchenden zu visualisieren, die im Ungleichgewicht sind.

Einswerden/Einswerdung: Der Vorgang, bei dem zwei oder mehr Dinge miteinander vereint werden; der Zustand, in dem sie vereint sind.

Empfindungsvermögen: Empfindungsvermögen ist die Fähigkeit eines Wesens, Wahrnehmungserfahrungen oder Gefühle zu haben. Diese Erfahrungen sind subjektiv und gehen über die physisch-kognitiven Reaktionen des Menschen wie Kreativität, Intelligenz und Intentionalität hinaus. Empfindungsvermögen ist ein Bewusstseinsaspekt, der nicht gemessen, sondern nur beschrieben werden kann. Es ist ein Kompositum oder Produkt von Sinneserfahrungen und spiegelt die Fähigkeit des Individuums wider, diese Empfindungen bewusst zu erleben. (Mit Dank an Denise Coppa.)

Energieüberladung: Das Überschreiten des Punkts, an dem sich das Vitalenergie-Feld des Heilungssuchenden im Gleichgewicht befindet, in der Phase der Lenkung von Heilenergien. Zu den Reaktionen des Heilungssuchenden können vermehrte Unruhe oder Anzeichen erhöhter Reizbarkeit und verstärkter Angst gehören, etwa Kopfschmerzen, Übelkeit, Aggressivität, Wut, Schmerz oder Furcht. Eine Energieüberladung beim Heilungssuchenden kann für die Heilerin ein Hinweis darauf sein, dass sie nicht zentriert geblieben ist.

Erkennen: Nicht nur mit dem Verstand wahrnehmen, sondern aus einem multisensorischen Zustand heraus. Informationen können wie ein intuitiver Geistesblitz wahrgenommen werden. Der Begriff wird oft auf Wissen angewandt, das plötzlich kommt, als vollständiger Gedanke. Dee bezeichnete es oft als „mehr wissen, als wir sagen können".

Glätten: Eine Methode zur Modulation der Vitalenergien im menschlichen Energiefeld in der Phase der Wiederherstellung des Gleichgewichts, bei der einige Störungen und Ungleichgewichte im vitalenergetischen Feld angesprochen werden. Die Therapeutin streicht sanft mit den Händen durch das Feld, mit der Absicht, dass sich die Hinweise verändern, auflösen und an die Peripherie des Feldes des Heilungssuchenden wandern, wo sie sich verflüchtigen können.

Heilungspartner: In TT war von Anfang an selbstverständlich, dass der Empfänger ein Partner im Heilungsprozess ist. Tatsächlich kann ohne die bewusste und unbewusste Zustimmung des Empfängers keine Heilung wirksam sein. Die Heilerin und der Heilungssuchende sind im tiefsten Sinne Partner. Mit der Zeit wurde „Heilungspartner" als Bezeichnung für den Heilungssuchenden, Klienten, Patienten oder Empfänger immer beliebter.

Inne: Wird manchmal von TT-Therapeutinnen verwendet, um die Tiefe ihres Aufmerksamkeitsfokus zu beschreiben. Eine menschliche, übersinnliche Dimension, die über die drei physischen Dimensionen Länge, Breite und Tiefe hinausgeht. Eine vierte, energetische Dimension, in die man „geht", wenn man eine Reise ins eigene Innere macht.

Inneres Selbst: Bezeichnet die zeitlose Verbindung zwischen der Persönlichkeit und dem Spirituellen; den Geistführer oder Lehrer. Kennzeichnend sind Ruhe, Frieden, Geistesklarheit, Gewissheit, Zuversicht, Freude und ein beständiges Gefühl innerer Stärke.

Intentionalität: Kein Gefühl oder persönlicher Wunsch, sondern die viel tiefere Kraft, mit der wir uns – Geist und Körper – auf die Erfüllung einer bestimmten Aufgabe ausrichten.

Issie: Vor einigen Jahren bezeichneten Schülerinnen bei einer Präsentation im Rahmen eines Mentoringprogramms im Camp Indralaya auf Orcas Island, Washington, das innere Selbst – einen Begriff, den Dora Kunz eingeführt hatte – als IS, woraus sich die humorvolle und liebevolle Bezeichnung „Issie" entwickelte. Dr. Krieger fand Gefallen an diesem Spitznamen und benutzte ihn oft, um sich spielerisch auf das innere Selbst zu beziehen.

Lebhafte Visualisierung: Ursprünglich definierte Krieger in *Living the Therapeutic Touch* diese Technik als „einen spontanen mentalen Prozess, bei dem eine plastische Darstellung eines Ereignisses vor dem geistigen Auge entsteht, als ob die Visualisierende sich am Ort des Geschehens befände". Im Laufe der Jahre gewann diese Technik für ihren intuitiven Prozess in TT sowohl bei persönlichen Sitzungen als auch bei Fernbehandlungen immer mehr an Bedeutung. Sie stellte fest, dass die Informationen im Feld des Empfängers, die sie durch lebhaftes Visualisieren erhielt, ihr einen tiefen Sinn und oft auch Erkenntnisse darüber vermitteln konnten, woher der Zustand des Heilungssuchenden rührt. Sie sprach davon, dass sie plötzlich ein „ganzes" Bild oder ein Gespür für ein Problem bekam. Dies ist ein Beispiel dafür, wie sich das intuitive Erkennen auf dem Weg von Therapeutic Touch® immer weiter entwickelt und wächst. Andere können die Vertiefung ihrer Intuition auf vielfältigste andere Weise erleben. In *Therapeutic Touch as Transpersonal Healing* hat Krieger ausführlich über lebhaftes Visualisieren geschrieben.

Prana: Sanskrit-Begriff für den kraftvollen Energiefluss, der im TT-Prozess am häufigsten genutzt wird und die Grundlage aller Lebensfelder darstellt. Prana ist eine der mächtigsten Energien im Vitalenergie-Feld; es belebt, vitalisiert und beseelt alle Lebewesen. Man kann es sich als ein nicht-physisches, energiereiches, vereinheitlichendes Umfeld vorstellen, das jede lebende Zelle durchdringt und ihre Funktionen in Gang setzt.

Psychodynamisches Energiefeld: Dieses Feld, das klassischerweise als emotionales Feld bezeichnet wird, durchdringt den physischen Körper und die Vitalenergieströme jedes Menschen. Es ist der Träger von Funktionen wie Sinneswahrnehmungen, Vernunft und Emotionen. Es ist durchlässiger als das Vitalenergie-Feld und kann eine hohe Elastizität aufweisen, so dass starke Entladungen von Gefühlen oder Gedanken das Feld dramatisch vergrößern.

Scaffolding: Die Verwendung der eigenen zentrierten und gesunden feinstofflichen Energiefelder durch die TT-Therapeutin als Modell oder Schablone (wörtlich: Gerüst, Anm. d. Ü.), anhand derer der Heilungssuchende nachvollziehen kann, wie seine eigenen Energiefelder neu strukturiert werden.

Spirituelle Spannung: Der Zustand, in dem die TT-Heilerin sowohl die Symptome der Krankheit oder Störung als auch ihr Verständnis des Potenzials für Gleichgewicht und Ganzheit in ihrem Bewusstsein trägt. Wenn sich mit dem Fortschreiten der TT-Sitzung die Felder des Heilungssuchenden in Richtung Gleichgewicht bewegen, lässt die Spannung nach oder löst sich auf.

Tiefes Zuhören: „Zuhören“ durch Empfindungsvermögen im Zustand anhaltender Zentrierung, um nicht nur die eigenen Worte, sondern auch die darunterliegenden Emotionen zu hören. Dies kann in Form einer Intuition, einer Vision oder eines Klangs geschehen, den man zwar „hört“, aber nicht mit den physischen Ohren.

Transpersonal: Erstmals geprägt von Carl Gustav Jung, etwa in „transpersonales/kollektives“ Unbewusstes. Bezeichnet die Erfahrung eines Daseinszustandes jenseits des üblichen Bereichs der Persönlichkeit, der durch das Gefühl gekennzeichnet ist, integraler Bestandteil eines Ganzen zu sein.

Transpersonale Heilung: Dazu gehört eine Vielzahl von Heilungsmodalitäten, die den ganzen Menschen würdigen und versuchen, die Integration aller Teile des Menschen zu unterstützen. Beinhaltet auch die Ansicht, dass jeder Mensch Teil eines größeren Ganzen ist.

TT-Blau: Eine der Farben, die die TT-Therapeutin verwenden kann, um dem Patienten Energie zuzuleiten. Die Qualität dieser Farbe ist die eines blauen *Lichts*, das die Energiefelder und das Körpergewebe des Heilungssuchenden durchdringen kann. Es hat sich gezeigt, dass die Visualisierung dieser speziellen Farbe bei Schmerzen und Angstzuständen wirksam ist. Gemäß dem TT-Prinzip, dass es keine festgelegten Verfahren gibt und dass jede Sitzung einzigartig ist, verwenden TT-Therapeutinnen diese Farbe, andere Blautöne und Farbkombinationen, um die Intensität in der jeweiligen Situation zu variieren. Beachten Sie Kriegers Erläuterungen über den Einsatz von Farben auf Seite 59.

Universelles Heilungsfeld: In unserem Kosmos gibt es ein universelles Heilungsfeld. Dies ist ganz offensichtlich so, da alle lebenden Organismen die Fähigkeit haben, sich selbst zu heilen sowie unter den entsprechenden Umständen auch andere zu heilen. Die beiden Hauptkomponenten des Feldes sind Ordnung und Mitgefühl. Die Beschreibung des Feldes variiert je nach den individuellen Erfahrungen und dem Glaubenssystem jedes Menschen. Bei Therapeutic Touch® wirkt das universelle Heilungsfeld durch den ruhigen Moment der Zentrierung, bevor wir beginnen. Wir zentrieren uns, indem wir uns nach innen wenden und an Frieden denken. Eigentlich spüren wir dabei den Frieden und die Ruhe des inneren Selbst. Beschrieben von Dora Kunz in *Die Spirituelle Dimension des Heilens*, S. 43.

(Die) Vier Drachen: Übertreibung, Fantasien, Impulsivität und Wunschdenken. Wenn die TT-Heilerin in einen dieser Zustände gerät, erkennt sie, dass sie nicht vollständig geerdet und zentriert ist.

Vitalenergie-Feld: Vitalenergien sind rastlose, sich verändernde, rhythmische Muster, die ständig im Fluss sind. Diese Konfigurationen feinstofflicher Energien bilden die Grundlage für die körperlichen Funktionen, die emotionalen Verhaltensmuster, für Antrieb, Gedanken und Intuitionen, die in jedem Menschen auf einzigartige Weise kodiert sind. Das Vitalenergie-Feld ist der persönliche multidimensionale Raum, der jeden Menschen umgibt und beflügelt, der ihn sein ganzes Leben lang mit Energie versorgt und stärkt.

Zukunftsbewusstsein: Der Zustand, in dem man die Möglichkeiten der zukünftigen Entwicklung des TT-Prozesses besser wahrnimmt und erkennt und mit Urteilsvermögen, Mitgefühl, spirituellem Elan und zielgerichtetem Einsatz der Kräfte tief im eigenen Inneren in diesem Sinne handelt. Sich stärker darüber bewusst zu werden, wie die Zukunft den menschlichen Geist beflügelt, fördert einen kreativen Bewusstseinswandel und erweitert die Vorstellung vom Selbst. Im Prozess der Förderung einer solchen Transformation beim Individuum setzt dieser Bewusstseinswandel das geistige Potenzial um und bringt uns in unserer Vorstellung davon, wer wir sein können, weiter.

Weiterführende Informationen zu Therapeutic Touch

Therapeutic Touch® Dialogues Inc.

Die TT-Dialoge sind eine einwöchige internationale Konferenz, die jährlich zur Zeit des August-Vollmonds in Montana stattfindet.

„Durch die Dialoge erhalten TT-Therapeutinnen eine einzigartige Gelegenheit, die transpersonale Natur des Heilungsmoments zu verstehen. Bei den TT-Dialogen geht es vor allem um die Suche nach dem Sinn, um mehr als bloßen Meinungsaustausch, Vorträge oder Diskussionen. Die TT-Dialoge fördern Unterscheidungsvermögen, Mitgefühl, spirituelle Motivation und zielgerichtetes Handeln im Heilungsmoment. Mindestens drei Jahre praktische Erfahrung in TT sind Voraussetzung für die Teilnahme an den TT-Dialogen“, heißt es auf der Website.

Dolores Krieger schrieb: „Ziel der Dialoge ist es, das Zukunftsbewusstsein von Therapeutic Touch® zu ‚erfühlen‘, sowohl als eine qualifizierte Heilungspraxis als auch als eine innere Reise mit offenem Ausgang.“

Kontakt:
Pat Cole, M.D., QTTT
P.O. Box 393, Whitefish, MT 59937
info@ttdialogues.com
ttdialogues.com

Therapeutic Touch® International Association (TTIA)

Nach der erfolgreichen Entwicklung der neuen Heilmethode Therapeutic Touch® (TT) durch Dora Kunz und Dolores Krieger im Jahr 1972 gründete Dolores Krieger 1979 die Nurse Healers Professional Associates, Inc. als gemeinnützige Organisation im US-Bundesstaat New York. Einige Jahre später wurde die Bezeichnung auf Bitten von Praktikerinnen und Lehrerinnen in anderen Ländern, die Beratung suchten, um das Wort „International“ ergänzt. 2005 wurde „Therapeutic Touch® International Association“ als geschützte Firmenbezeichnung eintragen.

Im Jahr 2020 hat TTIA als Reaktion auf die globale Covid-19-Pandemie zahlreiche Online-Programme für Lehre und Praxis von TT sowie für das Zusammenkommen in einer Gemeinschaft von Heilerinnen und Heilern entwickelt.

Mehr Informationen in englischer Sprache über TTIA, die Praxis von TT sowie qualifizierte TT-Praktizierende und Lehrende mit Angeboten online und in Präsenz unter: **www.therapeutictouch.org/**

Therapeutic Touch® Networks of Canada (TTNC)

Die Therapeutic Touch® Networks of Canada (TTNC) oder Réseaux Toucher Thérapeutique du Canada (RTTC), wurde am 17. Januar 2011 gegründet. TTNC ist eine dynamische, gemeinnützige Organisation zur Förderung der Verbreitung, Praxis und Akzeptanz von Therapeutic Touch®, wie es von Dora Kunz und Dolores Krieger entwickelt wurde. TTNC fungiert als Dachorganisation für alle kanadischen Therapeutic Touch®-Netzwerke und koordiniert Ausbildung, Forschung und Kommunikation mit anderen internationalen TT-Organisationen.

Weitere Informationen, Links zu den Organisationen in den verschiedenen Provinzen sowie dort zu anerkannten TT-Praktizierenden unter: **www.ttnc.ca**

Therapeutic Touch im deutschen Sprachraum

Therapeutic Touch® Deutschland e.V.

ist ein eingetragener Verein für Praktizierende und Lehrende der Heilmethode Therapeutic Touch®. Der Begriff Therapeutic Touch® ist seit 2019 rechtlich geschützt.

Mehr Informationen über TT sowie Adressen von Praktizierenden unter:

therapeutic-touch-deutschland.de
Kontakt: Solveig Dückert
info@therapeutic-touch-deutschland.de

Therapeutic Touch® Netzwerk Deutschland

Das Netzwerk wurde 2007 gegründet, um die Methode nach Krieger/Kunz bekannt zu machen und die Qualität zu sichern. Es versteht sich als Interessenvertretung qualifizierter TT-Lehrender und Praktizierender. Das Therapeutic Touch® Netzwerk Deutschland ist Mitglied in TTIA und hat gemeinsam mit dem Netzwerk Therapeutic Touch® Teachers Austria und dem Institut für Therapeutic Touch® Oberösterreich europäische Standards und Ausbildungsqualität entwickelt. Mehr unter:

therapeutic-touch-netzwerk.de
Kontakt: Anja Homeyer
info@therapeutic-touch-netzwerk.de und
anja.homeyer@gmx.net

Österreich

TTIA nennt für Österreich als Ansprechpartnerin:

Monika Holzer
monhol2@gmail.com

Netzwerk Therapeutic Touch® Teachers Austria

Das Netzwerk wurde 2005 von der Ärztin Dr. Anita Maria Ritt-Wollmersdorfer als Interessenvertretung und Organisation von qualifizierten TT-AusbilderInnen und TT-Ausbildungsinstituten gegründet.

Kontakt: Marina Wollmersdorfer
office@nttta.at
www.nttta.at/

Schweiz

TTIA nennt für die Schweiz als Ansprechpartnerin:
Karin Wiedenmann
karin.wiedenmann@bluewin.ch

Ein eigener, von TTIA anerkannter Schweizer TT-Verband konnte zum Zeitpunkt der Zusammenstellung dieser Übersicht nicht gefunden werden (Anm. d. Ü.).

Index

I

K

L

M

N

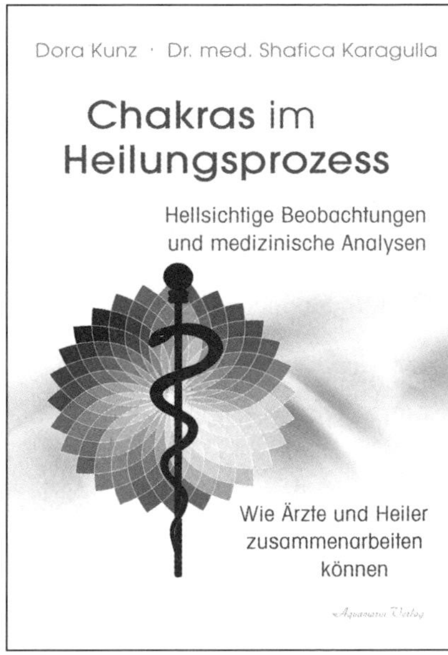

Dora Kunz und
Dr. med. Shafica Karagulla
Chakras im Heilungsprozess
Wie Heiler und Ärzte zusammenarbeiten können
Wenn die Geschichte korrekt überliefert ist, dann besaßen die großen Therapeuten der Antike teilweise die Fähigkeit, die feinstofflichen Körper des Menschen wahrzunehmen und ihre Einsichten für die Behandlung zu nutzen. Die technisch ausgerichtete Medizin der Neuzeit würde eine solche Gabe nicht einmal im Ansatz in Erwägung ziehen - mit Ausnahmen!
Die Ärztin Shafica Karagulla gestattete es der hellsichtigen Heilerin Dora Kunz, ihre Patienten vor einer ärztlichen Untersuchung zu betrachten und ihre Beobachtungen niederzuschreiben. Nach der medizinischen Diagnose verglichen dann beide ihre Ergebnisse. Es stellte sich heraus: Die Schauungen von Dora Kunz gingen weit über die Untersuchungsergebnisse von Dr. Karagulla hinaus!
Vor allem die Beobachtungen des Chakra-Systems lieferten Dora Kunz wertvolle Hinweise über die bereits vorhandenen oder noch in Entstehung begriffenen Krankheitssymptome der Patienten. Krankheiten werden so aus einer inneren Sichtweise heraus erkennbar und in ihrer Tiefe verständlich.
Eine bisher völlig unbekannte Dimension der Heilung, die aus einer Zusammenarbeit zwischen Heilern und Ärzten hervorgehen könnte!

Eine bisher einmalige Zusammenarbeit einer Ärztin mit einer hellsichtigen Heilerin. Eine neue Dimension der Medizin der Zukunft!
ISBN: 978-3-89427-844-1

Dora Kunz und Dolores Krieger
Die spirituelle Dimension des Heilens

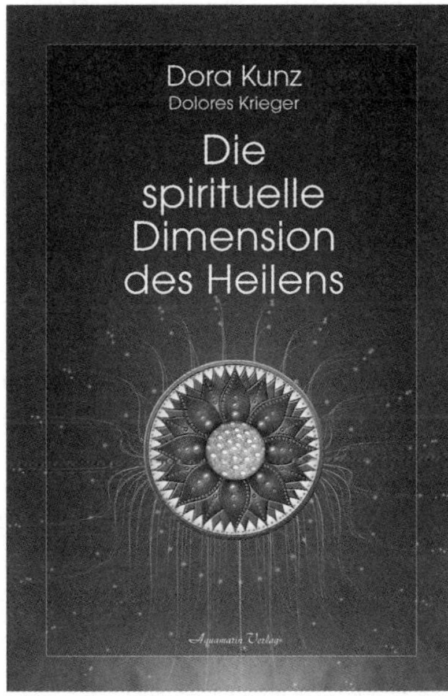

Dora Kunz galt im 20. Jahrhundert als eine der einflussreichsten Heilerinnen ihrer Zeit. Menschen, die eine Behandlung von ihr erleben durften, sprachen bewundernd und zutiefst dankbar von ihren einzigartigen „Schmetterlingsflügeln“, womit sie die sanfte, heilsame Berührung ihrer Hände bezeichneten. Zudem verfügte sie über eine außergewöhnliche Hellsichtigkeit, die sie immer wieder auch in Zusammenarbeit mit Ärzten einsetzte, um Krankheiten zu diagnostizieren und Menschen zu heilen.
Ihre tiefsten Einsichten in das Heilungsgeschehen werden in diesem Buch erstmals gesammelt veröffentlicht. Es dürfte kein zweites Werk geben, in dem praktische Heilungserfahrungen und eine tiefsinnige geistige Schau auf so beeindruckende Weise gemeinsam enthüllt werden. ISBN: 978-3-89427-916-5

Dora Kunz: **Im Reich der Naturgeister**

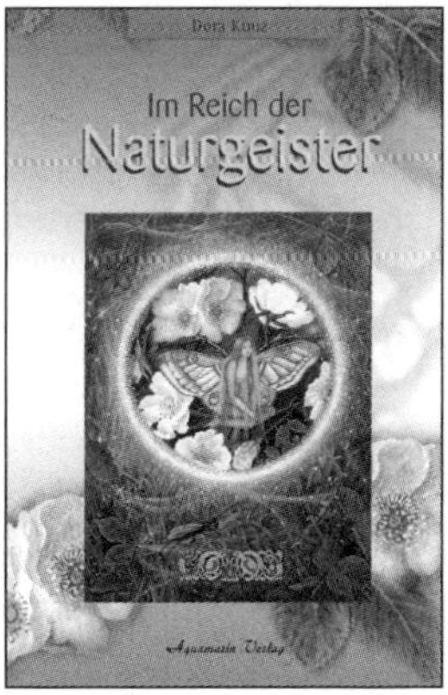

Von Geburt an vertraut mit der Welt der Naturgeister und den Lichtreichen der Engel, beobachtete Dora Kunz die Lichtwesen beim Ausgestalten und Verschönern von Gottes herrlichem Garten. Sei es hoch zu Luft oder im Wasser, im Vorgarten oder im Gebirge, überall wirken intelligente Wesen, um im Einklang mit den göttlichen Gesetzen für den Aufbau der Natur zu arbeiten. Von besonderer Eindrücklichkeit sind die Wahrnehmungen der Autorin im Zusammenhang mit der Umweltzerstörung. Sie zeigt auf, in welcher Weise auch die Naturgeister unter menschlicher Willkür zu leiden haben und wo die Grenzen ihrer Heilkraft liegen.
ISBN: 978-3-89427-189-3

H. K. Challoner: **Der Pfad der Heilung**

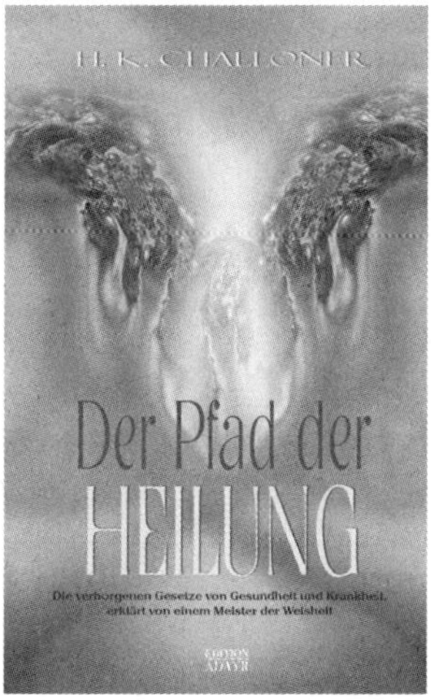

Es gibt kein vergleichbares Werk, in dem die Grundgesetze von Krankheit und Gesundheit in so beeindruckender, klarer und überzeugender Art und Weise erklärt worden sind wie in dieser von einem „Meister der Weisheit" inspirierten Abhandlung. In schlichten Worten und Beispielen zeigt der große Lehrer die tieferen Hintergründe von Erkrankungen und Leiden auf und weist Wege zu ihrer inneren und äußeren Heilung. Dabei sind besonders seine Ausführungen über die geistigen Grundgesetze beeindruckend, die beim Heilen zu beachten sind. Er widerlegt dabei mit unmissverständlichen Argumenten, dass der Satz „Wer heilt hat Recht" keinesfalls immer wahr ist. Vielmehr gilt es zu beachten, dass „Leid leitet" und daher eine innere Sinnhaftigkeit besitzt. Wird also nur ein Symptom auf einer äußeren, körperlichen Ebene beseitigt, ist die Lektion nicht gelernt worden und wird sich durch neue Erkrankungen manifestieren. Wer hingegen die tiefe geistige Wahrheit des Pfades der Heilung begreift, besitzt den Schlüssel zu wirklicher Gesundheit und vollkommener Erkenntnis.

ISBN: 978-3-89427-294-4

Urs Gisler: **Geistiges Heilen und Handauflegen**

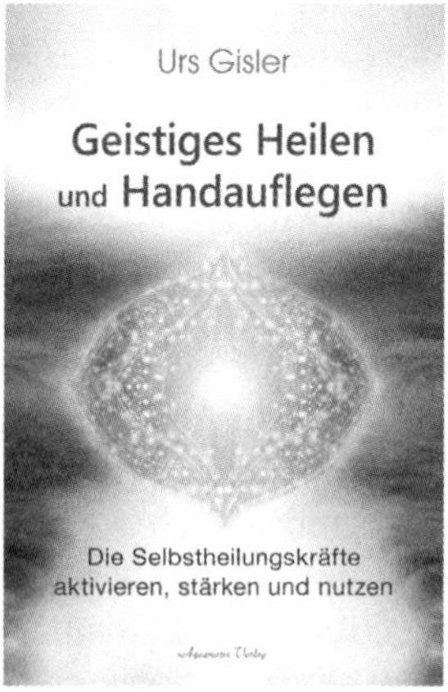

Die Übertragung von Heilungskraft ist eine urchristliche Vorgehensweise, die durch Jesus an seine Jünger weitergegeben und von diesen in die Welt getragen wurde. Viele Jahrhunderte war das Wissen um die „heilenden Hände" in Vergessenheit geraten; und erst in der zweiten Hälfte des 20. Jahrhunderts wurde es von den englischen Geistheilern um Harry Edwards wieder neu belebt.
Urs Gisler steht selber in dieser Tradition und gibt jenes segensreiche Wissen weiter, das vor mehr als einem halben Jahrhundert im Westen neu entdeckt und verbreitet wurde. Eine Einführung in das geistige Heilen, die leicht anwendbar und zum Segen vieler nutzbar gemacht werden kann. ISBN: 978-3-89427-886-1

Peter und Katarina Michel: **12 Gesetze der Heilung**

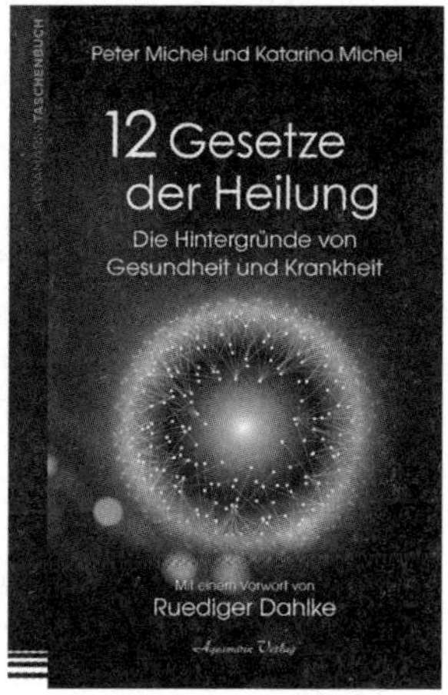

Alle Heilungsmethoden können nicht nachhaltig wirken, solange die inneren Voraussetzungen für eine wahre Heilung nicht gegeben sind. Der Blick dieser Studie richtet sich daher auf die universellen Heilungs-Gesetze, die keine Erfindung der Neuzeit darstellen, sondern schon in den Heilungstempeln der Antike beachtet wurden.
Die „Zwölf Gesetze der Heilung" stellen keinen „How-to-do-Ratgeber" dar, sondern behandeln das Wesen von Gesundheit und Krankheit von ihrem Ursprung her. Wer diese „Zwölf Gesetze" in seinem Leben verwirklicht, wird möglicherweise zu seiner eigenen Überraschung feststellen, dass er keine äußere Behandlung mehr benötigt. Er wird unzweifelhaft erkennen: „Wahre Heilung beginnt im Inneren!"
ISBN: 978-3-89427-920-2

Shafica Karagulla: **Der Heilungsprozess**

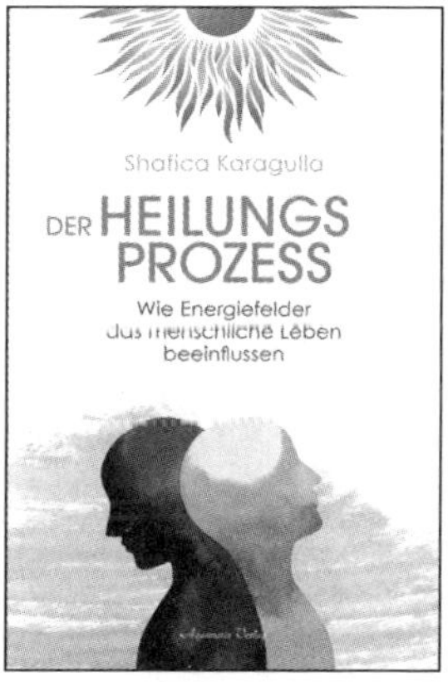

Die Zusammenarbeit einer Ärztin mit einer hellsichtigen Heilerin!
Die Ärztin Dr. Shafica Karagulla hat viele Jahre mit der Heilerin Dora Kunz zusammengearbeitet. Anfänglich hat sie letztere anonymisiert, um sie vor der Öffentlichkeit zu schützen, doch inzwischen kann über diese Kooperation offen gesprochen werden.
Ihre langjährigen gemeinsamen Forschungen haben ein völlig neues, um eine Dimension erweitertes Wissen über die tieferen Zusammenhänge von Krankheit und Heilung zutage gefördert. Es spielen sowohl bei der Erkrankung als auch bei der Heilbehandlung zahlreiche feinstoffliche Faktoren eine Rolle.
ISBN: 978-3-89427-860-1